HEYNE <

Dr. med. Nana Bimpong-Buta

# *Happy Heart*

Warum das Herz mehr als ein Organ ist –
und wie wir es stärken,
damit es lange für uns schlägt

WILHELM HEYNE VERLAG
MÜNCHEN

Im folgenden Text haben wir uns meist für die Verwendung des grammatischen, generischen Maskulinums entschieden. Nichtsdestotrotz sind, soweit nicht eindeutig anders angegeben, in allen Personengruppen und Bezeichnungen weibliche, männliche, non-binäre und fluide Personen mit eingeschlossen.

FSC www.fsc.org MIX Papier | Fördert gute Waldnutzung FSC® C014496

Penguin Random House Verlagsgruppe FSC® N001967

3. Auflage 2025

in der Penguin Random House Verlagsgruppe GmbH,
Neumarkter Straße 28, 81673 München
produktsicherheit@penguinrandomhouse.de
(Vorstehende Angaben sind zugleich Pflichtinformationen nach GPSR.)

www.heyne.de

Redaktion: Caroline Kaum
Coverdesign: Eisele Grafik-Design, München
Umschlagfoto: © Gaby Gerster
Schmuckillustrationen im Innenteil: AdobeStock/Alina Nikitaeva
Satz: Buch-Werkstatt GmbH, Bad Aibling
Druck und Bindung: GGP Media GmbH, Pößneck
Printed in Germany
ISBN 978-3-453-21904-5

# Inhalt

# Willkommen zu Ihrer Herzensreise!

Alles beginnt mit diesem einen unverwechselbaren Organ, das in Ihrer Brust schlägt. Das von Anfang an da ist. Das sich nie in den Vordergrund drängt und trotzdem unermüdlich für Sie sorgt. Es existiert, bevor wir denken. Bevor wir fühlen. Schon in der vierten Schwangerschaftswoche, kaum 22 Tage nach der Befruchtung, beginnt es zu schlagen – als erstes Zeichen des Lebens, lange bevor andere Organe Form annehmen. Es ist das allererste Signal, das im Ultraschall sichtbar wird, ein zartes rhythmisches Pochen, das klarmacht: Hier wächst etwas Neues. Dieses kaum erahnbare Klopfen ist mehr als Biologie. Es ist der Beginn einer Geschichte. Ihrer Geschichte. Zwischen dem ersten und letzten Takt liegt das ganze Leben. Jede Entscheidung, jede Emotion, jede Begegnung.

Doch das Herz ist weit mehr als nur eine biologische Pumpe, als ein Muskel, der tapfer für Sie arbeitet – unermüdlich, rund um die Uhr. Es ist Licht. Es ist Gefühl. Ihr innerstes Zuhause. Es ist das Zentrum Ihres Seins. Ihr innerer Kompass. Es spürt, bevor wir begreifen. Es erinnert, bevor wir sprechen. Kein anderes Organ ist so tief mit unserer Kultur, unserem Menschsein verbunden. Wir sprechen davon, dass uns etwas »zu Herzen geht«. Dass wir »ein großes Herz haben«. Oder ein gebrochenes. Das tun wir nicht umsonst. Das Herz steht für Liebe, Mut, Mitgefühl – und für all das, was uns im Leben wirklich bewegt. Und: Es ist ein einzigartiger Botschafter. Ja, wirklich. Ihr Herz sendet Signale aus – und zwar pausenlos. Emotionen, Schwingungen, Energie. Und steht so in Verbindung mit allen anderen Herzen um Sie herum.

»Jetzt gehen aber die Gäule mit ihm durch«, werden Sie vielleicht denken, mit diesem freundlichen Kardiologen, den manche vielleicht bereits als Herzensdoc auf Instagram kennen. Oder aus dem Podcast *Leben auf Pump*. Doch ich kann Ihnen versichern: Alles, was ich Ihnen hier erzähle, basiert auf langjähriger ärztlicher Erfahrung und wissenschaftlichen Fakten. Die Forschung weltweit ist sich einig: Das Herz ist nicht »nur« unser wichtigstes Organ, sondern ein vibrierendes, äußerst vielseitiges und höchst individuell tickendes Energiezentrum. Es ist ein Spiegel unserer Emotionen – und unser verlässlichstes Frühwarnsystem. Es schlägt Alarm, wenn wir aus der Balance geraten. Aber es kann auch ein Leuchtturm sein. Eine Quelle der Kraft. Der innerste Ort, aus dem Lebensfreude, Zuversicht und Liebe strömen. Genau das möchte ich Ihnen auf den nächsten Seiten nahebringen. Noch näher. Es Ihnen wärmstens ans Herz legen. Dieses Buch ist ein Coaching zu Themen klassischer Herzgesundheit, aber nicht nur. Dieses Buch versammelt hoch spannende medizinische Fakten und Erfahrungswerte, aber nicht nur. Es ist vielmehr die Einladung zu einer Reise. Einer Reise zu sich selbst. Mein Wunsch: dass Sie hinterher nicht nur einen Text gelesen, sondern Ihr Herz gespürt haben. Vielleicht zum ersten Mal wirklich erfahren haben, welches Wunder da in Ihrer Brust schlägt – jeden Tag, ohne Pause, voller Leben, voller Liebe, voller Kraft.

Im ersten Teil möchte ich Ihnen zeigen, wie mächtig Ihr Einfluss auf Ihre Herzgesundheit wirklich ist. Es ist längst bewiesen: Wenn wir die klassischen Risikofaktoren besser verstehen und ernst nehmen, könnten neun von zehn Herzinfarkten verhindert werden. Sie werden staunen, wie viele Studien das eindrucksvoll belegen – und wie viel Sie im Alltag selbst tun können, um Ihr Herz zu schützen. Vielleicht denken Sie, »Ach, da kenne ich schon vieles« – aber ich verspreche Ihnen: Sie werden überrascht sein, was Sie noch dazulernen können. Denn Prävention ist keine trockene Theorie über Laborwerte. Richtig erklärt und ganzheitlich vernetzt, zeigt sie Ihnen Wege auf, wie Sie Ihr Herz stärken können – mit kleinen Entscheidungen, jeden Tag.

Doch das ist nur der Anfang. Auf Teil zwei des Buches dürfen Sie sich besonders freuen. Hier lade ich Sie ein, mit mir in die wahre Tiefe zu gehen. Es geht um Gefühle. Freude, Liebe, Trauer – um alles, was unser Herz zutiefst berührt. Hier kommen Sie mit der Essenz dessen in Kontakt, was ein wirklich glückliches Herz ausmacht, hier geht es nicht nur um Laborwerte, Medikamente und Röntgenbefunde. Es geht um die Verbindung zwischen Seele, Körper und Geist. Um wissenschaftlich belegte Zusammenhänge zwischen Emotionen und Herzgesundheit. Und um ganz konkrete Erkenntnisse, die Sie in Ihren Alltag mitnehmen und tatsächlich umsetzen können: Begleiten Sie mich auf dieser Reise zu Ihrem *Happy Heart*. Mit echten Geschichten. Mit überraschenden Studien. Mit Aha-Momenten. Und mit einem neuen Blick auf Ihr Herz – nicht nur als Organ, sondern als Lebenszentrum. Und keine Sorge: Ich bleibe auch in diesem Teil meiner Berufung als Arzt und Wissenschaftler treu. Es geht um fundierte Inhalte, praxisnah, nachvollziehbar und inspirierend. Denn Emotionen sind nichts Weiches – sie sind kraftvoll. Und sie können heilen. Am Ende dieses Buches werden Sie Ihr Herz mit neuen Augen sehen. Mit mehr Verständnis. Mit mehr Wertschätzung. Und vielleicht mit einem Lächeln im Gesicht. Dazu lade ich Sie von ganzem Herzen ein.

Ich habe dieses Buch für Menschen wie Sie geschrieben. Die vielleicht jetzt schon spüren, dass ihr Herz mehr kann als nur pumpen. Für Menschen, die ahnen, dass Gesundheit mehr ist als ideale Blutwerte. Für Menschen, die sich fragen, was es bedeutet, wahrhaft lebendig zu sein. Ich spreche in diesem Buch also nicht nur als Kardiologe. Nicht nur als Notarzt, als Oberarzt. Nicht nur als Keynote Speaker oder Coach. Sondern als jemand, der genauso fühlt wie Sie. Der mitten im Leben steht – mit allem, was dazugehört. Der jedoch das große Geschenk empfangen hat, Menschen in Momenten begleiten zu dürfen, in denen das Herz spürbar wird: in der Freude.

In der Angst. In der Stille. Ganz nah. Seit über 25 Jahren darf ich in der Medizin an der Seite anderer sein. Und immer wieder sehe ich: Es geht nicht nur darum zu *über*leben. Es geht darum, *wirklich* zu leben – und zu spüren, wie wertvoll das Herz dabei ist, das Organ, das stets an Ihrer Seite schlägt.

Ich wünsche mir, dass dieses Buch Ihnen nicht nur Wissen vermittelt und Sie in die Praxis wahrer Herzgesundheit bringt, sondern dass es etwas in Ihnen berührt. Dass es Ihnen hilft, das Wunder in Ihrer Brust neu zu entdecken. Dass Sie beginnen, es tiefer zu spüren. Bewusster zu schützen. Und vielleicht, künftig noch präsenter mit anderen in Verbindung zu treten. Denn wer sein Herz wirklich wahrnimmt, achtet anders auf sich. Und auf die Welt.

Willkommen zu einer neuen Reise zu *Ihrem* Herzen – mit mehr Tiefe, mehr Verbundenheit und echtem Staunen für dieses großartige Organ, das in Ihnen schlägt.

Willkommen bei: HAPPY HEART!

Kapitel 1

# Unser Herz – Motor des Lebens

*Von den ersten Schlägen bis zum letzten Takt*

Ich erinnere mich noch gut an meinen ersten Arbeitstag als Assistenzarzt in der Herzchirurgie des Inselspitals der Universitätsklinik in Bern. Es ist der 15. April 2008. Ich wusste immer, dass ich mich mit dem Herzen beschäftigen wollte – als jemand, der es verstehen, berühren und begleiten will. Und dann kommt dieser Moment.

»Dr. Bimpong-Buta, bitte an den OP-Tisch treten.«

Und das tue ich. Der Brustkorb wird geöffnet, und dann sehe ich es zum ersten Mal: ein schlagendes Herz. Direkt vor mir. Lebendig. Kraftvoll. Mit eiserner Würde pumpt es, unbeirrt von der Welt um es herum. Ich darf es berühren, es mit meinen Fingern fühlen. Seinen Rhythmus, seine Wärme. Dieser Moment brennt sich in mein Gedächtnis ein.

Seit jenem Tag hat mich dieses Organ mehr fasziniert als alles andere. Ich habe Herzen gesehen, die sich nach einer Operation mit erstaunlicher Kraft erholten. Winzige Kinderherzen, kaum größer als eine Walnuss, die dennoch unermüdlich schlugen, als wollten sie der Welt beweisen, dass sie leben wollen. Aber ich habe auch Herzen gesehen, die aufhörten zu pulsieren – und mit ihnen verging auch das Leben. Jedes Mal wird mir dabei eines klar: Das Herz ist so viel mehr als eine bloße Pumpe. Es ist das Symbol für Vitalität, für unerschütterliche Ausdauer und für die Kraft, immer wieder weiterzumachen – selbst in den schwierigsten Momenten.

Warum beschäftige ich mich mit dem Herzen? Warum habe ich mein Leben der Kardiologie und den Herzensangelegenheiten gewidmet? Ich denke oft an die legendäre Anekdote über William Sutton, den berühmtesten Bankräuber der USA, aus den 1950er-Jahren. Als er nach seiner Verhaftung gefragt wird, warum er Banken ausraube, antwortet er trocken: »Weil dort das Geld ist.« Genauso könnte man mich fragen: »Warum kümmern Sie sich um das Herz, Dr. Bimpong-Buta?« Und meine Antwort wäre ebenso klar: »Weil dort das Leben ist.«

Herz-Kreislauf-Erkrankungen sind die häufigste Todesursache weltweit. Trotz aller Fortschritte der Medizin sterben in Deutschland jeden Tag rund 1000 Menschen daran – das sind 40 Menschen pro Stunde, fast ein Leben pro Minute. Warum? Und vor allem: Wie können wir das ändern?

### *Was wirklich zählt – die Lektion einer 103-Jährigen*

Es ist der 31. Dezember 2017, Silvesterdienst in der Universitätsklinik Düsseldorf. Die Station ist ruhig, doch eine Patientin soll noch visitiert werden. Als ich ihr Zimmer betrete, sitzt eine zierliche, aber wache Dame im Bett. Sie will nach Hause, ins neue Jahr. Ich lächle und erkläre ihr ruhig, warum sie bleiben muss. Doch als ich ihre Akte lese, halte ich inne. Geburtsjahr: 1914. Ich bin perplex. Sie sieht mindestens 30 Jahre jünger aus. Ich setze mich zu ihr und frage ehrfürchtig: »Wie haben Sie das gemacht? Wie kann es sein, dass Sie mit über 100 Jahren so lieb und lebensfroh sind?«

Sie lächelt und sagt zwei Sätze, die mein Leben verändert haben, in diesem für mich magischen Herzensmoment: »Die Dinge, die ich nicht ändern konnte, habe ich losgelassen, aber die Dinge, die mir wichtig waren, habe ich nie aus den Augen verloren. Solange mein Herz schlägt, schlägt meine Herzensmission: Was ist *Ihre* Herzensmission, Herr Doktor?«

Das Herz braucht nicht nur gesunde Gefäße, sondern auch gesunde Emotionen. Studien der Harvard University, insbesondere die berühmte *Harvard Study of Adult Development*[1], zeigen: Nicht Geld, nicht Ruhm, nicht Karriere machen uns langfristig gesund und glücklich – sondern tatsächlich unsere Beziehungen. Seit über 80 Jahren begleitet dieses Forschungsprojekt mehrere Generationen von Männern, darunter Harvard-Studenten und Bewohner ärmerer Stadtviertel in Boston. Das Ergebnis ist ebenso eindeutig wie faszinierend: Menschen mit verlässlichen, liebevollen Beziehungen bleiben nicht nur emotional ausgeglichener, sondern auch körperlich gesünder – ihr Herz profitiert messbar. Wer sich verbunden fühlt, lebt länger, erholt sich schneller und erträgt Stress besser.

Nicht zuletzt deswegen möchte ich Ihnen zeigen, warum Ihr Herz das faszinierendste Organ ist, das Sie besitzen. Warum es sich lohnt, sich um es zu kümmern – nicht nur mit Sport, gesunder Ernährung und medizinischer Vorsorge, sondern auch mit Liebe und lebendigen Beziehungen. Gleich sehen wir uns das Herz als Motor des Lebens genauer an. Wie es aufgebaut ist, wie es funktioniert und warum es jeden Tag für Sie schlägt. Aber bevor wir uns den physiologischen Fakten widmen, stelle ich Ihnen eine Frage:

Was ist Ihre Herzensmission? Was ist Ihnen wirklich wichtig? Lassen Sie es uns gemeinsam herausfinden.

## *Das Herz im Alltag – ein Organ, das niemals ruht*

Unser Herz ist einzigartig! Nicht nur als *das* zentrale Organ in unserem Körper, sondern als unglaublicher Lebensmotor, der unermüdlich aktiv ist – von der ersten bis zur letzten Sekunde. Kein anderes Organ leistet so viel und gönnt sich dabei keinerlei Pause. Das Herz schlägt, ohne nach Urlaub zu fragen, ohne einen freien Tag zu nehmen. Ein allzeit treuer Begleiter, ein unermüdlicher Topmanager, der unseren gesamten Organismus am Laufen hält. Sich dabei aber nie in den Vordergrund drängt. Er arbeitet im Hintergrund, leise und zuverlässig.

Doch genau das macht es so leicht, dieses so wichtige Organ zu vergessen. Oftmals fühlen wir es gar nicht, nehmen es als selbstverständlich hin. Denn das, was unbemerkt seinen Dienst verrichtet, wird oft nicht gewürdigt. Erst in besonderen Momenten macht es sich bemerkbar: wenn wir verliebt sind, wenn wir Angst haben, wenn wir tief berührt sind. Dann klopft es spürbar an unsere Brust, als wolle es uns daran erinnern, dass es da ist – unser Lebensmotor, unser innerer Antrieb.

### *Ein Rhythmus aus Arbeit und Erholung*

24 Stunden am Tag, sieben Tage die Woche, ein Leben lang. Ohne Unterbrechung. Kein anderes Organ im Körper leistet so viel wie dieser lediglich faustgroße Muskel, der noch dazu nur 300 Gramm wiegt. Doch ist das wirklich so? Gönnt sich das Herz wirklich niemals eine Pause?

Tatsächlich ruht es sich aus – in einem perfekten Rhythmus aus Aktion und Erholung, und das regelmäßig! Denn nach jedem Herzschlag folgt eine kurze Pause. Diese Phase nennt man fachmännisch Diastole – genau in diesem Moment kümmert sich das Herz um sich selbst. Während in der Systole das Blut mit Druck durch den Körper gepumpt wird, entspannt es sich in der Diastole: Jetzt durchblutet es die sogenannten Herzkranzgefäße (fachmännisch Koronararterien), Gefäße, die das Herz mit Sauerstoff versorgen und es wie ein Kranz umarmen. Es liefert sich sozusagen selbst die notwendige $O_2$-Zufuhr.

Ich erkläre das oft in meinen Keynotes: Das Geheimnis der enormen Leistungsfähigkeit dieses Organs liegt genau darin – es weiß, wie wichtig regelmäßige Erholung ist. Das Herz kann nur deswegen so lange durchhalten, weil es sich nach jedem Schlag eine kurze Pause gönnt. Und genau das ist die erste Lektion, die wir von ihm lernen können: Regelmäßige Pausen sind kein Zeichen von Schwäche – sie sind der Schlüssel für nachhaltige Leistungsfähigkeit!

### *Ein unabhängiges Kraftwerk*

Das Herz ist unser verlässlichster Partner und noch viel mehr als das: Es ist das einzige Organ, das unabhängig vom restlichen Körper weiterarbeiten kann.

Eine skurrile Vorstellung? Erinnern Sie sich an die berühmte Szene aus *Die Simpsons*, in der Homer sein eigenes Herz aus der Brust nimmt – und es weiterschlägt? Das klingt absurd, doch die Wissenschaft zeigt: So ganz falsch ist es gar nicht.

Solange unser Herz ausreichend mit Sauerstoff und Nährstoffen versorgt wird, kann es unabhängig von anderen Organen weiterarbeiten, auch außerhalb des Körpers. Ein Phänomen, das übrigens in der Transplantationsmedizin genutzt wird. Diese Fähigkeit verdankt es seinem eigenen elektrischen System, das im sogenannten Sinusknoten sitzt. Der Sinusknoten besteht aus einer Ansammlung von spezialisierten Herzmuskelzellen, die wiederum eine faszinierende intrinsische Fähigkeit haben: Sie können selbst die elektrischen Impulse generieren, die den Herzschlag veranlassen und feinsteuern.

Aber warum schlägt das Herz eigentlich? Was treibt den Sinusknoten an? Und aus welchem Grund genau beginnt das Herz im Mutterleib plötzlich zu schlagen – und warum hört es eines Tages auf? All diese Fragen sind bis heute nicht geklärt. Und wissen Sie, was: Ich glaube, wir werden diese Fragen nie klären können! Es ist ein Geheimnis, das unser Herz stets für sich behalten wird. Klar ist jedoch: Der Herzschlag ist mehr als nur Muskelarbeit. Er ist Ausdruck von Leben, von Energie, von lebendiger Liebe und Zuneigung. Ein Symbol, niemals zu verzagen, sondern weiterzumachen.

### *Unser Hochleistungsmotor auf einen Blick*

Sie haben es schon gehört: Das Organ in Ihrer Brust ist ein wahres Powerkraftwerk. Lassen Sie uns einen Blick auf seine Performance in Zahlen werfen:

- 100 000 bis 150 000 Schläge pro Tag
- bis zu 70 Milliliter Blut-Volumen-Bewegung pro Herzschlag – bei Sportlern noch mehr
- 7000 bis 10 000 Liter Blut-Volumen-Bewegung täglich – das entspricht einem Gesamtvolumen von etwa 50 Badewannen

Und was bedeutet das hochgerechnet auf Jahre, unser Leben?

- 3 Millionen Herzschläge pro Monat
- 36 Millionen Herzschläge pro Jahr
- über eine Milliarde Herzschläge in 30 Jahren
- mehr als 3 Milliarden Herzschläge in einem durchschnittlichen Leben

Das Herz transportiert Sauerstoff und Nährstoffe zu jeder einzelnen Zelle unseres Körpers – bis in die entferntesten Winkel. Ohne das Herz kommt kein Sauerstoff an. Und ohne Sauerstoff kein Leben. Diese Zahlen verdeutlichen: Das Herz trägt die volle Verantwortung für unser Sein. Es ist ein Kraftwerk, das unermüdlich arbeitet. Doch selbst ein Hochleistungsmotor braucht Wartung – und hier kommen Sie und wir ins Spiel.

### *Schlüssel zum Überleben – die Anpassungsfähigkeit des Herzens*

Zunächst einmal aber sorgt das Herz selbst für seine eigene Widerstandskraft. Was macht es so stark? Seine geniale Fähigkeit, sich höchst flexibel anzupassen. In dieser Disziplin ist es ein wahrer Meister.

- Beim Sport schlägt es schneller, um Muskeln mit Sauerstoff zu versorgen.
- Bei Stress oder Gefahr mobilisiert es sofort Energie für Kampf oder Flucht.
- Im Schlaf fährt es herunter, um Energie zu sparen und sich zu regenerieren.

Diese Anpassungsfähigkeit ist überlebenswichtig. Daraus folgt: Eine hohe Herzfrequenzvariabilität ist ein Zeichen für Gesundheit und Widerstandskraft, während eine starre, unbewegliche Herzfrequenz ein Hinweis auf Stress und gesundheitliche Probleme sein kann.

### *Spiegel unserer Emotionen*

Doch das Herz schlägt nicht nur mechanisch und antwortet auf physiologische Bedürfnisse des Gesamtorganismus – es reagiert auch auf unsere Gefühle.

Vor Aufregung schlägt es schneller. Bei Angst rast es. Bei Trauer zieht es sich zusammen. Im Zustand des Verliebtseins pocht es in der Brust.

Haben Sie sich schon einmal gefragt, wann Sie Ihr Herz zuletzt bewusst gespürt haben?

War es ein Moment der Freude? Oder der Angst? Haben Sie sich ermutigt gefühlt weiterzumachen – oder wollten Sie aufgeben?

Das Herz gibt niemals auf. Es schlägt weiter. Und es erinnert uns daran, dass auch wir weitermachen sollen – selbst dann, wenn die äußeren Umstände manchmal schwierig und herausfordernd sind. Denn Ihr Herz schlägt nicht nur für Ihren Körper. Es schlägt für Ihre Träume, Ihre Mission, Ihr Leben.

## *Anatomie des Herzens – ein perfekt durchdachter Bauplan*

Das Herz ist nicht nur ein Organ – es ist ein Meisterwerk. Eine perfekt konstruierte Maschine, die mit absoluter Präzision arbeitet. Sein Aufbau ist kein Zufall, sondern das Ergebnis von Jahrmillionen evolutionärer Entwicklung. Jede Struktur hat eine Aufgabe, jeder Teil trägt zum Optimum des Ganzen bei. Ein Hochleistungsmotor, der nach einem komplexen, aber unglaublich effizienten System arbeitet. Schon früh in der Embryonalentwicklung beginnt das Herz zu schlagen. Es wächst mit uns, entwickelt sich weiter und passt sich an die Herausforderungen des Lebens an. Was aber macht seine Anatomie so einzigartig? Dazu möchte ich Ihnen die faszinierende Architektur dieses Organs jetzt ein Stück näherbringen.

Zuallererst einmal: Das Herz ist ein Hohlmuskel, er besteht aus Muskelgewebe, besitzt im Inneren jedoch Hohlräume, die mit

Blut gefüllt sind. Diese Bauweise ermöglicht es ihm, sich zusammenzuziehen und das Blut durch den Körper zu pumpen. Seine Muskulatur, das Myokard, ist besonders stark, denn es muss kontinuierlich arbeiten, ohne sich zu erschöpfen. Doch anders als die sogenannte Skelettmuskulatur, die wir bewusst ansteuern können, funktioniert der Herzmuskel autonom. Er unterliegt der Steuerung durch das autonome Nervensystem, das Signale sendet, um das Herz schneller oder langsamer schlagen zu lassen. Ohne unser Zutun passt es sich in jeder Sekunde unseres Lebens an – sei es in Ruhe, beim Laufen, in einer Stresssituation oder in tiefer Entspannung.

### *Die doppelte Pumpe – wie das Herz unser Blut bewegt*

Das Herz arbeitet wie eine Doppelpumpe: Die rechte Herzhälfte pumpt sauerstoffarmes Blut in die Lunge. Die linke Herzhälfte pumpt sauerstoffreiches Blut in den Körper. Ohne diese Trennung würde sich das sauerstoffreiche und das sauerstoffarme Blut vermischen – ein fataler Fehler für unseren Organismus. Doch die beiden Hälften sind in ihrer Beschaffenheit nicht komplett identisch! Die linke Herzkammer hat eine viel dickere Wand als die rechte, weil sie gegen einen deutlich höheren Druck arbeiten muss, den Blutdruck. Während die rechte Kammer »nur« das nahe gelegene Lungensystem versorgt, muss die linke Kammer das Blut durch den gesamten Körper bis in die Zehenspitzen pumpen. Ein immenser Kraftakt, den sie Tausende Male am Tag wiederholt.

Noch genauer betrachtet, ist das Herz in vier Kammern unterteilt:

Zwei Vorhöfe (Atrien) sammeln das Blut und leiten es an die Kammern weiter. Zwei Hauptkammern (Ventrikel) pumpen das Blut weiter in den Lungen- und Körperkreislauf.

Die Ventrikel sind jeweils größer als die Atrien, denn sie brauchen mehr Kraft, um das Blutvolumen einerseits in den Lungenkreislauf (rechte Herzkammer) und andererseits in den Körperkreislauf (linke Herzkammer) herauszudrücken. Das Kammersystem ermöglicht dem Herzen maximale Leistungsfähigkeit, immerhin pumpt es pro Minute fünf bis sechs Liter Blut durch unseren Körper. Kurzum: ein genialer biologischer Mechanismus, der unser Überleben sichert.

### *Die Herzklappen – Tore mit perfektem Timing*

Damit das Blut nun nicht einfach chaotisch hin und her schwappt, verfügt das Herz über vier Herzklappen. Achtung, jetzt versorge ich Sie mit ein paar Fachbegriffen für den nächsten Small Talk:

1. Trikuspidalklappe (zwischen rechtem Vorhof und rechter Kammer)
2. Mitralklappe (zwischen linkem Vorhof und linker Kammer)
3. Pulmonalklappe (zwischen rechter Kammer und Lungenarterie)
4. Aortenklappe (zwischen linker Kammer und Aorta)

Jede dieser Klappen öffnet und schließt sich im exakt richtigen Moment – mehr als 100 000-mal am Tag! Zusammen sorgen sie dafür, dass das Blut nur in eine Richtung fließt, und verhindern ein Zurückströmen. Eine Klappen-Fehlfunktion kann massive Auswirkungen haben – von leichter Herzschwäche bis hin zu lebensbedrohlichen Erkrankungen.

### *Die Herzkranzgefäße – das Herz versorgt sich selbst*

Sie erinnern sich vielleicht: Ein faszinierender Aspekt des Herzens ist, dass es sich selbst mit Sauerstoff versorgen kann. Das funktioniert mithilfe der Herzkranzgefäße (Koronararterien), die, wie der Name schon sagt, das Herz wie ein Kranz umgeben. Diese Gefäße sind die ersten Abzweigungen der Hauptschlagader (Aorta) – ein Zeichen dafür, dass die Selbstversorgung des Herzens im Körper eine ganz zentrale Rolle spielt.

Bei einem Herzinfarkt wiederum werden genau diese Gefäße verstopft – mit dramatischen Folgen. Denn wenn das Herz selbst nicht mehr durchblutet wird, kann es seine Aufgabe nicht mehr erfüllen. Ein Stillstand oder eine verminderte Herzdurchblutung bedeutet, dass ein Teil des Herzens abstirbt – dies führt zu einem gefährlichen Dominoeffekt im restlichen Körper.

## Physiologie des Herzens – wie der Motor funktioniert

Das Herz schlägt – aber wie funktioniert das genau? Was bringt es dazu, sich rhythmisch zusammenzuziehen und wieder zu entspannen? Und wie gelingt es ihm, sich an jede Lebenssituation anzupassen? Seine Physiologie ist ein faszinierendes Zusammenspiel aus elektrischen Impulsen, mechanischen Bewegungen und biologischen Anpassungsmechanismen.

### *Elektrisches Leitsystem – Taktgeber des Lebens*

Sie wissen bereits: Ihr Herz ist ein Organ, das sich selbst steuert – und dennoch schlägt es nicht »zufällig«. Es besitzt ein eingebautes elektrisches Steuerungssystem, das den Rhythmus vorgibt. Dieses System sorgt dafür, dass es synchron arbeitet und jede Kontraktion perfekt auf das Bedürfnis des Gesamtorganismus abgestimmt ist.

Das sogenannte Reizleitungssystem besteht aus folgenden Bausteinen:

1. Der Sinusknoten ist der natürliche Schrittmacher des Herzens und erzeugt den elektrischen Impuls. Er besteht aus einer Ansammlung von spezialisierten Muskelzellen, die im rechten Vorhof sitzen und die Herzfrequenz bestimmen. Diese wird je nach Situation und Erfordernis moduliert.
2. Der AV-Knoten sitzt zwischen den Vorhöfen und den Kammern. Er verzögert das Signal minimal, damit sich die Vorhöfe zuerst zusammenziehen können, bevor die Kammern folgen.
3. Das His-Bündel und die sogenannten Purkinje-Fasern leiten als spezielle Nervenfasern das elektrische Signal durch die Herzkammern und ermöglichen eine gleichmäßige und kraftvolle Kontraktion.

### *Die Herzfrequenz – perfekt abgestimmtes Tempo*

Die Anzahl der Herzschläge pro Minute, die Herzfrequenz, ist ein entscheidender Faktor für unsere Gesundheit. Sie variiert je nach körperlicher Aktivität, emotionalem oder gesundheitlichem Zustand:

- in Ruhe: 60–80 Schläge pro Minute (bei trainierten Sportlern oft niedriger)
- bei körperlicher Anstrengung: bis zu 180 Schläge pro Minute oder mehr
- in stressigen oder emotionalen Situationen: deutlich erhöhte Frequenz
- im Schlaf: kann auf unter 50 Schläge pro Minute sinken

Ein gesundes Herz ist anpassungsfähig. Es schlägt schneller, wenn wir es brauchen, und langsamer, wenn wir uns ausruhen. Doch es gibt auch eine Grenze: Chronischer Stress, ungesunde Lebensweise und Bewegungsmangel können dazu führen, dass es nicht mehr optimal flexibel reagieren kann. Deshalb sind regelmäßige Bewegung, eine gesunde Ernährung und mentale Entspannung entscheidend für eine stabile Herzfunktion. Machen wir uns das noch einmal bewusst: Das Herz ist unser Lebensmotor und als solcher auf optimale Leistung ausgerichtet. Wir aber sind es, die ihn pflegen müssen. Es liegt ganz wesentlich in unserer Hand, beste Voraussetzungen für ein langes und gesundes Leben zu schaffen.

## *Herzinfarkt – wenn der Motor aussetzt und was Sie (am besten vorher) tun können*

Herz-Kreislauf-Erkrankungen sind die häufigste Todesursache – nicht nur in Deutschland, sondern weltweit. Fast jede Minute verliert hierzulande deshalb ein Mensch sein Leben. Im Folgenden möchte ich Sie mit dem »Klassiker Herzinfarkt« näher vertraut machen. Einmal, weil er das Paradebeispiel für kardiovaskuläre Notfälle ist. Andererseits, weil ich Ihnen aufzeigen möchte, dass viele Akutsituationen vermeidbar sind, wenn Sie bewusst auf Ihren Körper hören, rechtzeitig handeln – und aktiv Vorsorge betreiben.

Die Dramatik eines Herzinfarkts ist eindrucksvoll: Er tritt oft plötzlich auf, und er kann tödlich enden. Gleichzeitig wissen die meisten erstaunlich wenig über seine Ursachen, Symptome und darüber, wie viel sie selbst tun können, um ihn zu verhindern.

Ein Herzinfarkt passiert nicht einfach so – er entwickelt sich oft über Jahre. Und genau hier setzt Prävention an. Frühzeitige Maßnahmen helfen, eine der häufigsten und lebensgefährlichsten Erkrankungen unserer Zeit zu verhindern. Lassen Sie uns also einen genaueren Blick auf dieses Thema werfen: Was passiert bei einem Herzinfarkt? Welche Warnsignale sendet der Körper – und warum werden sie so oft ignoriert? Und vor allem: Welche konkreten Maßnahmen helfen wirklich, das eigene Risiko drastisch zu senken?

Ein Herzinfarkt ist ein dramatisches Ereignis, bei dem es zu einer plötzlichen Unterversorgung des Herzmuskels mit Sauerstoff kommt. Grund dafür ist eine Durchblutungsstörung in den Herzkranzgefäßen, den sogenannten Koronararterien.

Die Hauptursache für diese Durchblutungsstörung ist die Arteriosklerose – eine Erkrankung, bei der sich über Jahre hinweg fettreiche Ablagerungen, sogenannte Plaques, in den Gefäßen bilden. Diese Plaques verengen die Arterien schleichend, bis es im schlimmsten Fall zu einem vollständigen Gefäßverschluss kommt.

Beim akuten Herzinfarkt passiert Folgendes: Eine Plaque reißt plötzlich ein – ein sogenannter Plaqueriss tritt ein. Der Körper reagiert darauf, indem er versucht, den Schaden zu »reparieren«. Doch dabei passiert das Gegenteil von dem, was er eigentlich bezwecken will: Die Blutgerinnung wird aktiviert, es bildet sich ein Gerinnsel (Thrombus), das das betroffene Gefäß komplett verschließt. Von diesem Moment an wird der dahinterliegende Herzmuskelbereich nicht mehr mit Sauerstoff versorgt. Ohne Sauerstoff kann das Gewebe nicht überleben – es stirbt ab. Dieser Gewebeuntergang, ausgelöst durch einen akuten Gefäßverschluss, ist das, was wir als Herzinfarkt bezeichnen.

### *Herzinfarkt in Deutschland – Zahlen, die alarmieren*

In Deutschland erleiden jedes Jahr etwa 200 000 Menschen einen Herzinfarkt.

- Rund 60 000 Menschen sterben jährlich daran.
- Männer sind häufiger betroffen als Frauen, insbesondere in jüngeren Jahren.
- Viele Herzinfarkte könnten durch Prävention verhindert werden: Studien zeigen, dass bis zu 90 Prozent der Vorfälle auf vermeidbare Risikofaktoren wie Bluthochdruck, Rauchen, Bewegungsmangel oder ungesunde Ernährung zurückzuführen sind.

Diese Zahlen lassen keinen Zweifel daran: Ein Herzinfarkt ist keine Seltenheit. Die Überlebensrate hat sich jedoch in den letzten Jahrzehnten erheblich verbessert, vor allem aufgrund der optimierten medizinischen Versorgung und einer schnelleren Behandlung. In Deutschland gelingt es, etwa 75 Prozent der Patienten ins Krankenhaus einzuliefern, wo sie nach einer entsprechenden Behandlung gute Überlebenschancen haben. Allerdings erreichen nicht alle Patienten, die den Notarzt rufen, auch die Klinik lebend. Die Sterblichkeitsrate bei Herzinfarkten liegt in Deutschland kumulativ bei ungefähr 15 Prozent. Wichtig zu wissen: Diese Krankheit betrifft nicht nur ältere Menschen, sondern kann – je nach Lebensstil und genetischer Veranlagung – auch in jüngeren Jahren auftreten.

### *Roosevelts Bluthochdruck – ein Weckruf für die Medizin*

Mittlerweile sind die Ursachen für einen Herzinfarkt gut erforscht. Doch wie kam man ihnen überhaupt auf die Spur? Alles begann mit einem erschreckendem Blutdruckwert von 300/190 mmHg bei einem der prominentesten Männer der Welt: US-Präsident Franklin D. Roosevelt führte sein Land durch die Weltwirtschaftskrise und den Zweiten Weltkrieg. Doch während er als Politiker eine entscheidende Rolle in der Geschichte spielte, nahm in seinem eigenen Körper eine stille, unaufhaltsame Welle der Gefahr überhand – schwerer Bluthochdruck.

In einer Zeit, in der man den Zusammenhang zwischen Bluthochdruck und Herz-Kreislauf-Erkrankungen noch kaum verstand, blieb sein Zustand lange unbehandelt. Ärzte nahmen zwar Messungen vor, doch fehlte es an wirksamen Medikamenten und einem Bewusstsein für die lebensbedrohlichen Folgen. In seinen letzten Lebensmonaten erreichte sein Blutdruck schwindelerregende Werte, die heute als absolute Notfallsituation eingestuft werden.

Am 12. April 1945 bekam Roosevelt während eines Termins plötzlich starke Kopfschmerzen, sackte in sich zusammen und verstarb kurz darauf an einem massiven Schlaganfall. Sein Tod war ein Schock für die Welt und gleichzeitig ein Weckruf für die Medizin. Wie konnte es sein, dass einer der mächtigsten Männer seiner Zeit, der Zugang zu den besten Ärzten hatte, an einer Krankheit starb, die womöglich hätte geheilt werden können? Es war höchste Zeit, mehr über die Ursachen zu erfahren – und vor allem, Wege zu finden, sie erfolgreich zu behandeln.

### *Die Framingham Heart Study – eine neue Ära der Herzforschung*

Nur drei Jahre nach Roosevelts Tod, 1948, wurde eine bahnbrechende Studie ins Leben gerufen: die *Framingham Heart Study*. Ihr Ziel war es, endlich wissenschaftlich zu belegen, welche Faktoren Herzinfarkte, Schlaganfälle und andere Herz-Kreislauf-Erkrankungen auslösen. War es der Blutdruck? Spielte Cholesterin eine Rolle? Welche Auswirkungen hatten Rauchen oder Bewegungsmangel?

Die Untersuchung startete in der kleinen Stadt Framingham, Massachusetts (USA), mit 5209 gesunden Männern und Frauen im Alter von 30 bis 62 Jahren. Die Probanden wurden über Jahrzehnte regelmäßig untersucht: Man dokumentierte ihre Lebensgewohnheiten, Blutwerte, Blutdruck, Ernährung, Bewegung, Gewicht und analysierte viele weitere Gesundheitsdaten. Damals gab es kaum gesicherte Erkenntnisse darüber, warum manche Menschen einen Herzinfarkt erlitten und andere nicht. Der Begriff Risikofaktor war noch nicht etabliert. Das änderte sich mit der Framingham-Studie grundlegend, die in Zusammenhang mit Herz-Kreislauf-Erkrankungen folgende Schlüsselkomponenten definierte:

- Bluthochdruck
- hoher Cholesterinspiegel
- Rauchen
- Diabetes
- Bewegungsmangel
- Übergewicht
- genetische Faktoren

Diese Erkenntnisse haben die moderne Präventionsmedizin revolutioniert. Ärzte konnten nun gezielt Maßnahmen entwickeln, um das Risiko für Herzinfarkte und Schlaganfälle zu senken. Besonders spannend dabei: Die Bedeutung der Studie geht weit über die damalige Zeit hinaus. Mittlerweile hat sie drei Teilnehmer-Generationen erfasst, denn seit den 1970er-Jahren wurden auch Kinder und Enkel der ersten Probanden in die Untersuchung miteinbezogen, wodurch zusätzlich genetische Faktoren erforscht werden konnten. Bis heute liefert dieses Forschungsprojekt also wertvolle Erkenntnisse über Herz-Kreislauf-Erkrankungen, ihre Ursachen und ihre Prävention. Sie ist ein echtes kardiologisches Standardtool.

### *Klassische Risikofaktoren – verborgene Gefahren für unser Herz*

Unser Herz ist ein erstaunlich widerstandsfähiges Organ. Es schlägt Tag für Tag, Jahr für Jahr, ohne Pause – und das ein Leben lang. Doch es ist nicht unverwundbar. Beginnen wir mit dem Faktor, den Roosevelt auf so traurige Art und Weise berühmt gemacht hat. Bestimmte Faktoren setzen es unter Druck, schädigen es schleichend und erhöhen das Risiko für Herzinfarkte oder andere Herz-Kreislauf-Erkrankungen drastisch. Diese sogenannten Risikofaktoren sind längst bekannt, gut erforscht und – das ist das Entscheidende – oft beeinflussbar. Doch viele unterschätzen sie oder wissen nicht, wie weit verbreitet sie sind.

### *Bluthochdruck – der stille Killer*

Bluthochdruck (Hypertonie) ist eine der häufigsten und zugleich am meisten unterschätzten Erkrankungen in Deutschland. Etwa 20 bis 30 Millionen Menschen – also fast jeder dritte Erwachsene – leben mit zu hohen Werten, oft ohne es zu wissen. Die Erkrankung verursacht keine direkten Schmerzen, wirkt aber im Hintergrund wie eine tickende Zeitbombe. Deshalb trägt Bluthochdruck auch den Namen »stiller Killer«. Tag für Tag sorgt ein zu hoher Druck in den Gefäßen dafür, dass deren Wände geschädigt werden. Kleine Risse entstehen, die der Körper zu reparieren versucht – mit Ablagerungen, die sich verhärten und die die Arterien immer enger machen. Ein Blutdruck von über 140/90 mmHg gilt als bedenklich, doch viele Menschen laufen mit noch höheren Werten herum. Ihr Körper gewöhnt sich an den Druck – doch das Risiko für Herzinfarkt, Schlaganfall und Nierenschäden steigt massiv an – unbemerkt!

### *Cholesterin – doppelter Einfluss auf unsere Gefäße*

Hohe Cholesterinwerte betreffen in Deutschland Millionen Menschen – gerade die Dunkelziffer ist enorm. Man geht davon aus, dass rund 50 Prozent der Erwachsenen erhöhte Cholesterinwerte haben, ohne es zu wissen.

Cholesterin ist nicht per se schlecht, doch ein Ungleichgewicht kann gefährlich werden. Das sogenannte LDL-Cholesterin ist der Bösewicht, denn es fördert Ablagerungen in den Arterien. Ist es dauerhaft erhöht, werden die Gefäße immer enger – bis es irgendwann zu einem Verschluss kommt. Dem gegenüber steht das HDL-Cholesterin – der Beschützer, der hilft, überschüssige Fettablagerungen aus den Gefäßen zu entfernen. Ein ungünstiges Verhältnis zwischen diesen beiden Werten ist einer der Hauptauslöser für Herz-Kreislauf-Erkrankungen.

### *Rauchen – ein einziger Zug, ein direkter Schaden*

Trotz jahrelanger Aufklärung rauchen in Deutschland immer noch etwa zwölf Millionen Menschen regelmäßig. Die Auswirkungen auf das Herz-Kreislauf-System sind dramatisch: Wer raucht, hat ein zwei- bis vierfach höheres Risiko für einen Herzinfarkt. Bereits mit der ersten Zigarette entfaltet das Gift seine Wirkung: Nikotin verengt die Blutgefäße, das Herz muss härter arbeiten, und der Sauerstofftransport im Blut wird eingeschränkt. Gleichzeitig fördert Rauchen Entzündungsprozesse in den Arterien, was das Risiko für gefährliche Ablagerungen weiter erhöht. Jede gerauchte Zigarette hinterlässt Spuren. Die gute Nachricht hierbei: Wer aufhört, senkt sein Risiko innerhalb weniger Jahre drastisch.

### *Diabetes – Zucker als schleichender Zerstörer*

Diabetes ist eine Volkskrankheit. In Deutschland sind derzeit rund 8,5 Millionen Menschen betroffen – und jedes Jahr kommen fast 500 000 neue Fälle hinzu. Besonders beunruhigend: Viele Betroffene wissen nicht einmal, dass sie erkrankt sind, weil Diabetes über Jahre hinweg kaum Beschwerden verursacht.

Doch was macht hoher Blutzucker mit den Gefäßen? Man kann es sich vorstellen wie Rost auf Metall: Der Zucker greift die Innenwände der Arterien an, macht sie spröde und anfällig für Ablagerungen. Dadurch steigt das Risiko für Durchblutungsstörungen,

Herzinfarkte und Schlaganfälle drastisch. Menschen mit Diabetes haben ein doppelt so hohes Risiko für einen Herzinfarkt wie Stoffwechselgesunde. Besonders gefährlich ist dabei, dass viele Diabetiker ihre Erkrankung erst bemerken, wenn bereits Schäden an den Gefäßen eingetreten sind.

### *Übergewicht – mehr als eine Frage der Optik*

Mehr als 50 Prozent der Erwachsenen in Deutschland sind übergewichtig, etwa ein Viertel von ihnen leidet an Adipositas, also krankhaftem Übergewicht. Besonders besorgniserregend ist das sogenannte viszerale Fett – also das Fett, das sich im Bauchraum um die inneren Organe anlagert.

Fettgewebe ist weit mehr als nur ein passiver Speicher für überschüssige Energie. Es ist ein aktives Organ, das entzündungsfördernde Botenstoffe produziert und das gesamte Herz-Kreislauf-System negativ beeinflusst. Menschen mit starkem Bauchfett haben ein deutlich erhöhtes Risiko für Bluthochdruck, Diabetes und Fettstoffwechselstörungen – eine gefährliche Kombination, die das Herz massiv unter Druck setzt. Die gute Nachricht ist: Bereits eine Gewichtsreduktion von nur fünf bis zehn Prozent kann das Risiko für Herz-Kreislauf-Erkrankungen spürbar senken.

### *Warum dieses Wissen entscheidend ist*

All diese Risikofaktoren haben eines gemeinsam: Sie schädigen das Herz und die Gefäße nicht über Nacht, sondern über Jahre hinweg – oft völlig unbemerkt. Doch genau hier liegt auch die Chance! Wer versteht, welche Mechanismen hinter diesen Prozessen stecken, kann gezielt gegensteuern.

Das ist der wirksame Schlüssel zur Prävention: nicht erst handeln, wenn es zu spät ist, sondern frühzeitig an den Stellschrauben drehen, die das eigene Risiko maßgeblich senken. Denn das Herz gesund zu halten, ist keine Glückssache – es ist eine bewusste Entscheidung!

### *Nicht klassische Risikofaktoren – die Herausforderungen unserer Zeit*

Sie schleichen sich in unseren Alltag ein – durch Stress, ungesunde Routinen, mentale Belastungen oder mangelnde Erholung –, werden vielleicht erst nicht ernst genommen und sind am Ende mitverantwortlich dafür, dass Herz-Kreislauf-Erkrankungen immer noch die häufigste Todesursache weltweit sind. Die Rede ist von den sogenannten nicht klassischen Risikofaktoren, die gleichzeitig eine große Chance bergen: Wer sie kennt und versteht, kann gezielt gegensteuern und sein Herz bewusst schützen. Die wichtigsten möchte ich Ihnen nun vorstellen. Sie sind ein entscheidender Schlüssel zur Herzgesundheit – für Sie selbst und für Ihre Liebsten:

### *Chronischer Stress – wenn der Körper im ständigen Alarmzustand ist*

Stress ist nichts anderes als eine Anpassungsreaktion auf unsere Umwelt. In der Steinzeit war es der berühmte Säbelzahntiger, der unseren Vorfahren den Puls in die Höhe trieb. In dem Moment gab es nur zwei Möglichkeiten: kämpfen oder fliehen. Der Körper musste sofort bereit sein, auf Höchstleistung zu schalten – denn nur so konnte das Überleben gesichert werden.

Genau dafür hat die Natur einen ausgeklügelten Mechanismus geschaffen. Sobald eine Bedrohung wahrgenommen wird, schüttet der Körper innerhalb von Sekunden eine Flut von Stresshormonen aus. Adrenalin und Cortisol werden freigesetzt, der Blutzucker steigt, um Energie bereitzustellen. Die Herzfrequenz beschleunigt sich, der Blutdruck steigt, die Bronchien erweitern sich, um mehr Sauerstoff aufzunehmen. Gleichzeitig wird die Verdauung heruntergefahren, denn in einem Kampf auf Leben und Tod ist es völlig egal, ob das letzte Mittagessen verstoffwechselt wird. Alles dient nur einem Zweck: blitzschnell auf die Gefahrensituation zu reagieren.

Doch was passiert heute? Heute stehen wir nicht mehr dem Säbelzahntiger gegenüber. Unsere Stressoren sind andere. Termindruck, ständige Erreichbarkeit, hohe berufliche Belastung, finanzielle Sorgen, soziale Verpflichtungen, familiäre Verantwortung – all das hält unser Stresssystem dauerhaft aktiv. Unser Körper bleibt im Alarmzustand, selbst wenn keine akute Gefahr droht. Und genau das ist das Problem.

Ein kurzer Stressmoment ist nicht schädlich, ganz im Gegenteil. Unser Herz kann seine Leistung vervierfachen, dieser Automatismus ist ein natürlicher Teil unseres Überlebenssystems. Doch wenn Stress nie endet, wenn er chronisch wird, wenn der Körper nie bzw. nur viel zu kurz zur Ruhe kommt und sich somit gar nicht regenerieren kann, dann schlägt sich Stress im wahrsten Sinne des Wortes auf das Herz nieder. In seiner chronischen Form erhöht er den Cortisolspiegel dauerhaft, treibt den Blutdruck nach oben, lässt die Gefäße verkrampfen und fördert Entzündungen – alles Faktoren, die das Risiko für Herz-Kreislauf-Erkrankungen massiv steigern.

### *Schlechte Schlafqualität – wenn Erholung zur Mangelware wird*

Eigentlich ist es doch ganz logisch: Schlaf ist die ultimative Form des Stressabbaus. Er hilft Körper und Geist, sich zu regenerieren. Erholung ist damit eine der essenziellsten Säulen von Gesundheit überhaupt. Doch viele Menschen nehmen ihren Schlaf nicht ernst, verkürzen ihn, setzen sich künstlichem Licht aus oder erleben unruhige Nächte, in denen sie im Kopf nicht zur Ruhe kommen. Dabei ist Schlaf einer der Bausteine, die sich wirklich leicht optimieren lassen – und genau hier kann jeder selbst direkt ansetzen. Wer seinem Körper Gutes tun will, sollte ihm vor allem das geben, was er am dringendsten braucht: eine nachhaltig erholsame Nachtruhe.

Wie Sie Ihre Schlafqualität konkret verbessern können? Genau diesem Thema habe ich ein eigenes Kapitel gewidmet – bleiben Sie gespannt! Doch eine Sache sollten Sie schon jetzt wissen: Wer gut schläft, tut seinem Herzen definitiv etwas Gutes.

### *Einsamkeit – die paradoxe Gefahr unserer Zeit*

Einsamkeit und soziale Isolation zählen aus meiner Sicht zu den prominentesten Risikofaktoren für unsere Herzgesundheit. Warum sage ich das so? Weil es eine paradoxe Situation ist. Wir leben in einer Zeit, in der wir (zumindest virtuell) von so vielen Menschen, Informationen und Geschehnissen umgeben sind wie nie zuvor. Wir können mit einem Fingertipp mit jemandem am anderen Ende der Welt kommunizieren, innerhalb von Sekunden Facts und News abrufen – und dennoch fühlen sich immer mehr von uns einsam. Vielleicht genau deswegen?

Gerade jetzt wird der Wert echter Kommunikation, lebendigen Miteinanders und persönlichen Austauschs immer wichtiger. Der Mensch ist ein Herdentier, wir brauchen einander, sind nicht dafür gemacht, alleine zu sein. Die beeindruckenden Ergebnisse der *Loneliness and Social Isolation Meta-Analysis*[2] von Frau Prof. Holt-Lunstad (Utah, USA) und ihrem Team, veröffentlicht 2010 in der Fachzeitschrift *PLoS Medicine*, zeigen: Menschen mit starken sozialen Bindungen leben nicht nur länger, sondern auch gesünder. Die Analyse wertete die Daten von über 300 000 Menschen aus – mit einem erstaunlichen Resultat: Soziale Isolation erhöht das Sterberisiko in ähnlichem Ausmaß wie Rauchen oder starkes Übergewicht. Wer sich hingegen verbunden fühlt, stärkt sein Herz – emotional wie körperlich. Denn unser Herz schlägt nicht nur für uns allein – es schlägt in Beziehung.

Deshalb mein Appell: Suchen Sie aktiv den Austausch. Führen Sie wieder mehr tiefgründige Gespräche, treffen Sie sich wieder öfter mit den Menschen, die Ihnen guttun. Denn ein gesundes Herz braucht nicht nur gesunde Gefäße – es braucht auch Nähe, Verbundenheit und echte zwischenmenschliche Beziehungen.

### *Psychische Belastungen – wenn die Seele das Herz schwächt*

In diesem Buch dreht sich alles um Ihr wichtigstes Organ: das Herz. Doch wir betrachten es hier nicht nur als bloße Pumpe, die unser

Blut durch den Körper treibt. Das Herz ist so viel mehr – es ist auch das Zentrum unserer Seele. Eines steht fest: Körper und Seele sind untrennbar miteinander verbunden. Und ich bin überzeugt, dass das Herz das entscheidende Bindeglied zwischen beiden ist.

Das Broken-Heart-Syndrom ist der eindrucksvollste Beweis dafür, wie stark emotionale Erschütterungen unser Herz beeinflussen können. Eine massive psychische Belastung – sei es der Verlust eines geliebten Menschen oder eine plötzliche Schockreaktion – kann das Herz buchstäblich aus dem Takt bringen und eine vorübergehende, im schlimmsten Fall lebensbedrohliche Herzschwäche auslösen. Doch während dieses Phänomen zunehmend bekannt wird, stelle ich mir eine entscheidende Frage: Wie viele unbemerkte Vorstufen davon gibt es? Nicht jede seelische Belastung endet in einer dramatischen Krise, doch das bedeutet nicht, dass sie spurlos an uns vorbeigeht. Chronischer Stress, unterschwellige Ängste, emotionale Konflikte – all das hinterlässt Spuren im Herzen, oft unbemerkt und schleichend. Es sind die vielen kleinen Erschütterungen, die sich über Jahre summieren und das Herz Stück für Stück schwächen.

Genau darum geht es auch in diesem Buch: Wie wir unsere Seele schützen können, um unser Herz zu stärken. Einem Herzinfarkt vorzubeugen, ist das eine, seelische Belastungen frühzeitig zu erkennen und aktiv gegenzusteuern, das andere. Was Sie dafür tun können? Mehr dazu in den kommenden Kapiteln – bleiben Sie neugierig!

### *Herzinfarkt-Symptome erkennen – weil jede Minute zählt!*

Jetzt geht es um einen Punkt, der im Alltag wirklich den Unterschied macht: Wie erkennen Sie einen Herzinfarkt – bei sich selbst oder bei Ihren Liebsten? Welche Signale sendet Ihr Körper? Und vor allem: Wann ist der Moment, in dem Sie, ohne zu zögern, handeln müssen?

Ein Herzinfarkt ist ein Wettlauf gegen die Zeit, jede Minute kann über Leben und Tod entscheiden. Tatsache ist: Je schneller die richtigen Maßnahmen ergriffen werden, desto größer die Überlebenschance, desto geringer die langfristigen Schäden. Deshalb möchte ich nicht nur erklären, welche Symptome auf einen Herzinfarkt hinweisen – ich will, dass Sie sie im Ernstfall rechtzeitig erkennen und ohne Zögern die richtige Entscheidung treffen.

Lassen Sie uns also keine Zeit verlieren! Hier sind die wichtigsten Warnzeichen, die Sie kennen müssen. Denn eines ist sicher: Ein Herzinfarkt sieht nicht immer so aus, wie man es aus Filmen kennt. Nicht jeder spürt diesen klassischen, stechenden Brustschmerz mit Ausstrahlung in den linken Arm. Die Symptome sind oft viel subtiler – und genau das macht sie so gefährlich.

### *Die klassischen Signale*

Die meisten denken beim Herzinfarkt an einen plötzlichen, massiven Brustschmerz. Und das ist auch oft der Fall. Dieser Schmerz wird als Thorax-Schmerz oder Angina Pectoris bezeichnet und fühlt sich für viele so an, als würde ein Elefant auf der Brust sitzen. Häufig strahlt er in den linken, manchmal auch in den rechten Arm aus, in den Rücken oder den Kiefer. Viele Betroffene berichten zudem von Atemnot, als würden sie plötzlich nicht mehr genug Luft bekommen. Starkes Schwitzen ohne erkennbaren Grund, Schwindel, Übelkeit und in manchen Fällen sogar ein plötzlicher Bewusstseinsverlust können weitere Warnzeichen sein.

### *Herzinfarkt bei Frauen – die unterschätzten Warnzeichen*

Und jetzt kommt etwas, das vielen nicht bewusst ist: Bei Frauen treten oft andere Symptome als bei Männern auf! Während diese eher den klassischen Brustschmerz verspüren, erleben Frauen häufig diffuse Beschwerden, die leicht missverstanden oder als harmlos abgetan werden. Statt des typischen stechenden Schmerzes klagen sie meist über ein unklares Druck- oder Engegefühl in der Brust. Auch Rückenschmerzen, besonders im oberen Rücken oder zwischen den Schulterblättern, sind ein Warnzeichen, das viele nicht mit einem Herzinfarkt in Verbindung bringen. Häufig treten auch Oberbauchschmerzen auf, die leicht als Verdauungsprobleme missdeutet werden können. Übelkeit, Erbrechen und starke Müdigkeit sind weitere Symptome.

Ein Blick in die Statistik macht nachdenklich, und zwar, wenn es um die Frage geht, wann genau eigentlich Hilfe gerufen wird, *nachdem* entsprechende Symptome bemerkt wurden. Bei diesen Zahlen habe ich wirklich gestaunt: Frauen warten im Durchschnitt noch länger als Männer, ehe sie den Notarzt rufen. Während Männer bereits viel zu lange, durchschnittlich 80 Minuten, zögern, sind es bei Frauen sogar 108 Minuten! Das bedeutet, es vergehen fast zwei Stunden, bevor ein Arzt vor Ort ist – und das kann fatale Folgen haben. Welcher Weg könnte aus diesem Dilemma führen? Wie können diese »Wartezeit« und Ängstlichkeit aus der Welt geschafft werden? Indem wir genau das tun, worin Sie sich gerade schulen: das Symptom-Bewusstsein schärfen und damit Ihre Handlungskompetenz stärken.

### *Warum das persönliche Risikoprofil wichtig ist*

Nicht jeder Brustschmerz bedeutet sofort einen Herzinfarkt. Aber: Je mehr Risikofaktoren eine Person auf sich vereint – ob klassische oder nicht klassische –, umso wahrscheinlicher ist es, dass sie auf einen möglichen Infarkt hinweisen. Entsprechend ernst sollten sie auch genommen werden. Was ich damit meine? Hier ein Beispiel: Ein junger, gesunder Mensch mit einem Engegefühl in der Brust nach einer intensiven Sporteinheit hat eine geringere Wahrscheinlichkeit für einen dafür ursächlichen Herzinfarkt als jemand, der seit Jahren raucht, sich kaum bewegt und an Diabetes leidet.

### *Wann sollten Sie handeln?*

Die Faustregel ist einfach: Wenn Sie sich unsicher sind, lieber einmal zu oft den Notruf 112 wählen als einmal zu wenig. Der Rettungsdienst wird am Telefon die entscheidenden Fragen stellen können, um die berichteten Symptome etwas besser einzuordnen.

Wie schon gesagt: Besonders wichtig ist, nach dem Auftreten der ersten Signale nicht lange zu warten. Die *Global Registry of Acute Coronary Events (GRACE-Studie)*[3] hat eindrucksvoll gezeigt, wie entscheidend die ersten Minuten nach Einsetzen von Brustschmerzen oder Atemnot sind. Über 100 000 Patientendaten aus 30 Ländern wurden dabei ausgewertet – mit klarem Ergebnis: Je länger die Wartezeit, desto größer der Schaden am Herzmuskel. Viele zögern in der Hoffnung, dass die Beschwerden von allein wieder verschwinden. Doch gerade diese Zeit entscheidet oft über Leben, Tod oder dauerhafte Einschränkungen.

Also: Wenn Sie selbst oder jemand anderer plötzlich unter einem der beschriebenen Symptome leidet, rufen Sie bitte zeitnah den Rettungsdienst an und lassen Sie sich helfen. Es geht um jede Sekunde!

## *Prävention als Superkraft – der entscheidende Schritt zu einem gesunden Herzen*

Wir haben uns nun ausführlich mit dem Herzinfarkt beschäftigt – welche Ursachen ihm zugrunde liegen und welche Symptome auf ihn hinweisen. Wir haben darüber gesprochen, warum es so wichtig ist, ihn rechtzeitig zu erkennen und den Notarzt zu rufen. Doch jetzt möchte ich eine Frage in den Raum stellen, die unser Denken grundlegend verändern kann: Was wäre, wenn wir ihn verhindern könnten?

Stellen Sie sich vor, es gäbe einen Weg, das Infarktrisiko drastisch zu senken – durch das richtige Wissen, kombiniert mit den passenden Maßnahmen und einer bewussten Umsetzung. Klingt fast zu gut, um wahr zu sein? Ist es aber nicht! Ein entscheidender Punkt ist, dass viele Menschen ihre eigenen Möglichkeiten zur Vorsorge massiv unterschätzen. Die beeindruckenden Ergebnisse der groß angelegten *INTERHEART-Studie*[4] zeigen: Neun von zehn Herzinfarkten weltweit könnten verhindert werden – allein durch die konsequente Kontrolle der wichtigsten Risikofaktoren. Die internationale Untersuchung umfasste über 29 000 Menschen aus 52 Ländern und bewies, dass Faktoren wie Rauchen, Bluthochdruck, Fettstoffwechselstörungen, Diabetes, Bewegungsmangel und Stress maßgeblich verantwortlich sind. Das Problem ist: Viel zu viele Menschen wissen gar nicht, was sie konkret tun können, um ihr Herz langfristig gesund zu halten. Deshalb ist Prävention in meinen Augen die wahre Superkraft der modernen Medizin.

Der Begriff stammt aus dem Lateinischen: »praevenire« setzt sich zusammen aus »prae« (vorher) und »venire« (kommen). Mit anderen Worten: der Erkrankung zuvorkommen, ehe sie entsteht. Diese Maßnahme bedeutet ganz klar proaktives vorbeugendes Handeln. Dabei sind nicht nur Ärzte und medizinisches Personal gefragt, sondern vor allem jeder Einzelne von uns. Es geht darum, bewusst Entscheidungen zu treffen, die der eigenen Gesundheit langfristig guttun. Denn zu warten, bis eine Krankheit ausbricht, um sie dann zu behandeln, ist alles andere als der ideale Weg. Prävention dagegen ist die einzige realistische Möglichkeit, die Lebensqualität jedes Einzelnen zu verbessern und gleichzeitig unser Gesundheitssystem nachhaltig zu entlasten. Denn in Deutschland gibt es zwei große Herausforderungen auf diesem Gebiet: den Ärztemangel und eine immer größere Zahl an Menschen, die durch die Flut an alternativen Informationen verunsichert sind und sich in Gesundheitsfragen immer weniger zurechtfinden.

### *Dr. Google – Segen oder Fluch?*

Haben Sie schon einmal eine Krankheit gegoogelt? Sie können ganz entspannt sein, ich kenne niemanden, der es noch nicht getan hat. Nur was tritt dann meist ein? Noch mehr Verwirrung! Noch mehr Unsicherheit!

Warum? Dr. Google funktioniert hervorragend, wenn es um harte Fakten geht. Wenn Sie wissen wollen, wie viele Kardiologen es in Deutschland gibt, liefert Ihnen die Suchmaschine die perfekte Antwort: etwa 4000, bei einer Bevölkerung von 80 Millionen Menschen. Ja, das ist tatsächlich so: Ein Kardiologe versorgt durchschnittlich 20 000 Menschen (zum Glück sind diese nicht ALLE herzkrank, aber wie wir jetzt wissen, sind Herz-Kreislauf-Erkrankungen die häufigste Todesursache, sodass es »dennoch« viele trifft). Auch wenn Sie fragen, welches der höchste Berg der Welt ist, erhalten Sie eine klare Antwort: der Mount Everest mit 8848 Metern. Doch in der Medizin reicht reines Wissen nicht aus. Hier geht es um Verständnis. Was bedeutet eine Diagnose für mich individuell? Welche Symptome sind wirklich gefährlich? Welche Behandlungsmöglichkeiten gibt es – und welche ist die beste für mich? Was kann ich selbst tun, um meine Herzgesundheit zu schützen?

Führen Sie sich bitte vor Augen: Das verfügbare Wissen im Internet verdoppelt sich alle 700 Tage, gleichzeitig gibt es kaum verlässliche, leicht verständliche Informationsquellen, die belastbar Klarheit schaffen. Und genau hier setze ich an: Als Arzt möchte ich dazu beitragen, dass Medizin wieder verständlicher wird. Ich möchte Menschen motivieren, sich aktiv mit ihrer eigenen Herzgesundheit auseinanderzusetzen! Warum? Weil sie erst dann in der Lage sind, wirklich Verantwortung für ihren Körper zu übernehmen und Informationen verlässlich zu bewerten. Ein Punkt, der in Zeiten radikalen Ärztemangels immer entscheidender wird.

### *Ärztemangel betrifft uns alle*

Der Ärztemangel in Deutschland ist kein Zukunftsszenario mehr – er ist bereits Realität! Besonders in ländlichen Regionen spitzt sich die Lage dramatisch zu. Immer mehr Hausarztpraxen stehen leer, weil es keine Nachfolger gibt. Laut Bundesärztekammer werden bis zum Jahr 2035 voraussichtlich bis zu 11000 Hausärzte fehlen. Bereits jetzt sind über 4000 Arztstellen unbesetzt, und das Problem verschärft sich stetig. Wer heute einen Facharzttermin bei einem Kardiologen, Neurologen oder Psychiater benötigt, muss nicht selten monatelang warten.

Die Ursachen dafür sind vielfältig. Ein wesentlicher Faktor ist die Alterung der Ärzteschaft. Rund 30 Prozent der niedergelassenen Ärzte sind bereits über 60 Jahre alt und werden in den kommenden Jahren in den Ruhestand gehen. Doch es kommen nicht genug Nachwuchsmediziner nach: Zwar schließen jährlich etwa 10 000 junge Mediziner ihr Studium ab, doch das reicht bei Weitem nicht aus, um den steigenden Bedarf zu decken. Hinzu kommt die hohe persönliche Belastung. Viele Ärzte arbeiten am Limit, sind mit endloser Bürokratie konfrontiert und kämpfen mit langen Schichten und wirtschaftlichem Druck. Kein Wunder also, dass viele junge Mediziner sich für Teilzeitmodelle oder einen Berufswechsel ins Ausland entscheiden. Besonders problematisch ist die Situation in den Kliniken: In vielen Bereichen gibt es zahlreiche unbesetzte Stellen, vor allem in der Notfallmedizin, Inneren Medizin und Geburtshilfe. Die Arbeitsbedingungen sind oft so anspruchsvoll, dass die Klinikarbeit für viele unattraktiv wird.

Ein weiterer aus meiner Sicht entscheidender Punkt ist der demografische Wandel. Deutschland hat eine der ältesten Bevölkerungen Europas, und mit steigendem Alter der Menschen nimmt auch der medizinische Versorgungsbedarf drastisch zu. Mehr Patienten, mehr chronische Erkrankungen – aber gleichzeitig weniger Ärzte, die diese Menschen behandeln können. Die Folge: lange Wartezeiten, überlastete Praxen und eine flächendeckende Unterversorgung. Besonders auffällig sind dabei die regionalen Unterschiede. Während es in Großstädten oft noch eine hohe Arztdichte gibt, fehlt es in ländlichen Regionen an medizinischer Versorgung. Besonders betroffen sind Brandenburg, Mecklenburg-Vorpommern und Sachsen-Anhalt, wo viele Patienten weite Wege zur nächsten Praxis auf sich nehmen müssen. Gleichzeitig stehen viele kleine Krankenhäuser vor der Schließung, was die Situation weiter verschärft.

Wie kann dieses Problem gelöst werden? Klar ist: Ohne gezielte Maßnahmen wird es sich immer weiter zuspitzen. Mehr Medizinstudienplätze, bessere Arbeitsbedingungen und eine gezielte Förderung für Landarztpraxen könnten helfen, die Lage zu entspannen. Auch digitale Lösungen wie Telemedizin oder der Einsatz künstlicher Intelligenz in der Diagnostik könnten ein Teil der Antwort sein. Doch ohne strukturelle Reformen wird sich am grundlegenden Engpass wenig ändern. Der Ärztemangel ist eine der größten Herausforderungen für unser Gesundheitssystem – und er betrifft uns alle. Denn eines ist klar: Jeder von uns wird früher oder später auf medizinische Versorgung angewiesen sein. Umso wichtiger ist es, dass wir dieses Thema nicht nur diskutieren, sondern aktiv nach Lösungen suchen und gemeinsam handeln.

### *Was wir Ärzte und was Sie selbst für Ihre Herzgesundheit tun können*

Solide Information als Basis individueller Gesundheitskompetenz ist ganz sicherlich ein entscheidender Pfeiler. Wie können Sie als Patienten und Angehörige ohne Fachausbildung zu einem verlässlichen medizinischen Verständnis kommen? Wie können wir als Ärzte und Ärztinnen es besser hinbekommen, Sie aufzuklären und zu unterrichten? Besonders bei Themen, die so oft auf der Tagesordnung stehen wie Herz-Kreislauf-Erkrankungen?

Schauen wir einmal auf Menschen, die bereits in Behandlung sind. Eine wegweisende Untersuchung der Universität Michigan – *die Health Literacy and Medication Adherence Study*[5] – hat gezeigt, dass Patienten mit geringer Gesundheitskompetenz ärztlichen Empfehlungen deutlich seltener folgen. Nicht weil sie es nicht wollen, sondern weil ihnen das Verständnis fehlt – und damit das Vertrauen. Über 3000 Patienten wurden befragt, und die Ergebnisse waren eindeutig: Wer seine Erkrankung nicht versteht, fühlt sich unsicher – und entscheidet sich häufiger gegen die Einnahme von Medikamenten oder die Umsetzung von Therapiezielen. Etwa die Hälfte der Patientinnen und Patienten hält sich nicht an die verordnete Medikation. Wussten Sie das? Ein Viertel der Herzinfarktpatienten setzt seine Medikamente innerhalb eines Jahres sogar komplett ab. Bei Bluthochdruckpatienten liegt die Quote derjenigen, die nach einem Jahr ihre Medikamente nicht mehr regelmäßig einnehmen, zwischen 40 und 50 Prozent. Die Folgen sind dramatisch: In Deutschland sterben jedes Jahr bis zu 125 000 Menschen an den Folgen mangelnder Therapietreue. Zudem entstehen Kosten von rund zehn Milliarden Euro im Gesundheitssystem!

Sicher, manche Patienten vergessen schlichtweg, ihre Medikamente einzunehmen. Andere haben Angst vor Nebenwirkungen oder unterschätzen die Schwere ihrer Erkrankung. Viele jedoch agieren auf Basis mangelnder oder falscher Informationen. Die Antwort darauf ist für mich klar und eindeutig: Wir müssen Wege finden, Wissen so zu vermitteln, dass es verstehbar, greifbar und umsetzbar ist. Ohne Fachchinesisch, ohne komplizierte Begriffe – stattdessen in einfachen, verständlichen Worten, die jeder schnell erfassen kann. Noch wichtiger ist, dieses Wissen nicht nur an den Mann oder die Frau zu bringen, sondern es so aufzubereiten, dass es dazu befähigt, im Ernstfall die richtigen Entscheidungen zu treffen und rechtzeitig zu handeln.

Ein ganz zentraler Knackpunkt ist und bleibt dabei das Arzt-Patienten-Gespräch. Klingt banal, aber als Ärzte müssen wir es wieder hinbekommen, eine vertrauensvolle Beziehung zu unseren Patienten und deren Angehörigen aufzubauen. Das bedeutet nicht, stundenlange Gespräche zu führen. Einerseits ist das aufgrund steigender Patientenzahlen im Alltag zeitlich nicht machbar und andererseits aus meiner Sicht auch gar nicht das, was die Menschen unbedingt von uns erwarten. In meiner Praxis als Kardiologe habe ich einfach gemerkt, wie wichtig es ist, wirklich hinzuhören und die gestellten Fragen verständlich zu beantworten. Ja, ich habe in meinen 25 Jahren als Mediziner die Erfahrung gemacht, dass die meisten Patienten wissen, wie begrenzt unsere Beratungszeit ist. Sie erwarten keinen endlosen Austausch – aber sie wünschen sich, dass wir ihre Anliegen spürbar ernst nehmen.

Parallel kommen Sie ins Spiel – mit proaktiver Prävention. Einer Optimierung Ihres Lebensstils, die mehr kann als nur vorbeugen – die verhindern kann. Herz-Kreislauf-Erkrankungen sind zu einem großen Teil vermeidbar. Eine gesunde Lebensweise kann das Risiko für Herzerkrankungen um bis zu 80 Prozent senken. Selbst kleine

Veränderungen im Alltag haben enorme positive Auswirkungen, und Studien zeigen, dass eine konsequente Lebensstiländerung die Gefäße sogar teilweise regenerieren kann: Prof. Dean Ornish, Kardiologe an der University of California, San Francisco, ein US-amerikanischer Arzt, Wissenschaftler und Pionier der integrativen Medizin, ist besonders bekannt für die *Lifestyle Heart Trial*[6]: Diese war eine der ersten Studien, die bewiesen hat, dass sich selbst verengte Herzkranzgefäße durch konsequente Lebensstiländerung teilweise wieder öffnen können. In der Studie begleiteten Forscher 48 Patienten mit koronarer Herzkrankheit über fünf Jahre hinweg. Die Ergebnisse waren eindrucksvoll: Bereits nach einem Jahr zeigten sich Verbesserungen in der Durchblutung, ohne Medikamente oder Operation – allein durch eine Kombination aus Ernährung, Bewegung, Stressreduktion und liebevollen sozialen Beziehungen. Mit anderen Worten: Es lohnt sich.

Ich möchte Sie motivieren, aktiv daran teilzuhaben. Dass Sie dieses Buch in den Händen halten, zeigt, dass Sie bereits den ersten, entscheidenden Schritt getan haben. Vielleicht lesen Sie es für sich selbst, vielleicht für einen geliebten Menschen. Egal aus welchem Grund: Sie befinden sich auf einem guten Weg! Mein größter Wunsch ist, dass es Ihnen Wissen vermittelt, Grundlagen schafft und Sie dazu befähigt, Ihr Herz selbst in die Hand zu nehmen. Hören Sie auf die Signale Ihres wichtigsten Organs. Und lassen Sie uns gemeinsam daran arbeiten, dass es möglichst lange, kraftvoll und voller Freude für Sie aktiv ist. Seine Leistung ist enorm, versorgen Sie es also mit allem, was es braucht: mit Sauerstoff, mit Bewegung, mit Liebe, mit Sinn. Denn Ihr Herz schlägt nicht nur für den Blutfluss – es schlägt für Ihre Herzensmenschen, Ihre Gefühle, Ihre Werte, Ihre Mission.

Kapitel 2

# The Big Five

*Bluthochdruck, Rauchen, Übergewicht, Diabetes und Cholesterin – wie sie Ihr Herz belasten und was dagegen hilft*

Nein, mit »Big Five« sind ausnahmsweise mal nicht Elefant, Nashorn, Büffel, Leopard und Löwe gemeint. Auch wenn eine Safari durch die Wildnis spannend ist, nehme ich Sie jetzt mit auf eine andere Reise: die durch Ihr Herz! Hier begegnen wir ganz anderen »Raubtieren« – stillen, oft unsichtbaren Gefahren, die unsere Gesundheit und sogar unser Leben gefährden können. Die Big Five der klassischen Risikofaktoren für Herzkrankheiten sind so entscheidend und so weit verbreitet, dass sie ein eigenes Kapitel bekommen. Doch keine Sorge: Sie werden auch lernen, sie einzudämmen. Schritt für Schritt – für ein starkes, gesundes Herz.

Ich starte mit einem kurzen Refresh: Kardiovaskuläre Erkrankungen betreffen das Herz und das Gefäßsystem (»Kardio« für Herz, »vaskulär« für Gefäße). Im Kern liegt ihnen eine gefährliche Entwicklung zugrunde: die Arteriosklerose – eine schleichende Veränderung der Arterien, die im Volksmund als »Gefäßverkalkung« bekannt ist. Dabei verengen sich die Gefäße immer weiter, bis irgendwann das Blut nicht mehr richtig fließen kann.

Das Perfide daran ist, dass Arteriosklerose den gesamten Körper betrifft, zwei Organe jedoch besonders gefährdet sind: das Herz, wo verengte Herzkranzgefäße zu einem Herzinfarkt führen können, und das Gehirn, wo blockierte Gefäße einen Schlaganfall auslösen.

Bitte rufen Sie sich in Erinnerung: Laut Weltgesundheitsorganisation (WHO) sterben jedes Jahr rund 18 Millionen Menschen an kardiovaskulären Erkrankungen – das sind 32 Prozent aller Todesfälle weltweit.

Das Tückische an den zugrunde liegenden Risikofaktoren ist: Sie verursachen keine Schmerzen. Insbesondere Bluthochdruck bleibt oft unbemerkt. Ein erhöhter Cholesterinspiegel tut nicht weh. Diabetes zeigt im Anfangsstadium kaum Symptome. Gefahren ohne Warnzeichen laufen unter dem Radar, oft bis es zu spät ist. Mit anderen Worten: Wenn wir die Risikofaktoren nicht aktiv im Auge haben, bleiben sie unentdeckt. Übrigens, selbst wenn sie erkannt werden, passiert oft nichts. Warum? Weil der Mensch dazu neigt, nur auf das zu reagieren, was akut in Erscheinung tritt. Keine aktuellen Beschwerden bedeuten für viele keinen sofortigen Handlungsbedarf. Doch genau das ist eine trügerische Denkweise, die viel zu oft tragisch endet.

Um hier gegenzusteuern, dafür lesen Sie jetzt dieses Kapitel – und sind damit mittendrin in einem Prozess, der Menschenleben rettet. Ich spreche nicht von Akutoperationen oder Herzkatheteruntersuchungen, nicht von dramatischen Notarzteinsätzen – sondern von Wissen, das Ihr Leben verändern kann. Wissen, das Sie dazu befähigt, Komplikationen zu verhindern, *bevor* sie entstehen. Genau jetzt. Wer die fünf großen Risikofaktoren kennt und gezielt gegensteuert, kann sein Herz nachhaltig schützen, gesünder leben und länger leben. Ihre Gesundheit liegt in Ihrer Hand – also, legen wir los!

## *Bluthochdruck – Feind auf leisen Sohlen*

Kein Schmerz, kein Jucken, kein sichtbares Zeichen. Genau das macht ihn so tückisch. Bluthochdruck, medizinisch als arterielle Hypertonie bekannt, trägt nicht umsonst den Spitznamen »stiller Killer«. Er kommt leise, bleibt lange unbemerkt und richtet in unserem Körper ungehindert Schaden an – bis es irgendwann zu spät ist.

Mit den alarmierenden Zahlen habe ich Sie bereits vertraut gemacht: In Deutschland haben bis zu 40 Prozent der Erwachsenen einen zu hohen Blutdruck. Das sind unglaubliche 20 bis 30 Millionen Menschen! Doch das wirklich Schockierende daran ist, dass die Hälfte dieser Menschen nichts davon weiß. Kein Symptom, kein Signal – und deshalb keine Behandlung. Noch bedenklicher: Selbst unter den behandelten Patienten erreicht wiederum nur die Hälfte gute Blutdruckwerte. Warum? Die Gründe sind vielfältig: Manche nehmen ihre Medikamente nicht regelmäßig ein, andere setzen sie ab, weil sie keine Symptome spüren. Wieder andere bekommen keine optimale Therapie oder werden nicht engmaschig genug kontrolliert.

Das bedeutet, Millionen von Menschen leben tagtäglich mit einem extremen Risiko für einen Herzinfarkt oder Schlaganfall, ohne es zu ahnen. Denn: Bluthochdruck ist nicht nur eine Zahl auf dem Messgerät – er ist der führende Risikofaktor für Herz-Kreislauf-Erkrankungen. Rund 50 Prozent aller Menschen, die einen Herzinfarkt oder einen Schlaganfall erleiden, haben Bluthochdruck. Das Herz muss gegen einen ständig erhöhten Widerstand anpumpen, die Gefäße stehen unter Hochdruck, und nach Jahren dieser Belastung kommt es zur Katastrophe.

Die Wahrscheinlichkeit, an Bluthochdruck zu erkranken, steigt mit dem Alter. Während junge Erwachsene relativ selten mit dem Thema konfrontiert sind, sieht es bei den über 60-Jährigen ganz anders aus: Mehr als 50 Prozent, teilweise sogar bis zu 70 Prozent, haben zu hohe Werte. Interessanterweise gibt es hier auch Unterschiede zwischen Männern und Frauen. Männer sind im mittleren Lebensalter häufiger betroffen, doch ab dem 60. Lebensjahr steigt die Zahl der Frauen mit Bluthochdruck an, sodass sie in höheren Altersgruppen sogar häufiger vertreten sind als Männer.

Außerdem wichtig zu wissen: Bluthochdruck tritt oft in Kombination mit anderen Erkrankungen auf – insbesondere mit Übergewicht,

Diabetes und Stoffwechselstörungen. Diese gefährliche Kombination ist als metabolisches Syndrom bekannt. Wer davon betroffen ist, hat ein exponentiell erhöhtes Risiko für Herz-Kreislauf-Komplikationen.

Sie sehen also: Die Folgen von Bluthochdruck auf jedes individuelle Leben sind verheerend. Aber auch die Auswirkungen auf unser Gesundheitssystem stellen sich als enorm dar. Man schätzt, dass die direkten und indirekten Kosten durch Bluthochdruck in Deutschland mehrere Milliarden Euro pro Jahr betragen. Gleichzeitig liegt hier ein enormes Potenzial, durch präventive Maßnahmen nicht nur Menschenleben zu retten, sondern auch unser System zu entlasten. Genau darum geht es jetzt: Bluthochdruck frühzeitig zu erkennen, aktiv zu behandeln und damit das Risiko für lebensbedrohliche Erkrankungen drastisch zu senken.

### *Das Wichtigste auf einen Blick*

Gehen wir noch einmal einen Schritt zurück: Warum braucht unser Körper überhaupt einen Blutdruck? Und was passiert, wenn dieser dauerhaft erhöht ist?

Man kann sich das ganz einfach vorstellen: Denken Sie an einen Gartenschlauch, durch den Wasser fließt. Damit die Blumen am anderen Ende des Gartens versorgt werden, ist ein gewisser Wasserdruck vonnöten – sonst kommt dort hinten nur noch ein schwaches Rinnsal an. Genauso funktioniert unser Herz-Kreislauf-System. Das Blut ist das »Wasser«, das unser Herz durch die Arterien pumpt, um jede einzelne Körperzelle mit Sauerstoff und Nährstoffen zu versorgen. Damit das gelingt, ist ein gewisser Druck erforderlich – genau das ist der Blutdruck.

### *Blutdruckwerte richtig einordnen*

Der Blutdruck wird in zwei Werten angegeben:

- Der systolische Wert (die obere Zahl) beschreibt den Druck, mit dem das Herz das Blut in die Arterien pumpt.

- Der diastolische Wert (die untere Zahl) gibt an, wie hoch der Druck ist, wenn sich das Herz zwischen den Schlägen entspannt.

Laut aktuellen Leitlinien spricht man von Bluthochdruck, wenn die Werte dauerhaft über 140/90 mmHg liegen. Ein optimaler Blutdruck liegt also idealerweise darunter.

Wichtig zu verstehen ist: Der Blutdruck ist nicht konstant, sondern verändert sich je nach Situation. Er wird vom sogenannten Herzzeitvolumen beeinflusst, also davon, wie oft und wie stark das Herz schlägt. Das macht Sinn, denn unser Körper muss sich an verschiedene Bedingungen anpassen.

Beim Sport zum Beispiel steigt der Blutdruck an, weil die Muskeln mehr Sauerstoff benötigen. Auch in Stresssituationen erhöht sich der Druck, damit der Körper schnell reagieren kann – das ist ein überlebenswichtiger Mechanismus. Genau das testen wir in der sogenannten Ergometrie (Fahrrad-Belastungsuntersuchung). Hier erwarten wir einen Anstieg des Blutdrucks. Bleibt dieser jedoch niedrig oder fällt sogar ab, könnte dies auf eine Herzinsuffizienz hindeuten, also eine Schwäche des Herzens.

Ein kurzzeitiger Blutdruckanstieg ist also völlig normal. Problematisch wird es, wenn der Druck dauerhaft zu hoch bleibt. Dann entsteht, wie gesagt, ein enormer Stress für die Gefäße und Organe, insbesondere für Herz, Gehirn und Nieren. Oft über Jahre hinweg unerkannt, schädigt er die Arterien, führt zu Ablagerungen und Verengungen – bis irgendwann eine plötzliche Durchblutungsstörung lebensbedrohlich wird. Wann wird es akut? Wann müssen Sie sofort handeln? Es gibt verschiedene Stadien des Bluthochdrucks, aber für den Alltag ist eine einfache Regel wichtig:

- Ein Blutdruck über 140/90 mmHg sollte langfristig behandelt werden.
- Ein stark erhöhter Blutdruck in Verbindung mit Beschwerden wie Kopfschmerzen, Atemnot oder Brustschmerzen ist ein hy-

pertensiver Notfall – hier heißt es sofort aktiv werden und den Rettungsdienst alarmieren!

### *Ursachenforschung – warum der Blutdruck steigt*

Bluthochdruck entsteht nicht einfach zufällig. Die Ursachen sind vielfältig, doch in den meisten Fällen bleibt der genaue Auslöser unklar. Das klingt zunächst nach einer schlechten Nachricht, denn wenn der Grund nicht bekannt ist, fällt auch die Behandlung schwerer. Aber eigentlich steckt darin auch etwas Positives: Nicht jeder, der Bluthochdruck bekommt, hat »Schuld« daran. Vor allem aber gibt es zahlreiche Faktoren, die wir aktiv beeinflussen können.

Grundsätzlich unterscheidet man zwei Formen von Bluthochdruck:

- Primäre Hypertonie (auch essenzielle Hypertonie genannt): Hier gibt es keine klare Einzelursache, sondern eine Kombination aus verschiedenen Faktoren wie genetische Veranlagung, Alter oder Lebensstil. Diese Form macht etwa 90 Prozent der Fälle aus.
- Sekundäre Hypertonie: Hier liegt eine spezifische Erkrankung oder ein äußerer Einfluss als Auslöser vor, zum Beispiel eine Nierenerkrankung, hormonelle Störungen oder die Einnahme bestimmter Medikamente.

### *Primäre Hypertonie – was steckt dahinter?*

Sehen wir uns die primäre Hypertonie jetzt einmal genauer an. Welche Faktoren schlagen hier ursächlich zu Buche?

Zunächst einmal ist die **genetische Veranlagung** entscheidend. Bluthochdruck tritt oft familiär gehäuft auf. Wenn nahe Verwandte darunter leiden, ist die Wahrscheinlichkeit höher, dass auch Sie betroffen sein könnten. Das bedeutet nicht, dass er unvermeidbar ist – doch das Risiko dafür steigt.

Dann das **Alter**: Mit zunehmenden Jahren verlieren die Arterien an Elastizität. Die Gefäße werden steifer, das Herz muss mehr Kraft aufbringen, um das Blut durch den Körper zu pumpen – der Blutdruck steigt. Es ist also nicht verwunderlich, dass über 60 Prozent der über 60-Jährigen von Bluthochdruck betroffen sind.

Es folgen die »Zivilisationserscheinungen« **Übergewicht und Bewegungsmangel**. Warum? Ein übergewichtiger Körper benötigt mehr Blut, um alle Gewebe mit Sauerstoff zu versorgen. Das bedeutet: mehr Volumen, mehr Druck, mehr Belastung für die Gefäße. Gleichzeitig führt Bewegungsmangel zu einem untrainierten Herz-Kreislauf-System, die Gefäße verlieren an Anpassungsfähigkeit. Ein inaktiver Lebensstil hält den Blutdruck damit dauerhaft auf einem höheren Niveau.

Natürlich spielt auch unsere **Ernährung** eine entscheidende Rolle. Besonders zu viel Salz wirkt blutdrucktreibend, weil es Wasser im Körper bindet und das Blutvolumen ansteigen lässt. Auch eine unausgewogene Ernährung mit wenig Kalium, Magnesium und anderen essenziellen Nährstoffen kann dazu beitragen, dass sich der Blutdruck nicht optimal regulieren kann.

Ein Gläschen kann doch nicht schaden? Viele fragen sich: Ist **Alkohol** wirklich so gefährlich in diesem Zusammenhang? Die Antwort lautet eindeutig Ja! Alkohol beeinflusst den Blutdruck auf mehreren Wegen: Kurzfristig erweitert er die Blutgefäße und kann den Blutdruck vorübergehend senken. Doch langfristig passiert genau das Gegenteil. Der Körper reagiert auf die kurzfristige Weitstellung, indem er die Gefäße zunehmend verengt – das wiederum führt zu einem dauerhaft erhöhten Blutdruck. Zudem aktiviert Alkohol das sympathische Nervensystem, wodurch vermehrt Stresshormone wie Adrenalin ausgeschüttet werden. Diese lassen das Herz schneller schlagen und treiben dadurch den Blutdruck in die Höhe. Hinzu kommt: Alkohol wirkt harntreibend.

Dadurch verliert der Körper Flüssigkeit, was wiederum hormonelle Mechanismen aktiviert, die das Blutvolumen und damit den Druck in den Gefäßen steigern. Langfristig schädigt Alkohol die Gefäßwände und macht sie weniger elastisch – in Summe eine fatale Kombination.

**Rauchen** ist Gift, Sie wissen es. Nikotin sorgt dafür, dass sich die Gefäße verengen. Damit muss das Herz gegen einen größeren Widerstand anpumpen. Die Folge: Der Blutdruck steigt. Zudem fördert Rauchen Ablagerungen in den Arterien, was das Risiko für einen Herzinfarkt oder Schlaganfall zusätzlich erhöht.

Und zu guter Letzt etwas, mit dem wir alle konfrontiert sind: **Stress.** Wird er chronisch, hält er den Körper in ständiger Alarmbereitschaft. Adrenalin und Cortisol sorgen für eine dauerhafte Anspannung der Gefäße – und damit für einen erhöhten Blutdruck. Kurzfristig ist das sinnvoll (zum Beispiel in Gefahrensituationen). Kommt der Körper allerdings nie richtig zur Ruhe, wird dieser Zustand zur permanenten Belastung für Herz und Gefäße.

### *Sekundäre Hypertonie – wenn eine andere Erkrankung der Grund ist*

In etwa zehn Prozent der Fälle gibt es eine klare medizinische Ursache für den Bluthochdruck. Dazu gehören:

- **Nierenerkrankungen:** Die Nieren spielen eine zentrale Rolle bei der Blutdruckregulation. Ist ihre Funktion gestört, kann das zu dauerhaft erhöhtem Blutdruck führen.
- **hormonelle Störungen:** Schilddrüsenerkrankungen oder eine Überproduktion von Cortisol (z. B. beim Cushing-Syndrom) können den Blutdruck in die Höhe treiben.
- **obstruktive Schlafapnoe:** Atemaussetzer im Schlaf versetzen den Körper immer wieder in Alarmbereitschaft. Die Folge: Der Blutdruck steigt dauerhaft.

- **Medikamente und Drogen:** Bestimmte Schmerzmittel, Kortison, hormonelle Verhütungsmittel oder sogar Kokain und Amphetamine können Bluthochdruck verursachen.

### *Regelmäßige Kontrollen – der Schlüssel zur Vorbeugung*

Regelmäßige Blutdruckmessungen sind wichtig. Denn nur wer seinen Blutdruck kennt, kann rechtzeitig etwas dagegen tun. Bluthochdruck ist in den meisten Fällen gut behandelbar – und in vielen Fällen sogar vermeidbar. Ein gesunder Lebensstil, bewusste Ernährung und regelmäßige Bewegung sind die besten Maßnahmen, um das Thema langfristig im Griff zu behalten. Nutzen Sie dieses Wissen im Sinne Ihrer Herzgesundheit.

### *Symptomcheck Bluthochdruck*

Wie gesagt: Trotz hoher Werte fühlt man sich lange gut. Oft wird Bluthochdruck also erst entdeckt, wenn er bereits Schaden angerichtet hat. Häufig ist er ein Zufallsbefund – ein Check-up, eine Routineuntersuchung –, und plötzlich steht die Diagnose fest. Doch das muss nicht sein. Sie selbst können, neben einer regelmäßigen Vorsorge, im Sinne der Früherkennung Ihre Antennen schärfen. Worauf Sie dabei achten müssen, sage ich Ihnen jetzt:

**Symptome im Kopfbereich:**

- Kopfschmerzen: häufig morgens, dumpf drückend, im Hinterkopf spürbar
- Schwindel: besonders bei plötzlichem Aufstehen, oft begleitet von einem Gefühl der Benommenheit
- Sehstörungen: verschwommenes Sehen, plötzlicher Sehverlust oder das Wahrnehmen von Flimmern
- Nasenbluten: Ohne erkennbaren Grund auftretende Blutungen können ein Hinweis sein.
- Ohrensausen: ein konstantes Rauschen oder Pfeifen in den Ohren

**Symptome, die das Herz betreffen:**

- Atemnot: besonders bei körperlicher Belastung oder in Ruhephasen
- Brustschmerzen: Druck oder Engegefühl, das sich mit hohem Blutdruck verstärken kann
- Herzrasen: ein Gefühl, als würde das Herz hämmern oder stolpern
- Müdigkeit: eine anhaltende Erschöpfung, da das Herz dauerhaft gegen erhöhten Druck arbeiten muss

**Allgemeine Symptome:**

- innere Unruhe: ein unerklärliches Gefühl der Nervosität oder Anspannung
- Schlafstörungen: Schwierigkeiten beim Ein- oder Durchschlafen, ohne ersichtlichen Grund
- Leistungsminderung und Konzentrationsprobleme: Das Gehirn leidet mit, wenn die Durchblutung nicht optimal läuft.

### *Was macht Bluthochdruck mit Herz und Gefäßen?*

Das Herz ist ein Kraftwerk, das 24/7 arbeitet – rund 100 000-mal am Tag schlägt es für uns. Dabei pumpt es Blut durch den Körper und versorgt Organe und Gewebe mit Sauerstoff. Doch wenn der Druck in den Arterien zu hoch ist, wird das Herz überlastet.

Jetzt muss es stärker gegen den Widerstand anarbeiten, ähnlich wie ein Muskel, der ständig Höchstleistung erbringt. Dies führt zur Verdickung des Herzmuskels, insbesondere der linken Herzkammer. Das Herz wird größer – aber nicht unbedingt leistungsfähiger. Irgendwann ist es erschöpft, wir sprechen dann von Herzinsuffizienz: Das Herz kann nicht mehr genügend Blut in den Körper pumpen. Die Folgen: Atemnot, Wassereinlagerungen und extreme Müdigkeit. Hoher Blutdruck kann zudem Herzrhythmusstörungen auslösen, insbesondere die häufigste Form, das Vorhofflimmern – das wiederum das Risiko für Schlaganfälle erheblich erhöht.

Und wie sieht es mit den Gefäßen aus? Die Arterien sind wie elastische Röhren – sie dehnen sich bei jedem Herzschlag aus und ziehen sich wieder zusammen. Bei dauerhaft hohem Blutdruck verhärten und verdicken sich die Gefäßwände, wodurch der Blutfluss gestört wird. Dies begünstigt die Entstehung von Arteriosklerose – die Arterien verengen sich, der Blutfluss wird behindert. Daraus resultiert ein höheres Risiko für einen Herzinfarkt und Schlaganfall. In extremen Fällen können geschwächte Gefäßwände auch zu einem Aneurysma führen – einer Ausbuchtung der Arterie, die reißen kann und lebensgefährliche Blutungen verursacht.

Bluthochdruck ist also ein Teufelskreis: Er belastet das Herz, schwächt die Gefäße und erhöht das Risiko für schwerwiegende Folgeerkrankungen. Doch die gute Nachricht ist: Wir können etwas dagegen tun. Eine frühzeitige Diagnose und gezielte Therapie sind der Schlüssel, um Herz und Gefäße langfristig zu schützen.

### *Hands on: Was können Sie gegen Bluthochdruck tun?*

Eines steht fest: Ohne Therapie bessert sich der Bluthochdruck nicht von selbst. Es ist eine Erkrankung, die unaufhaltsam fortschreitet, wenn sie nicht gezielt behandelt wird. Therapie bedeutet einerseits Medikamente – sie beginnt vor allem aber mit der bewussten Entscheidung für einen gesunden Lebensstil.

Schauen wir zunächst auf die medikamentöse Seite: In den letzten Jahren hat sich in der Behandlung des Bluthochdrucks viel getan. Medizinische Leitlinien weltweit zeigen klar: Eine erfolgreiche Therapie erfordert oft nicht nur ein einziges Medikament, sondern eine Kombination verschiedener Wirkstoffe. Warum? Weil unterschiedliche Medikamente an unterschiedlichen Stellschrauben ansetzen und sich gegenseitig ergänzen.

Die gute Nachricht: Es gibt mittlerweile sogenannte Kombinationspräparate, die mehrere Wirkstoffe in einer einzigen Tablette vereinen. Dieses Prinzip nennt sich Single-Pill-Therapie. Es vereinfacht die Einnahme, verbessert die Therapietreue und sorgt dafür, dass der Blutdruck effektiver reguliert wird. Studien haben gezeigt, dass Menschen mit Bluthochdruck, die solche Kombinationspräparate nutzen, oft deutlich bessere Werte erreichen – mit nur einer Tablette täglich.

Die zweite gute Nachricht: Moderne blutdrucksenkende Medikamente sind sehr gut erforscht, haben eine hohe Wirksamkeit und sind in den meisten Fällen gut verträglich. Bei vielen Patienten lässt sich der Blutdruck mit einer einzigen Tablette pro Tag auf normale Werte bringen – in Kombination mit einem gesunden Lebensstil sinkt das Risiko für Folgeerkrankungen drastisch. Womit wir beim zweiten entscheidenden Punkt wären.

Der eigentliche Schlüssel zu Ihrer Herzgesundheit liegt in Ihrem Lebensstil. Denn Bluthochdruck ist oft das Ergebnis vieler kleiner Entscheidungen, die sich über Jahre summieren. Doch das bedeutet auch: Jede bewusste Veränderung in Ihrem Alltag kann sich positiv auswirken. Wo können Sie hier konkret ansetzen?

- **Ernährung optimieren:** Eine ausgewogene Ernährung mit viel Obst, Gemüse, Vollkornprodukten und gesunden Fetten aus Nüssen oder Olivenöl kann helfen, den Blutdruck zu senken. Besonders die mediterrane Ernährung hat sich als herzschützend erwiesen.
- **mehr Bewegung:** Regelmäßige körperliche Aktivität – ob Spazierengehen, Radfahren oder Schwimmen – stärkt das Herz und hilft, den Blutdruck auf natürliche Weise zu regulieren.
- **Gewicht im Blick behalten:** Schon eine moderate Gewichtsabnahme kann den Blutdruck spürbar senken.
- **Stress reduzieren:** Chronischer Stress erhöht den Blutdruck. Entspannungstechniken wie Meditationen, Atemübungen oder einfach bewusste Pausen im Alltag können einen großen Unterschied machen.

Was wir daraus mitnehmen: Bluthochdruck ist eine ernst zu nehmende Erkrankung – aber er ist auch behandelbar. Entscheidend ist, dass er frühzeitig erkannt wird. Genau das ist Ziel dieses Kapitels: Ihnen zu zeigen, wie Sie Ihren Blutdruck verstehen, kontrollieren und langfristig senken können, um Ihr Herz zu schützen. Prävention, regelmäßige Vorsorge und eine Kombination aus Lebensstilveränderung und gegebenenfalls medikamentöser Therapie können langfristig Leben retten.

## *Rauchen – Sucht- und Risikofaktor*

Ein Thema, das viele gerne ausblenden, dessen Bedeutung aber für die Herzgesundheit enorm ist. Die Fakten sprechen für sich: Rauchen ist eine der führenden vermeidbaren Ursachen für schwere Erkrankungen und vorzeitigen Tod. Doch was bedeutet das genau? Schauen wir uns die weniger bekannten, aber entscheidenden Zahlen hierzu einmal genauer an: In Deutschland sterben jedes Jahr rund 120 000 Menschen an den direkten Folgen des Rauchens. Das sind etwa 10 Prozent aller Todesfälle im Land – mehr als durch Verkehrsunfälle, Alkohol und illegale Drogen zusammen. Und dennoch greifen Millionen weiter zur Zigarette. Rund 30 Prozent der Erwachsenen in Deutschland rauchen regelmäßig. Das entspricht etwa 20 Millionen Menschen. Besonders alarmierend: Schon im Jugendalter beginnt eine solche »Karriere«. Etwa 10 Prozent der 12- bis 17-Jährigen rauchen bereits, obwohl längst bekannt ist, welche gesundheitlichen Schäden damit einhergehen.

Neulich hatte ich eine dieser Begegnungen, die man nicht vergisst. Ich unterrichte ja als Dozent an der Universität Witten/Herdecke – einer Hochschule, an der nicht nur mit dem Kopf, sondern auch mit dem Herzen gelernt wird. Genau da habe ich mich mit einem Medizinstudenten zu ebenjenem Thema unterhalten.

Wir sprachen darüber, wie schwer es ist, Menschen dazu zu bewegen, mit dem Rauchen aufzuhören – obwohl sie genau wissen, wie schädlich es für Herz, Gefäße und Gesundheit insgesamt ist. Er nickte, verstand alles, war ganz bei mir. Und dann kam dieser eine Moment, dieser ehrliche, mutige Blick zur Seite – gefolgt von einem Satz, der alles veränderte: »Ehrlich gesagt … ich rauche auch. Also nicht Zigaretten. Ich vape.« Er lachte ein bisschen verlegen, blieb aber ganz offen. Und ich? Ich fand's großartig. Nicht das Vapen, aber dieses Bekenntnis. Denn genau da beginnt Veränderung. Er erzählte mir, dass er selbst schon versucht habe, aufzuhören, es aber einfach nicht schaffe. Dass der Geschmack so angenehm sei. Dass es fast ein Ritual geworden sei – zum Lernen, zum Runterkommen, zum Abschalten. Er schwärmte von diesem Gefühl beim Vapen – dem Geschmack, dem kleinen Moment der Entspannung, dieser Mini-Auszeit im Unialltag. Und während er so sprach, saßen wir auf der Bank im Hof, die Sonne schien, leichter Frühlingswind … ich sag's Ihnen: Es war fast kitschig. Und dann – ich geb's zu – war ich selbst für einen kurzen Moment in Versuchung. Da lag tatsächlich so eine Vape-Zigarette neben uns auf dem Tisch. Ganz harmlos, fast unschuldig. Und ich dachte mir: Ach komm, nur einmal ziehen, das merkt ja keiner … Aber dann hab ich mich selber angeschaut – innerlich natürlich –, mir ans Herz gefasst und gedacht: Herzensdoc Nana, du bist Oberarzt, Kardiologe, Dozent … du kannst jetzt nicht mit dem Dampfen anfangen, nur weil die Sonne so schön scheint und einer deiner Studenten so überzeugt davon erzählt. Ich musste lachen. Und er auch. Wir beide. Denn es war genau dieser Moment, der uns gezeigt hat: Wir sind alle nicht perfekt. Aber genau das macht uns menschlich – und glaubwürdig.

Ich konnte ihn verstehen. Ja, wirklich. Wir sind schließlich alle nur Menschen – auch (und gerade!) in weißen Kitteln. Denn mal ehrlich: Nur weil man Medizin studiert hat, heißt das nicht automatisch, dass man gegen Risikofaktoren geimpft ist. Wir bekommen im Medizinstudium ja keinen Superheldenumhang ausgehändigt, mit dem wir Herzinfarkt, Nikotinsucht und Cholesterin einfach von uns abprallen lassen können. Auch wir müssen auf uns achten. Auch wir stolpern, sind versucht, greifen zur Pizza nach Nachtdiensten oder eben zum Vape beim Lernstress.

Dieses Gespräch war ein Geschenk. Es war ehrlich, respektvoll und einfach menschlich. Kein Vortrag, kein Urteil – einfach ein Miteinander. Und am Ende haben wir gemeinsam überlegt, wie er es schaffen könnte, wirklich aufzuhören. Nicht mit Druck, sondern mit Verständnis. Nicht mit Angst, sondern mit Herz. Es hat mir wieder gezeigt: Gesundheit beginnt nicht bei anderen. Sie beginnt bei uns. Auch wir Ärzte dürfen hinschauen, uns fragen: Wie geht es eigentlich meinem Herzen? Was tut mir wirklich gut – und was nicht? Und Sie dürfen das auch!

### *Passivrauchen – Gefahr auch ohne Zigarette*

Wer denkt, dass nur Raucher selbst betroffen sind, irrt sich übrigens. Allein in Deutschland werden jährlich rund 3000 Todesfälle auf Passivrauchen zurückgeführt. Besonders betroffen sind Kinder, die den Schadstoffen ungeschützt ausgesetzt sind. Passivrauchen erhöht das Risiko für Lungenkrebs, Herzkrankheiten und Atemwegserkrankungen. Tatsächlich ist Lungenkrebs mittlerweile auch unter Nichtrauchern eine der häufigsten Krebsarten, was zeigt, wie weitreichend die Auswirkungen des Rauchens sind.

Was Sie als Einzelperson hier konkret tun können?

Die Antwort ist simpel: Fangen Sie an, Bewusstsein zu schaffen. Zeigen Sie auf, welche Folgen das Rauchen hat, unterstützen Sie Präventionsprogramme oder helfen Sie Menschen in Ihrem Umfeld, die damit aufhören möchten. Denn die Entscheidung gegen das Rauchen ist nicht nur eine persönliche – sie betrifft uns alle. Sie müssen also kein Arzt sein, um Leben zu retten. Manchmal reicht es, als Vorbild zu handeln, ehrliche Gespräche zu führen oder einfach selbst den ersten Schritt zu gehen. Denn wer nicht raucht, schützt nicht nur sich selbst, sondern auch sein Umfeld.

## *Der Schadstoffcocktail beim Rauchen – und was er mit Ihnen macht*

Viele Menschen denken beim Rauchen in erster Linie an Nikotin. Doch das ist nur ein kleiner Teil des Problems. Zigarettenrauch enthält eine ganze Palette an giftigen Substanzen, die nicht nur die Lunge, sondern insbesondere auch das Herz-Kreislauf-System massiv schädigen. Warum ist das so? Und welche Stoffe in Zigaretten haben besonders fatale Auswirkungen? Lassen Sie uns das einmal genauer betrachten. Einige der schlimmsten Übeltäter sind:

**1. Nikotin – die Droge der Abhängigkeit**

Nikotin ist nicht nur der süchtig machende Hauptbestandteil des Rauchens, sondern auch einer der Hauptverursacher von Gefäßschäden. Es sorgt für eine Verengung und Verhärtung der Blutgefäße, begünstigt die Arteriosklerose und erhöht das Risiko für Herzinfarkte und Schlaganfälle erheblich. Gleichzeitig aktiviert Nikotin das Belohnungssystem im Gehirn – es macht abhängig, sowohl körperlich als auch psychisch.

**2. Kohlenmonoxid – der unsichtbare Ersticker**

Kohlenmonoxid ist ein Gas, das den Sauerstofftransport im Blut massiv behindert. Es bindet sich an den roten Blutfarbstoff Hämoglobin und verdrängt dabei den Sauerstoff. Das bedeutet: weniger Sauerstoff für Herz und Organe – eine enorme Belastung, die das Herz zu kompensieren versucht, indem es noch stärker arbeitet.

**3. Schadstoffe in Zigarettenrauch – eine Belastung für Herz und Gefäße**

Stellen Sie sich vor, Sie würden die Straße ablecken, auf der Sie heute nach Hause gegangen sind – würden Sie das tun? Wahrscheinlich nicht. Doch mit jeder Zigarette inhalieren Sie eine regelrechte Chemikalienmischung, die ähnlich belastend für Ihren Körper ist. Besonders schädlich sind:

- Stickoxide, die chronische Entzündungen der Blutgefäße fördern, die die Arterien verengen und Bluthochdruck begünstigen.
- Acetaldehyd, ein Stoff, der Arteriosklerose verschlimmert und die Bildung von Blutgerinnseln fördert.
- Ammoniak, das die Wirkung von Nikotin verstärkt und das Rauchen noch suchtintensiver macht.
- Benzol, das die Blutgefäße schädigt und die Blutzirkulation stört.

Jede Zigarette löst eine Kaskade von schädlichen Prozessen im Körper aus – selbst wenn man sie nicht unmittelbar spürt. Die Blutgefäße verengen sich, das Herz muss stärker pumpen, der Sauerstoffgehalt im Blut sinkt. Gleichzeitig entstehen chronische Entzündungen und Ablagerungen in den Arterien, die sich mit jedem weiteren Zug verstärken. Man könnte es mit einem Krieg vergleichen – doch nicht gegen einen äußeren Feind, sondern gegen einen im eigenen Körper. Mit jeder Zigarette übernimmt der Raucher selbst das Kommando über eine Armee, die gegen ihn kämpft. Ein Krieg mit nur einem möglichen Ausgang: langfristigem Schaden und gesundheitlichem Verlust.

Zu diesem Thema gleich noch ein paar Fakten. Man hört ja immer wieder, dass Rauchen das Leben verkürzt – aber was heißt das eigentlich konkret? Genau das wollte ein Forscherteam rund um den renommierten Epidemiologen Sir Richard Doll herausfinden. In einer aufsehenerregenden Langzeitstudie in England – bekannt als die *British Doctors Study*[7] – wurden über 34 000 britische Ärzte über einen Zeitraum von 50 Jahren begleitet. Das Ziel: herauszufinden, wie stark sich das Rauchen tatsächlich auf die Lebenserwartung auswirkt. Die Ergebnisse sind ebenso eindrücklich wie alarmierend: Durchschnittlich verliert ein Mensch mit jeder Zigarette etwa 20 Minuten Lebenszeit. Rechnet man das hoch, bedeutet eine Schachtel mit 20 Zigaretten einen Verlust von rund sieben Stunden – das ist mehr als ein kompletter Arbeitstag. Noch drastischer hochgerechnet: Raucher sterben im Schnitt etwa zehn Jahre früher als Nichtraucher. Zehn Jahre! Das sind 120 Monate,

520 Wochen, über 3600 Tage – voller Momente, die hätten gelebt werden können.

Was diese Studie aber besonders eindrücklich zeigt: Es geht hier nicht um theoretische Rechenmodelle, sondern um knallharte Lebenszeit. Jede einzelne Zigarette zählt. Und noch viel wichtiger – jede nicht gerauchte Zigarette auch! Wer aufhört, gewinnt. Und zwar nicht irgendwann, sondern ab dem ersten Tag. Denn mit jedem Tag Rauchstopp erlangt man ein Stück Zukunft zurück. Ein Stück Leben, das nicht in Rauch aufgeht.

### *Warum ein Rauchstopp das Beste für Ihr Herz ist*

Hier also noch mehr zu dieser guten Nachricht: Es ist nie zu spät aufzuhören! Bereits wenige Tage nach dem Rauchstopp beginnt der Körper mit der Regeneration. Nach Monaten und Jahren reduziert sich das Risiko für Herz-Kreislauf-Erkrankungen drastisch – ein lohnender Schritt für Ihre Gesundheit und Ihr Herz!

Ich verrate Ihnen was: Rauchen ist einer meiner liebsten kardiovaskulären Risikofaktoren – nicht weil es an sich etwas Gutes wäre, sondern weil es einer der wenigen Risikofaktoren ist, die sich vollständig vermeiden lassen! Natürlich ist das einfacher gesagt als getan, aber am Ende ist es eine Frage der inneren Einstellung, eine echte Herzensentscheidung.

Meine Erfahrung aus über 25 Jahren Medizin zeigt: Diejenigen, die es geschafft haben, haben den Schalter in ihrem Kopf umgelegt – schlagartig, bewusst, endgültig. Diese Methode nennt sich das Schlusspunktprinzip. Es bedeutet, dass man sich zu einem festen Zeitpunkt entscheidet, mit dem Rauchen aufzuhören – ohne schrittweise Reduktion, ohne langes Hin und Her. Einfach: Schluss. Fertig. Aus.

Wer dagegen versucht, langsam weniger zu rauchen, bleibt oft in der Abhängigkeit stecken. Ausnahmen gibt es natürlich, aber die Regel ist: Wer erfolgreich aufhören will, tut es sofort – und bleibt dann auch rauchfrei.

Ich erinnere mich an einen 37-jährigen Patienten, der bereits mehrere Herzinfarkte hatte und sogar am Herzen operiert worden war. Und doch saß er mir in der Sprechstunde gegenüber – immer noch rauchend. Also, keine Sorge – nicht direkt vor mir in der Sprechstunde mit Kippe im Mundwinkel, so weit ging's dann doch nicht, auch nicht bei aller Herzlichkeit! Aber ich meine: Er rauchte weiterhin in seiner Freizeit. Und das, obwohl er genau wusste, wie riskant es für sein Herz war – aus eigener schmerzhafter Erfahrung. Ich hätte ihn warnen können, ich hätte ihn mit Statistiken bombardieren können, aber stattdessen stellte ich ihm nur zwei Fragen: »Haben Sie Kinder?« – »Ja, zwei Töchter.« – »Möchten Sie sehen, wie Ihre Kinder Abitur machen?«

Tränen stiegen ihm in die Augen. Er atmete tief durch und sagte nur: »Ich höre heute auf.« Und genau das tat er. Denn es geht nicht um Verbote oder Belehrungen – es geht um das, was wirklich zählt.

### *Mit dem Rauchen aufhören? Strategien, die Ihnen dabei helfen können*

Neben dem Schlusspunktprinzip gibt es natürlich weitere Methoden, die Sie dabei unterstützen, das Rauchen künftig sein zu lassen. Ich möchte Ihnen einige davon vorstellen:

**1. Nikotinersatztherapie**

- Nikotinpflaster, Kaugummis oder Lutschtabletten helfen, die körperliche Entwöhnung sanfter zu gestalten.
- Vorteil: Sie reduzieren Entzugserscheinungen.
- Nachteil: Man bleibt länger vom Nikotin abhängig, und es kann den Prozess unnötig in die Länge ziehen.

**2. Verhaltenstherapie und psychologische Unterstützung**

- Gruppentherapien, Hypnose oder Achtsamkeitstraining können helfen, Rauchgewohnheiten zu durchbrechen.
- Vorteil: Man lernt, Verhaltensmuster zu erkennen und langfristig zu ändern.

- Nachteil: Es erfordert Zeit, Geduld und den Willen, sich intensiv mit sich selbst auseinanderzusetzen.

**3. Medikamente**

- Wirkstoffe wie Bupropion oder Vareniclin können helfen, die Rauchlust zu reduzieren.
- Vorteil: Es kann den Entzug erleichtern.
- Nachteil: Nebenwirkungen möglich, und nicht jeder möchte für den Rauchstopp Medikamente einnehmen.

**4. E-Zigaretten – die trügerische Alternative**

Viele Raucher fragen sich, ob der Umstieg auf E-Zigaretten eine gute Option ist. Die Antwort lautet: Nein. Warum? Weil Studien zeigen, dass viele, die auf E-Zigaretten umsteigen, nicht wirklich mit dem Rauchen aufhören – sondern zusätzlich weiterrauchen! Eine aktuelle Studie[8] der University of Toronto, Canada, veröffentlicht im Dezember 2024, hat das Rauchverhalten von über 9000 Personen untersucht – darunter mehr als 2400 sogenannte »Dual User«, also Menschen, die sowohl klassische Zigaretten als auch E-Zigaretten konsumieren. Die Metaanalyse wertete insgesamt 16 Einzelstudien aus verschiedenen Ländern aus und lieferte ein klares Ergebnis: Wer beides gleichzeitig nutzt, hat eine deutlich geringere Chance, dauerhaft mit dem Rauchen aufzuhören. Im Gegenteil – viele dieser Menschen kehren mit der Zeit sogar vollständig zum klassischen Rauchen zurück. Der Umstieg aufs Dampfen ist also häufig kein Ausstieg – sondern ein Umweg, der das Risiko verlängert. Genau deshalb ist ein klarer Schlussstrich der ehrlichere Weg – auch fürs Herz.

Außerdem: Die wirklichen Inhaltsstoffe von E-Zigaretten sind schlecht erforscht. Wir wissen nicht genau, welche Langzeitfolgen sie haben – ein Risiko, das niemand bewusst eingehen sollte. Würden Sie in ein Flugzeug steigen, dessen Sicherheitsprüfung noch nicht abgeschlossen ist? Genau das tun Sie, wenn Sie auf E-Zigaretten umsteigen: Sie begeben sich ins Ungewisse – mit ungewissem Ausgang.

Ob Sie es glauben oder nicht: Mit dem Rauchen aufzuhören, ist eine Entscheidung, die Sie jederzeit treffen können – und die beste Entscheidung für Ihre Gesundheit zugleich. Warten Sie nicht auf »den richtigen Moment«. Denn der ist schon da: jetzt! Mit jeder nicht gerauchten Zigarette verlängern Sie Ihr Leben. Das Beste daran? Es liegt *ganz allein* in Ihrer Hand.

## *Übergewicht – bei Weitem nicht nur eine Frage der Optik*

Übergewicht ist längst keine Randerscheinung mehr, sondern ein gesellschaftliches Problem, das uns alle betrifft. Man könnte meinen, es gäbe nur wenige Übergewichtige, doch die Zahlen sprechen eine andere Sprache. In Deutschland sind rund 70 Prozent der Männer und 50 Prozent der Frauen betroffen – mehr als die Hälfte der erwachsenen Bevölkerung! Und als wäre das nicht alarmierend genug, beginnt das Problem bereits im Kindesalter mit einer Quote von 15 Prozent – Tendenz steigend.

Dabei ist Übergewicht oft kein isoliertes Phänomen, sondern das Ergebnis verschiedener Faktoren. Studien zeigen, dass der sozioökonomische Status eine entscheidende Rolle spielt: Menschen mit niedrigerem Bildungsniveau und geringerem Einkommen haben ein höheres Risiko, übergewichtig zu werden. Warum? Weil ein ungesunder Lebensstil oft mit mangelnder Bewegung, schlechter Ernährung und ungünstigen Freizeitgewohnheiten einhergeht. Eine aktuelle Studie des Robert Koch-Instituts mit dem Titel *Sozioökonomischer Status und Gesundheit*[9] hat genau diesen Zusammenhang untersucht. Die Forscher analysierten Daten aus der Gesundheitsberichterstattung des Bundes und fanden heraus, dass Menschen mit einem niedrigen sozioökonomischen Status schlechtere Gesundheitschancen und höhere Risiken für eine Vielzahl körperlicher und psychischer Erkrankungen haben. Besonders auffällig war der Zusammenhang zwischen niedrigem Bildungsniveau und höherem Risiko für Übergewicht und Adipositas. Diese Ergebnisse verdeutlichen, wie eng soziale Faktoren mit der Gesundheit verknüpft sind. Sie zeigen auch, dass Präventionsmaßnahmen nicht nur auf individueller Ebene ansetzen sollten, sondern auch gesellschaftliche Strukturen berücksichtigen müssen. Denn jeder Mensch verdient die Chance auf ein gesundes Leben – unabhängig von Bildung oder Einkommen.

Aber das ist noch nicht alles. Ein Risikofaktor kommt selten allein. Wer übergewichtig ist, hat oft auch mit anderen gesundheitlichen Problemen zu kämpfen: Bluthochdruck, Diabetes, Gelenkbeschwerden und sogar mit einem erhöhten Krebsrisiko. Das Thema ist also mehr als ein kosmetisches Problem – es ist eine ernsthafte Belastung für den gesamten Körper. Das Tragische daran? Vieles davon wäre vermeidbar, wenn wir unsere Lebensweise wieder bewusst ausbalancieren. Übergewicht ist dabei nicht nur eine Frage der Ernährung. Es geht um eine gesunde Kombination aus Bewegung, Schlaf und Stressmanagement.

### *Sind Sie übergewichtig? Lassen wir die Zahlen sprechen*

Jetzt haben wir gesehen, wie viele Menschen tatsächlich übergewichtig sind. Gehören Sie vielleicht auch dazu? Und wie findet man das überhaupt heraus? Schließlich möchte man ja wissen, wo man steht! Die klassische Methode in der Medizin zur Einordnung von Übergewicht ist der Body-Mass-Index (BMI). Er berechnet sich aus dem Verhältnis von Körpergewicht zu Körpergröße: BMI = Körpergewicht (kg) / Körpergröße ($m^2$).

Ein Rechenbeispiel gefällig? Nehmen wir mal rein zufällig eine Person mit 90 Kilogramm Körpergewicht und einer Körpergröße von 1,92 Metern. Also:

BMI = 90 / (1,92 × 1,92) = 24,4

Na, Glück gehabt – das liegt noch im Normalbereich! Und diese Person? Die kenne ich ziemlich gut. Um ehrlich zu sein … das bin ich. Ja, genau – Ihr Herzensdoc persönlich. Ja, auch ich darf regelmäßig mal nachrechnen, wie es um mein eigenes Gewicht steht. Denn selbst als Kardiologe gilt: Zahlen sind ehrlicher als das reine Herzgefühl. Aber Spaß beiseite:

Offiziell gilt Folgendes:

- Normalgewicht: BMI bis 25
- Übergewicht: BMI über 25
- Adipositas (Fettleibigkeit): BMI ab 30

Aber Achtung, hier kommt der Haken: Der BMI ist zwar ein einfacher Richtwert, aber er berücksichtigt nicht alles! Zum Beispiel misst er nicht den Anteil an Muskelmasse. Und jetzt mal ehrlich – ich persönlich habe natürlich eine unglaublich hohe Muskelmasse (kleiner Scherz am Rande). Doch genau das ist der Punkt: Auch durchtrainierte Menschen können laut BMI übergewichtig erscheinen, obwohl sie gar kein gesundheitliches Risiko haben.

### *Fett ist nicht gleich Fett – warum die Verteilung entscheidend ist*

Ein weiteres großes Manko des BMI: Er sagt nichts über die Fettverteilung aus! Dabei ist genau das entscheidend für die Gesundheit. Wir müssen zwei Hauptarten von Körperfett unterscheiden:

1. Viszerales Fett: das sogenannte Bauchfett, das sich um die inneren Organe legt
2. Subkutanes Fett: das Fett direkt unter der Haut

Und hier kommt die schlechte Nachricht: Besonders das viszerale Fett ist das gefährliche! Denn es erhöht nachweislich das Risiko für:

- Herz-Kreislauf-Erkrankungen
- Diabetes mellitus (Insulinresistenz)

- Stoffwechselstörungen
- Krebs

Das subkutane Fett ist etwas weniger problematisch, kann aber ebenfalls zu gesundheitlichen Problemen führen – insbesondere, wenn es zu Gelenkproblemen oder metabolischen, sprich Stoffwechselstörungen beiträgt.

### *Der Taillenumfang – ein besserer Maßstab?*

Da der BMI allein nicht immer aussagekräftig ist, macht es Sinn, auch den Taillenumfang oder das Taille-Hüfte-Verhältnis zu betrachten. Was hier gilt:

- bei Männern: Ein Taille-Hüfte-Verhältnis über 1,0 ist ein Anzeichen für eine ungünstige Fettverteilung.
- bei Frauen: Bereits Werte über 0,85 deuten auf ein erhöhtes Risiko hin.

Wie funktioniert das in der Praxis? Nehmen wir ein Beispiel: Ein Mann hat eine Taille von 100 cm und einen Hüftumfang von 95 cm. Das Taille-Hüfte-Verhältnis beträgt 100/95 = 1,05 – ist also zu hoch!

Und genau hier kommt der Aha-Moment: Selbst wenn der BMI auf dem Papier noch »okay« aussieht, zeigt das Taille-Hüfte-Verhältnis, dass ein deutlich erhöhtes Gesundheitsrisiko besteht. Deshalb reicht es eben nicht, nur auf das Körpergewicht zu schauen – es kommt auch darauf an, wo sich das Gewicht verteilt. Und falls Sie jetzt neugierig geworden sind, wie es eigentlich um *mein* Taille-Hüfte-Verhältnis steht – sagen wir's mal so: Das verrate ich Ihnen gerne im persönlichen Gespräch … oder Sie stellen die Frage einfach bei meinem nächsten Fernsehauftritt. Deal?

Was sagt uns das jetzt alles? Übergewicht ist nicht einfach nur eine Zahl auf der Waage. Es geht um die Körperstruktur und darum, wo sich das Fett befindet. Denn während ein durchtrainierter

Sportler mit viel Muskelmasse trotz hohem BMI topfit sein kann, ist jemand mit viel Bauchfett und einem niedrigen BMI möglicherweise einem hohen Gesundheitsrisiko ausgesetzt. Der Schlüssel liegt also nicht nur darin, weniger zu wiegen, sondern gesunde Verhältnisse im Körper zu schaffen. Und das Beste daran? Sie können aktiv etwas dafür tun – Schritt für Schritt zu einem gesünderen Körper und einem stärkeren Herzen!

### *Die Ursachen unter der Lupe – warum nehmen wir überhaupt zu?*

Gibt es eine einfache Antwort auf die Frage, warum Menschen übergewichtig werden? Ist es wirklich nur zu viel Essen? Natürlich nicht! Übergewicht ist multifaktoriell – es gibt zahlreiche Gründe, wobei es zwei große Kategorien gibt: nicht beeinflussbare und beeinflussbare Faktoren.

### *Die biologische Seite der Gewichtszunahme*

Manche Dinge liegen schlicht außerhalb unserer Kontrolle. Dazu gehört in erster Linie die **Genetik**. Wissenschaftliche Untersuchungen zeigen, dass bestimmte Gene das Risiko für Übergewicht erhöhen können. Sie beeinflussen zum Beispiel den Stoffwechsel, die Art, wie unser Körper Kalorien speichert, oder das individuelle Hungergefühl.

Auch **Hormone** spielen eine entscheidende Rolle. Zwei wichtige Akteure sind Insulin und Leptin. Insulin reguliert den Blutzucker und kann – wenn aus dem Gleichgewicht geraten – zu verstärktem Fettaufbau führen. Leptin wiederum steuert das Sättigungsgefühl. Menschen mit einer Leptin-Resistenz verspüren oft kein natürliches Sättigungsgefühl, was dazu führt, dass sie mehr essen, als ihr Körper eigentlich benötigt. Hinzu kommen bestimmte **Erkrankungen**, die die Gewichtszunahme begünstigen, etwa Schilddrüsenunterfunktionen oder Stoffwechselstörungen. Auch einige Medikamente wie Antidepressiva, Antipsychotika oder Kortikosteroide (das sind entzündungshemmende Kortisonpräparate) können als

Nebenwirkung zu einer Gewichtszunahme führen – allerdings betrifft das nur einen kleinen Teil der Menschen.

### *Die Macht über unsere Gewohnheiten*

Während wir unsere Gene nun mal nicht ändern können, haben wir sehr wohl Kontrolle über unseren Lebensstil! Genau hier kommen die Faktoren ins Spiel, die tatsächlich den größten Einfluss auf unser Körpergewicht haben.

**1. Ungesunde Ernährung – die Kalorienfalle des modernen Lebens**

Unsere Umgebung ist voller hochverarbeiteter Lebensmittel, die wahre Kalorienbomben sind: Fertiggerichte, zuckerreiche Getränke, Fast Food – all das enthält Unmengen an Kalorien, aber nur wenig Nährstoffe. Die Lebensmittelindustrie trägt ihren Teil dazu bei, indem sie diese Produkte in verführerischen Portionen anbietet, die uns dazu bringen, mehr zu konsumieren, als wir eigentlich brauchen.

**2. Bewegungsmangel – wenn wir nur noch sitzen**

Wir sitzen uns buchstäblich krank. Früher liefen Kinder täglich bis zu zwölf Kilometer, heute schaffen viele Erwachsene kaum mehr als einen Kilometer am Tag. Unsere Lebensweise ist von Sitzen und Bequemlichkeit geprägt. Und genau hier liegt das Problem: Wer mehr Kalorien zu sich nimmt, als er verbrennt, nimmt zwangsläufig zu. Doch Hand aufs Herz – wie viel bewegen Sie sich eigentlich am Tag? Denken Sie mal darüber nach!

2024 wurde eine umfassende Studie mit dem Titel *National, regional, and global trends in insufficient physical activity among adults from 2000 to 2022*[10] veröffentlicht. Darin analysierten Forscher Daten aus 507 Umfragen mit insgesamt 5,7 Millionen Teilnehmern weltweit. Das Ergebnis: Im Jahr 2022 erfüllten 31,3 Prozent der Erwachsenen nicht die empfohlenen Mindestwerte für körperliche Aktivität. Das bedeutet, dass fast ein Drittel der Weltbevölkerung zu wenig Bewegung hat – mit steigender Tendenz.

Diese Zahlen sind alarmierend. Sie zeigen, dass Bewegungsmangel kein individuelles Problem ist, sondern ein globales Phänomen. Doch das Gute ist: Jeder Schritt zählt. Schon kleine Veränderungen im Alltag – wie Treppensteigen statt Aufzugfahren oder ein Spaziergang in der Mittagspause – können einen Unterschied machen. Es liegt in unserer Hand, wieder mehr körperliche Aktion in unser Leben zu bringen.

**3. Stress und emotionales Essen – Essen als Trostpflaster**

Ein weiterer Grund für Übergewicht: Stress. Unser moderner Alltag ist geprägt von Zeitdruck, Sorgen und Reizüberflutung – viele Menschen kompensieren das mit Essen. Und zwar nicht aus Hunger, sondern aus Frust, Langeweile oder Traurigkeit. Das Problem: Statt nährstoffreicher Mahlzeiten greifen wir in solchen Momenten meist zu süßen oder fettigen Snacks.

**4. Schlafmangel – der unterschätzte Dickmacher**

Wussten Sie, dass Schlafmangel unser Hungergefühl beeinflusst? Wer regelmäßig zu wenig schläft, produziert mehr Ghrelin – ein Hormon, das den Appetit steigert. Gleichzeitig sinkt der Spiegel von Leptin, das uns eigentlich satt machen sollte. Die Folge: Wir essen mehr und haben Heißhungerattacken – meist auf ungesunde Lebensmittel.

**5. Gesellschaftliche und wirtschaftliche Einflüsse**

Auch unser Umfeld spielt eine Rolle. Werbung für ungesunde Lebensmittel, riesige Portionsgrößen in Restaurants, ständige Verfügbarkeit von Fast Food – all das beeinflusst, wie wir uns ernähren. Menschen mit niedrigerem Einkommen oder schlechterem Bildungsniveau haben oft weniger Zugang zu gesunden Lebensmitteln und weniger Wissen über Ernährung – das macht die Entscheidung für das »Richtige« schwieriger.

Sie sehen, in den meisten Fällen sind wir dem Thema Übergewicht nicht einfach so ausgeliefert. Im Gegenteil, wir können sehr viel tun. Wer bewusst auf seine Ernährung achtet, sich regelmäßig bewegt, Stress reduziert und seinen Schlaf optimiert, hat hier beste Karten. Es liegt also an uns – und jeder kleine Schritt zählt!

### *Übergewicht ist Ihr Thema? Das können Sie jetzt tun*

Das Wichtigste ist, nicht zu kompliziert zu denken. Ich durfte 2023 Tony Robbins treffen – einen der größten Motivationstrainer unserer Zeit. Ich fragte ihn, wie er es schafft, Millionen von Menschen weltweit zu helfen. Seine Antwort: »Mach es nicht kompliziert. Hör auf dein Herz!« Genau das gilt auch für das Thema Gewicht. Fangen Sie einfach an! Jeder kleine Schritt zählt, und wenn Sie merken, dass es funktioniert, wird es leichter dranzubleiben. Ich habe Ihnen hier einmal ein paar Punkte zusammengestellt, die ich auch meinen Patientinnen und Patienten empfehle.

**1. Gesunde Ernährung – kein Kalorienzählen, sondern bewusst auswählen**

Ernährung sollte nicht in Stress ausarten. Das bedeutet: kein Kalorienzählen! Fokussieren Sie sich stattdessen auf eine natürliche, gesunde Kost. Wie schon gesagt, die mediterrane Ernährung liefert großartige Impulse: viel frisches Gemüse, Obst, Vollkornprodukte und gesunde Fette. Weniger Fertigprodukte, weniger Zucker – und schon ist Ihr Körper bestens und gesund versorgt.

Übrigens: Dokumentieren Sie Ihre Fortschritte! Feiern Sie ruhig jeden kleinen Erfolg und seien Sie dankbar für Ihre Weiterentwicklung. Ihr Herz wird es Ihnen danken!

**2. Bewegung – kleine Veränderungen, große Wirkung**

Man muss nicht zum Leistungssportler werden, um gesund zu bleiben. Aber tägliche Bewegung ist essenziell. 30 Minuten moderates Training pro Tag reichen schon aus! Das kann ein zügiger Spaziergang, Radfahren oder einfach mal Treppe statt Aufzug sein. Krafttraining bringt zusätzliche Vorteile, denn mehr Muskelmasse steigert den Grundumsatz.

Meine Empfehlung: Starten Sie mit etwas, das Ihnen Spaß macht! Der beste Sport ist der, den man auch langfristig durchhält.

### 3. Bewusste Entscheidungen im Alltag – Ihr Schlüssel zum Erfolg

Es sind oft die kleinen Dinge, die den größten Unterschied machen: Ab und zu aufs Rad statt in den Bus, um mehr Bewegung in den Alltag zu bringen. Kleinere Teller nutzen, das Gehirn austricksen und so automatisch weniger essen. Emotionale Auslöser erkennen: Essen sollte Hunger stillen, nicht Stress oder Frust kompensieren. Und ganz wichtig: Nehmen Sie sich realistische Ziele vor. Wer sich gleich auf den Zettel schreibt, in einem Jahr 20 Kilogramm loszuwerden, überfordert sich oft – oder wird spätestens dann wieder schwach, wenn der innere Schweinehund mit einem Croissant wedelt und flüstert: »Heute ist doch auch ein schöner Tag für Genuss, oder?« Zack – Ausrede angenommen, Ziel vertagt. Besser ist: kleine Etappen, die machbar sind und motivieren. So bleibt man dran – und das mit Genuss statt Verzicht. Viel besser: ein Kilogramm pro Monat. Das sind nach zwei Jahren 24 Kilogramm – und das auf eine nachhaltige Weise.

Was ich von Crash-Diäten halte? Sie ahnen es schon: nichts. Schnelle Diäten bringen selten langfristigen Erfolg. Der berüchtigte Jo-Jo-Effekt sorgt oft dafür, dass verlorene Kilos schneller zurückkommen, als sie verschwunden sind. Viel entscheidender ist eine dauerhafte Veränderung der Essgewohnheiten. Und auch hier gilt: Dokumentieren Sie Ihre Fortschritte – und freuen Sie sich über jede positive Entwicklung!

Kurzum: Das wichtigste Wort für nachhaltige Veränderung heißt: Umsetzung! Wissen allein reicht nicht. Nur durch Tun entsteht Veränderung. Ihr Körper ist Ihr Zuhause – kümmern Sie sich um ihn! Setzen Sie sich kleine, erreichbare Ziele und feiern Sie Ihre Zwischenziele. Ihr Herz wird es Ihnen danken – und Sie werden sich einfach besser fühlen. Versprochen. Und damit ran an den Speck – im wahrsten Sinne des Wortes!

## *Diabetes – jede(r) Zehnte ist betroffen*

Kommen wir zum nächsten stillen Killer: Diabetes mellitus. Eine Erkrankung, die schleichend beginnt, lange unbemerkt bleibt und oft erst entdeckt wird, wenn bereits Schäden entstanden sind. Genau das macht sie so gefährlich! Wussten Sie, dass in Deutschland rund jeder zehnte Mensch an Diabetes erkrankt ist? Und das ist nur die Spitze des Eisbergs! Denn viele Betroffene wissen gar nicht, dass sie darunter leiden. Studien zeigen, dass bis zu 30 Prozent erst viel zu spät von ihrer Diagnose erfahren – oft dann, wenn bereits ernste Folgeerkrankungen vorliegen. Hinzu kommt: Die Zahlen steigen stetig. Die Hauptgründe? Ungesunde Ernährung, Übergewicht und Bewegungsmangel. Unsere moderne Lebensweise mit viel Zucker, hochverarbeiteten Lebensmitteln und wenig Bewegung schafft die perfekte Grundlage für eine regelrechte Diabetesepidemie. Und das betrifft nicht nur ältere Menschen! Immer häufiger erkranken auch jüngere Erwachsene und sogar Kinder daran.

Ein erschreckender Fakt: Diabetes ist einer der größten kardiovaskulären Risikofaktoren unserer Zeit. Wer Diabetes hat, trägt ein massiv erhöhtes Risiko für Herzinfarkte, Schlaganfälle und andere schwerwiegende Erkrankungen des Herz-Kreislauf-Systems.

Neben der individuellen Gesundheitsbelastung verursacht Diabetes enorme Kosten für unser Gesundheitssystem. Schätzungen zufolge belaufen sich die jährlichen Kosten für die Behandlung und die Folgeerkrankungen auf mehrere Milliarden Euro – Tendenz steigend. Unternehmen wir nichts, wird sich diese Situation verschärfen. Prognosen zeigen, dass die Zahl der Diabetesfälle in den nächsten Jahren weiter zunehmen wird. Das bedeutet nicht nur höhere Kosten fürs System, sondern auch eine größere gesundheitliche Belastung für jeden einzelnen Betroffenen.

Doch ich sehe hier nicht nur eine Bedrohung – ich sehe eine Chance! Denn Diabetes ist in vielen Fällen vermeidbar. Die gute

Nachricht ist: Sie haben es in der Hand, Ihr persönliches Risiko zu reduzieren! Genau darum geht es in diesem Kapitel. Ich werde Ihnen zeigen, welche Möglichkeiten Sie haben, um Diabetes frühzeitig zu erkennen, der Krankheit vorzubeugen, und – falls Sie bereits betroffen sind – wie Sie die bestmöglichen Strategien nutzen können, um damit umzugehen und den Verlauf zu kontrollieren. Ergreifen Sie diese Chance – für ein gesünderes Leben und ein starkes Herz!

### *Der Krankheit auf den Zahn gefühlt*

Der Begriff Diabetes mellitus klingt kompliziert, hat aber eine einfache und zugleich einprägsame Bedeutung. Das Wort »Diabetes« stammt aus dem Griechischen und bedeutet »hindurchfließen« – ein Hinweis auf eines der Hauptsymptome dieser Erkrankung: vermehrtes Wasserlassen. »Mellitus« stammt aus dem Lateinischen und bedeutet »honigsüß«. Warum? Weil der Urin von unbehandelten Diabetikern tatsächlich süßlich schmeckt – was früher ein Diagnosekriterium war! Ja, früher wurde der Urin tatsächlich ärztlich gekostet. Zum Glück haben wir heute andere Möglichkeiten ...!

Was ist Diabetes nun genau? Diabetes mellitus ist eine Stoffwechselerkrankung, die durch dauerhaft erhöhte Blutzuckerwerte gekennzeichnet ist – eine sogenannte Hyperglykämie. Doch warum steigt der Blutzucker überhaupt an? Die Ursache liegt in einem Hormon namens Insulin, das in der Bauchspeicheldrüse produziert wird. Insulin ist der Schlüssel, der den Zucker aus dem Blut in die Körperzellen transportiert, wo er als Energiequelle dient. Doch bei Diabetes gibt es zwei Probleme: Entweder ist nicht genug Insulin da, oder die Körperzellen reagieren nicht mehr richtig darauf. Sprich, der Zucker verbleibt im Blut, wo er nicht hingehört. Je nach Ursache unterscheiden wir grundsätzlich einmal zwei Formen der Erkrankung:

**Diabetes Typ 1** ist eine Autoimmunerkrankung, bei der die körpereigene Abwehr die insulinproduzierenden Zellen der Bauchspeicheldrüse zerstört. Dadurch kann kein Insulin mehr gebildet werden. Das bedeutet: Ohne Insulin kann der Körper den aufgenommenen Zucker nicht verwerten – die Blutzuckerwerte steigen gefährlich an. Diese Form tritt meist bereits in jungen Jahren auf und erfordert lebenslang eine Insulintherapie.

Die jedoch mit Abstand häufigste Form ist **Diabetes Typ 2**. Sie macht rund 90 Prozent aller Diabetesfälle aus. Hierbei handelt es sich um eine Insulinresistenz: Das Insulin ist zwar vorhanden, kann aber nicht mehr richtig wirken. Stellen Sie sich das vor wie ein Schloss, das nicht mehr auf den passenden Schlüssel reagiert – die Zuckeraufnahme in die Zellen bleibt aus, der Blutzucker steigt. Dieser Diabetestyp entwickelt sich schleichend und bleibt oft jahrelang unbemerkt. Die Hauptursachen? Übergewicht, Bewegungsmangel und ungesunde Ernährung – genau die Faktoren, die wir beeinflussen können!

Neben Typ-1- und Typ-2-Diabetes gibt es noch eine weitere Form, **Schwangerschaftsdiabetes**, der in vielen Fällen nach der Geburt wieder verschwindet. Doch Vorsicht: Frauen, die während der Schwangerschaft Diabetes entwickeln, haben später ein erhöhtes Risiko, an Typ-2-Diabetes zu erkranken.

Egal welcher Typ, bleibt Diabetes unbehandelt oder schlecht eingestellt, kann das schwerwiegende Folgen haben – insbesondere für das Herz-Kreislauf-System. Ein dauerhaft hoher Blutzucker generiert Durchblutungsstörungen, da er die Blutgefäße schädigt und zu einer Verhärtung der Arterien führt (Arteriosklerose). Die Folgen sind fatal:

- Herzinfarkt und Schlaganfall durch verengte Gefäße
- Nierenschäden, die im schlimmsten Fall eine Dialyse erfordern
- Erblindung durch geschädigte Netzhautgefäße
- Durchblutungsstörungen in den Beinen, die zu Amputationen führen können

Sie sehen, am Ende kann der ganze Körper betroffen sein. Insofern ist eine rechtzeitige und adäquate Behandlung entscheidend. Noch besser: Vorsorge treffen.

### *Früherkennung und Prävention – Ihre Chance!*

Regelmäßige Gesundheitschecks, eine bewusste Ernährung und ausreichend Bewegung können das Risiko für Diabetes massiv senken. Genau hier setzt dieses Buch an – es zeigt Ihnen, wie Sie selbst aktiv werden können, um Ihr Herz zu schützen. Wichtig zu wissen: Die Ursachen für Diabetes sind vielfältig. Während einige Faktoren unveränderbar sind, gibt es zahlreiche andere, die Sie durch eine Anpassung Ihres eigenen Lebensstils positiv beeinflussen können. Genau das ist die gute Nachricht: Wer die Mechanismen hinter der Erkrankung versteht, kann bewusst gegensteuern.

Bestimmte Ursachen liegen nicht in unserer Hand. Manche Menschen haben einfach eine **genetische Veranlagung** für Diabetes. Es gibt klare Hinweise darauf, dass die Krankheit in Familien gehäuft auftritt. Wenn enge Verwandte betroffen sind, steigt das eigene Risiko deutlich. Doch das bedeutet nicht, dass Diabetes unausweichlich ist – vielmehr sollte es ein Warnsignal sein, besonders achtsam mit der eigenen Gesundheit umzugehen.

Auch das **Alter** spielt eine Rolle. Mit zunehmenden Jahren steigt das Risiko für Typ-2-Diabetes, da die Zellen mit der Zeit träger auf Insulin reagieren und die Bauchspeicheldrüse an Leistungsfähigkeit verliert. Zudem können bestimmte **Erkrankungen oder hormonelle Veränderungen**, wie etwa während der Schwangerschaft oder beim Cushing-Syndrom (eine Hormonstörung, bei der der Körper über längere Zeit zu viel Cortisol bildet), das Risiko für Diabetes erhöhen. Selbst einige Medikamente, wie Kortison oder bestimmte Psychopharmaka, können die Blutzuckerwerte ungünstig beeinflussen.

Während wir unsere Gene nun mal nicht verändern können, haben wir dagegen große Kontrolle über unsere täglichen Entscheidungen. An diesen Risikopunkten können Sie ganz gezielt ansetzen:

**1. Übergewicht – besonders das Bauchfett spielt eine Rolle**
Während das Unterhautfettgewebe weniger problematisch ist, stellt viszerales Fett (das sogenannte Bauchfett) eine echte Gefahr dar. Es produziert entzündungsfördernde Botenstoffe, die die Insulinwirkung blockieren. Die Folge? Eine Insulinresistenz, bei der der Körper zwar Insulin produziert, es aber nicht mehr effektiv nutzen kann. Der erste Schritt in Richtung Diabetes.

**2. Bewegungsmangel – Sitzen ist das neue Rauchen**
Sie kennen den Spruch: Fehlende Bewegung verlangsamt den Stoffwechsel und führt dazu, dass die Körperzellen immer weniger auf Insulin reagieren. Körperliche Aktivität hilft, die Insulinsensitivität zu verbessern und überschüssige Kalorien zu verbrennen. Schon 30 Minuten moderate Bewegung pro Tag – sei es Gehen, Radfahren oder Tanzen – können das Diabetesrisiko erheblich senken.

**3. Ungesunde Ernährung – Zucker, schlechte Fette und zu wenig Ballaststoffe**
Ein hoher Zuckerkonsum führt dazu, dass der Körper ständig große Mengen Insulin ausschütten muss. Langfristig erschöpft sich die Bauchspeicheldrüse, und das Risiko für Diabetes steigt. Auch gesättigte Fette und hochverarbeitete Lebensmittel tragen dazu bei, dass der Zuckerstoffwechsel aus dem Gleichgewicht gerät. Eine ballaststoffreiche Ernährung mit viel Gemüse, Vollkornprodukten und gesunden Fetten kann das Risiko hingegen deutlich senken.

**4. Stress – die unterschätzte Gefahr**
Chronischer Stress erhöht die Produktion von Cortisol, einem Hormon, das die Insulinwirkung abschwächt. Gleichzeitig neigen gestresste Menschen eher dazu, ungesund zu essen, sich weniger zu bewegen und schlechter zu schlafen – die perfekte Mischung für eine Diabetesentwicklung. Stressreduktion durch Entspannungstechniken, Meditation oder Bewegung können hier einen großen Unterschied machen.

**5. Schlafmangel – ein versteckter Risikofaktor**

Zu wenig Schlaf bringt den Hormonhaushalt durcheinander. Der Körper produziert mehr Ghrelin (das Hungerhormon) und weniger Leptin (das Sättigungshormon), was zu Heißhungerattacken und Gewichtszunahme führt. Studien zeigen, dass Menschen mit weniger als sechs Stunden Schlaf pro Nacht ein höheres Risiko für Diabetes haben.

Wichtig zu wissen: Diabetes entsteht nicht durch eine einzige Ursache – meist wirken mehrere Faktoren zusammen. Wer bereits eine genetische Veranlagung hat, kann sein Risiko durch einen gesunden Lebensstil dennoch erheblich senken. Umgekehrt kann selbst jemand ohne genetische Vorbelastung durch ungesunde Gewohnheiten ein hohes Risiko entwickeln. Das bedeutet: Prävention ist möglich. Es lohnt sich definitiv, aktiv zu werden! Genau darum geht es mir in diesem Buch: Ihnen die Werkzeuge an die Hand zu geben, mit denen Sie Ihr Risiko für Herz-Kreislauf-Erkrankungen selbst minimieren können – für ein gesundes Herz und ein vitales Leben!

### *Die Symptome erkennen, bevor es zu spät ist*

Diabetes mellitus zählt zu den »stillen« kardiovaskulären Risikofaktoren. Das bedeutet: Viele Betroffene bemerken die Erkrankung zunächst gar nicht. Sie verursacht keine direkten Schmerzen und schleicht sich langsam in das Leben der Menschen ein. Oder aber die Symptome werden unterschätzt bzw. mit anderen Beschwerden verwechselt. Doch wer genau hinsieht und auf die Signale seines Körpers achtet, kann frühzeitig Hinweise erkennen und aktiv werden. Denn unser Körper spricht ständig mit uns – wir müssen nur wieder lernen, ihm zuzuhören. Hier sind die häufigsten Anzeichen, die Sie aufhorchen lassen sollten:

**1. häufiges Wasserlassen und ständiger Durst**

Wer ständig auf die Toilette muss und gleichzeitig unstillbaren Durst verspürt, sollte aufmerksam werden. Warum passiert das?

Ganz einfach: Der Körper versucht, den überschüssigen Zucker im Blut loszuwerden. Und da Zucker Wasser bindet, wird mit dem Urin auch viel Flüssigkeit ausgeschieden. Das bedeutet, der Körper verliert permanent Wasser – und das Durstgefühl steigt.

**2. unerklärlicher Hunger trotz ausreichender Nahrungsaufnahme**

Ein weiteres Warnsignal: ständiges Hungergefühl. Doch Achtung, hier liegt ein Paradoxon vor! Obwohl genügend Nahrung aufgenommen wird, kann der Körper die Glukose nicht richtig verwerten. Stellen Sie sich das wie eine Fabrik vor, die unendlich viel Energie produziert, aber keine einzige Maschine antreibt. Das bedeutet: Trotz hoher Nahrungsaufnahme bleibt das Hungergefühl bestehen, weil die Zellen nicht mit Energie versorgt werden.

**3. unerklärlicher Gewichtsverlust**

Während Übergewicht oft mit Diabetes in Verbindung gebracht wird, kann die Erkrankung in manchen Fällen auch zum Gegenteil führen: einem unerwarteten und oft drastischen Gewichtsverlust. Warum? Weil der Körper, der keinen Zucker verwerten kann, beginnt, seine eigenen Reserven anzugreifen – Fett und Muskelgewebe. Das kann dazu führen, dass Betroffene innerhalb kurzer Zeit an Gewicht verlieren, ohne ihre Ernährung oder Bewegung zu verändern.

**4. Müdigkeit und Erschöpfung**

Fehlende Energie macht sich nicht nur durch Hunger bemerkbar, sondern auch durch extreme Müdigkeit. Da der Zucker nicht effektiv in die Zellen gelangt, fehlt dem Körper die notwendige Energie für alltägliche Aktivitäten. Betroffene fühlen sich oft antriebslos, erschöpft und unmotiviert – selbst nach ausreichend Schlaf.

**5. Wundheilungsstörungen und häufige Infektionen**

Ein weiteres typisches Anzeichen für Diabetes sind schlecht heilende Wunden. Hohe Blutzuckerwerte schädigen die Blutgefäße, wodurch die Durchblutung verschlechtert wird. Ohne eine ausreichende Sauerstoffversorgung heilen Wunden langsamer, und Infektionen treten häufiger auf. Auch Pilzinfektionen oder Entzündungen der Haut können ein Warnsignal sein.

**6. Sehstörungen und Augenprobleme**

Ein dauerhaft erhöhter Blutzucker kann auch die Augen betreffen. Kurzfristig kann die Linse durch den hohen Zuckeranteil anschwellen, was verschwommenes Sehen zur Folge hat. Langfristig kann Diabetes zur diabetischen Retinopathie führen – einer Netzhauterkrankung, die auch mit Erblindung enden kann.

**7. Kribbeln und Taubheitsgefühle in Händen und Füßen**

Diabetes kann langfristig die Nerven schädigen, besonders in den Extremitäten. Das zeigt sich oft durch ein unangenehmes Kribbeln oder Taubheitsgefühle in den Füßen oder Händen. In fortgeschrittenen Fällen kommt es zur diabetischen Neuropathie, bei der Betroffene Verletzungen oder Wunden gar nicht mehr wahrnehmen – mit drastischen Folgen.

Zum Schluss gebe ich Ihnen noch einen Symptom-Schnellcheck an die Hand. Er soll Ihnen helfen, die wichtigsten Signale für Diabetes leichter zu erfassen, frühzeitig Veränderungen im eigenen Körper einzuordnen und sich rechtzeitig medizinischen Rat zu holen:

- **allgemeine Anzeichen:** Müdigkeit, Erschöpfung, unerklärlicher Gewichtsverlust
- **Durchblutungs- und Wundheilungsprobleme:** langsame Wundheilung, häufige Infektionen, Sehstörungen
- **klassische Diabetes-Symptome:** häufiges Wasserlassen, ständiger Durst, anhaltender Hunger trotz Nahrungsaufnahme

### *Diabetes, Herz und Gefäße*

Das Hauptproblem bei Diabetes ist die dauerhafte Erhöhung des Blutzuckerspiegels. Zucker ist eigentlich eine Energiequelle für den Körper, verbleibt er jedoch permanent in zu hoher Konzentration im Blut, wird er zum Feind. Hoher Blutzucker greift die Gefäßwände an und verändert ihre Struktur. Die Folge? Sie verlieren ihre Elastizität, verhärten sich und verengen sich mit der Zeit. Diesen Prozess nennt man, Sie wissen es bereits, Arteriosklerose. Und genau hier beginnt der Teufelskreis:

- Am **Herzen** führt die Arteriosklerose zu koronaren Herzerkrankungen, also Durchblutungsstörungen des Herzmuskels. Die schlimmste Konsequenz? Ein Herzinfarkt!
- Im **Gehirn** können diese Gefäßveränderungen zu Schlaganfällen führen, wenn der Blutfluss plötzlich blockiert ist.
- In den **Nieren** verschlechtert sich der Zustand der Blutgefäße ebenfalls, was langfristig zu Nierenversagen führen kann.
- In den **Beinen** führt die Minderdurchblutung zu Wundheilungsstörungen, die schlimmstenfalls Amputationen notwendig machen.

Doch als wäre das noch nicht genug, hat Diabetes noch eine weitere perfide Eigenschaft: Er verändert auch die Blutdruckregulation. Die steifen, unflexiblen Gefäße führen dazu, dass das Herz mehr Kraft aufwenden muss, um das Blut durch den Körper zu pumpen. Das Ergebnis? Bluthochdruck! Ein weiterer Risikofaktor, der das Herz zusätzlich belastet.

Darüber hinaus schädigt Diabetes den Herzmuskel auch direkt. Studien zeigen, dass dauerhaft erhöhte Blutzuckerwerte zu einem zunehmend verhärteten Herzmuskel führen können. In diesem Fall spricht man von diabetischer Kardiomyopathie. Das Herz verliert nach und nach seine Elastizität, kann sich nicht mehr richtig ausdehnen und zusammenziehen. Die Folge: Seine Pumpleistung lässt nach. Der Körper wird nicht mehr ausreichend mit Sauerstoff und Nährstoffen versorgt. Und das macht sich bemerkbar – zum Beispiel durch Kurzatmigkeit, geringere Belastbarkeit und im schlimmsten Fall durch eine beginnende Herzinsuffizienz.

Die gute Nachricht ist: Wir können diesen Prozess stoppen! Wer seinen Blutzucker gut kontrolliert, einen gesunden Lebensstil pflegt und regelmäßig Herz-Kreislauf-Checks macht, kann das Risiko für schwerwiegende Komplikationen drastisch senken. Diabetes muss nicht automatisch zu Herzerkrankungen führen – wichtig ist aber, dass Sie aktiv werden!

### *Therapieoptionen und Behandlungswege*

Die gute Nachricht zuerst: Diabetes gehört zu den Erkrankungen, die man gut behandeln kann! Wer frühzeitig initiativ wird und seine Therapie konsequent verfolgt, kann das Fortschreiten der Krankheit verlangsamen, Folgeschäden vermeiden und seine Lebensqualität deutlich verbessern. Unabhängig davon, ob es sich um Typ-1- oder Typ-2-Diabetes handelt: Ein gesunder Lebensstil ist die Grundlage jeder erfolgreichen Therapie! Gerade bei Typ-2-Diabetes ist die Optimierung von Ernährung und Bewegung oft der erste und wichtigste Schritt, um den Blutzucker zu regulieren.

Eine ausgewogene, ballaststoffreiche **Ernährung** mit wenig Zucker und gesunden Fetten hilft, den Blutzuckerspiegel stabil zu halten. An der Stelle bringe ich gerne wieder die mediterrane Ernährung ins Spiel: mit viel Gemüse, Vollkornprodukten, gesunden Ölen und magerem Eiweiß.

**Körperliche Aktivität** steigert die Insulinsensitivität, was bedeutet, dass der Körper vorhandenes Insulin besser nutzen kann. Schon 30 Minuten Bewegung am Tag – sei es Spazierengehen, Radfahren oder Krafttraining – können den Blutzuckerspiegel signifikant verbessern.

Besonders für übergewichtige Menschen mit Typ-2-Diabetes ist eine moderate **Gewichtsabnahme** ein effektiver Weg, um die Insulinresistenz zu verringern und oft sogar die Medikamentendosis zu reduzieren. Übrigens: Diese Maßnahmen sind nicht nur für Diabetiker entscheidend, sondern für alle Menschen, die ihr Risiko für Diabetes und Herz-Kreislauf-Erkrankungen senken möchten.

In anderen Fällen wiederum ist eine **medikamentöse Versorgung** unumgänglich. Bei Typ-1-Diabetes ist eine Insulintherapie der einzig effektive Weg, da der Körper kein eigenes Insulin mehr produzieren kann. Die Verordnung muss individuell auf den Tagesablauf und die Ernährungsgewohnheiten abgestimmt werden.

Bei Typ-2-Diabetes hingegen gibt es verschiedene Möglichkeiten der medikamentösen Behandlung:

1. **Metformin**, der Klassiker unter den Diabetes-Medikamenten: Es verbessert die Insulinwirkung, reduziert die Zuckerproduktion in der Leber und hat sogar günstige Effekte auf das Herz-Kreislauf-System.
2. **SGLT-2-Hemmer**: Diese Medikamente fördern die Ausscheidung von Zucker über den Urin und haben zusätzlich einen positiven Effekt auf das Herz, da sie das Risiko für Herzinsuffizienz senken.
3. **GLP-1-Agonisten**: Sie wirken direkt im Verdauungstrakt, fördern die Insulinausschüttung und reduzieren gleichzeitig das Hungergefühl, was zu einer Gewichtsabnahme führen kann.
4. **Insulintherapie**: Bei fortgeschrittenem Typ-2-Diabetes kann auch eine Insulintherapie notwendig werden, insbesondere wenn andere Medikamente nicht ausreichen.

Wichtig ist, dass die medikamentöse Therapie individuell angepasst und regelmäßig in Absprache mit dem Arzt überprüft wird.

Zur erfolgreichen Behandlung von Diabetes gehört jedoch nicht nur die richtige Medikation, sondern auch eine konsequente Blutzuckerkontrolle. Viele Diabetiker messen ihren Blutzucker regelmäßig selbst oder nutzen kontinuierliche Blutzuckermesssysteme, die eine Echtzeitüberwachung ermöglichen. Zusätzlich sind weitere Faktoren entscheidend:

- **Regelmäßige Arztbesuche** zur Überprüfung der Therapie und möglicher Folgeerkrankungen.
- **Kontrolle weiterer Risikofaktoren** wie Blutdruck und Cholesterinspiegel, um das Gesamtrisikoprofil für Herz-Kreislauf-Erkrankungen zu verbessern.
- **Psychosoziale Unterstützung**, da eine Diabetes-Diagnose auch eine mentale Belastung sein kann. Diabetes-Coaching, Ernährungsberatung oder Selbsthilfegruppen können ein wertvoller Support sein.

Auf den Punkt gebracht: Diabetes ist kein Schicksal, sondern eine Erkrankung, die wir mit der richtigen Strategie kontrollieren können. Ein gesunder Lebensstil, eine konsequente Blutzuckerkontrolle und gegebenenfalls eine individuell abgestimmte medikamentöse Therapie sind die Schlüssel zum Erfolg. Die beste Nachricht ist: Jeder Schritt zählt! Wer heute anfängt, aktiv zu werden, kann langfristig seine Gesundheit verbessern und die Risiken für Folgeerkrankungen minimieren. Denn genau darum geht es – um ein starkes Herz und ein gesundes Leben!

## *Cholesterin – eine stille Epidemie*

Die Erhöhung der Cholesterinwerte, medizinisch als Hypercholesterinämie bezeichnet, ist ein Gesundheitsproblem, das einen großen Teil der Bevölkerung betrifft, in Zahlen bis zu 50 Prozent der Erwachsenen in Deutschland. Das Überraschende dabei: Die meisten haben keine Ahnung davon! Das Risikopotenzial nimmt mit fortschreitenden Jahren zu. Tatsächlich kann man steigende Cholesterinwerte fast als Teil des natürlichen Alterungsprozesses betrachten, sie setzen in etwa ab dem 40. Lebensjahr ein – bei Männern sogar noch früher. Frauen haben bis zur Menopause meist bessere Werte als Männer, danach aber gleichen sie sich zunehmend an. Der hormonelle Schutz, den Östrogen bietet, fällt entsprechend weg, wodurch sich auch das Risiko für kardiovaskuläre Erkrankungen bei Frauen im Alter deutlich erhöht.

Die Prävalenz – also das Vorkommen von erhöhtem Cholesterin in der Bevölkerung – ist jedenfalls alarmierend hoch. Und das größte Problem? Viele Menschen werden nicht behandelt! Statistiken zeigen, dass nur 30 Prozent der Betroffenen eine Therapie erhalten, während die restlichen 70 Prozent mit erhöhten Cholesterinwerten unbehandelt bleiben. Das bedeutet: Millionen Menschen haben ein erhöhtes Risiko für Herz-Kreislauf-Erkrankungen, ohne es zu wissen oder dagegen vorzugehen.

Cholesterinerhöhung ist also nicht nur eine individuelle Herausforderung – sie ist eine stille Epidemie mit weitreichenden Folgen. Denn unbehandelt kann sie schwerwiegende gesundheitliche Konsequenzen haben, die oft erst viele Jahre später sichtbar werden. Ein dauerhaft erhöhter Cholesterinspiegel ist einer der Haupttreiber für Arteriosklerose, koronare Herzkrankheiten und Schlaganfälle. Genau deshalb ist es so wichtig, dieses Thema in den Fokus zu rücken: Frühzeitige Erkennung und Behandlung können Leben retten!

### *Lebenswichtiger Stoff mit zwei Gesichtern*

Cholesterin ist ein fettähnlicher Stoff, der in jeder Zelle unseres Körpers vorkommt. Er ist ein natürlicher Bestandteil von Zellmembranen, Hormonen und sogar Vitamin D. Unser Körper braucht Cholesterin – und das Interessante ist: Wir stellen es selbst her. Die Leber produziert einen Großteil der Menge, die wir benötigen. Doch Cholesterin kommt nicht nur aus der körpereigenen Produktion – es gelangt auch über die Nahrung in unseren Körper, vor allem durch tierische Produkte wie Fleisch, Milch und Eier.

Wie so oft im Leben gilt auch hier: Die Menge macht das Gift. Zu viel Cholesterin – insbesondere das falsche – kann sich negativ auf unsere Gefäße auswirken und das Risiko für Herz-Kreislauf-Erkrankungen erhöhen. Doch nicht jedes Cholesterin ist gleich! Es gibt zwei Hauptarten, die Sie kennen sollten:

- **LDL-Cholesterin**, das sogenannte »schlechte« Cholesterin: Es trägt dazu bei, dass sich Ablagerungen in den Arterien bilden, was langfristig zu Arteriosklerose führen kann – also zur Verhärtung und Verengung der Gefäße. Dadurch steigt das Risiko für einen Herzinfarkt und Schlaganfall.
- **HDL-Cholesterin**, das »gute« Cholesterin: Es hilft dabei, überschüssiges Cholesterin aus den Arterien zurück zur Leber zu transportieren, wo es abgebaut wird. Ein einfacher Merksatz? HDL – »Hab dich lieb«! Denn dieses Cholesterin ist unser Freund und hilft, die Gefäße zu schützen.

### *Deep Dive HDL und LDL – der Unterschied genau erklärt*

Da Cholesterin nicht wasserlöslich ist, braucht es spezielle »Transporter«, um im Blut befördert zu werden. Diese Transporter sind Lipoproteine, also Eiweiß-Fett-Verbindungen, die es durch den Blutkreislauf schleusen – und genau hier liegt der Unterschied zwischen »gut« und »schlecht«.

Das »gute« High-Density-Lipoprotein (HDL) wirkt wie eine Art »Müllabfuhr« für überschüssiges Cholesterin. Es nimmt es auf und bringt es zurück zur Leber, wo es abgebaut und aus dem Körper entfernt wird. Das schützt unsere Gefäße und hält sie sauber.

Das »schlechte« Low-Density-Lipoprotein (LDL) hingegen kann gefährlich werden. Es transportiert Cholesterin in den Körper. Wenn jedoch zu viel LDL im Blut ist, beginnt es, sich an den Wänden der Blutgefäße abzulagern. Diese Ablagerungen führen zur Arteriosklerose, zur Verhärtung und Verengung der Arterien. Je mehr LDL, desto größer das Risiko für Herzinfarkt und Schlaganfall.

Doch LDL ist nicht der einzige Übeltäter. Auch andere Blutfette wie Triglyzeride spielen eine Rolle. Sie sind ein wichtiger Energielieferant, in zu hoher Konzentration jedoch ebenfalls problematisch. Besonders heimtückisch ist Lipoprotein (a), eine spezielle Form von LDL, die genetisch bedingt sein kann und zusätzlich Entzündungen in den Gefäßen fördert.

Sie sehen also: Die Balance zwischen HDL und LDL ist entscheidend. Während ein hoher HDL-Wert die Gefäße schützt, kann ein übermäßiger LDL-Wert langfristig zu schweren Herz-Kreislauf-Erkrankungen führen. Daher gilt: LDL niedrig halten, HDL stärken!

### *Warum LDL unserem Herzen so gefährlich werden kann*

Kommt es infolge eines zu hohen LDL-Spiegels zu Plaqueablagerungen an den Gefäßwänden, wird der Blutfluss gestört – mit fatalen Folgen: Die Herzkranzgefäße verengen sich, und das Risiko für einen Herzinfarkt steigt. Die Hirngefäße verengen sich, und das Risiko für einen Schlaganfall steigt. Die Beinarterien verengen sich, und das Risiko für Durchblutungsstörungen und Amputationen steigt.

Besonders tückisch, Sie kennen diese Kettenreaktion schon aus dem ersten Kapitel: Plaques können mit der Zeit aufreißen. Der Körper reagiert mit der Bildung eines Blutgerinnsels – und wenn dieses ein Gefäß vollständig verstopft, kann das die Durchblutung plötzlich und vollständig unterbrechen. Das ist der Moment, in dem es ernst wird: Ein Herzinfarkt oder Schlaganfall tritt ein!

An der Stelle noch eine spannende Info: Warum sind vor allem die Arterien, nicht aber die Venen von Plaques betroffen? Ganz einfach: Arterien transportieren sauerstoffreiches Blut mit hohem Druck. Dieser hohe Druck macht sie anfälliger für Schäden und Ablagerungen. Venen hingegen transportieren sauerstoffarmes Blut mit deutlich weniger Druck – und sind daher viel weniger gefährdet, Verkalkungen zu entwickeln.

### *Wie können Sie beim Thema LDL-Cholesterin gegensteuern?*

Ein möglichst niedriger LDL-Spiegel entscheidet über unsere Herzgesundheit. Sollten Ihre Werte in diesem Bereich zu hoch sein, gibt es, neben der medikamentösen Begleitung durch einen Arzt oder eine Ärztin, in ihrem Alltag Dinge, die Sie tun können (und auch tun sollten), um Ihr ganz persönliches Risiko für Herz-Kreislauf-Erkrankungen deutlich zu reduzieren:

**Gesunde Ernährung**

Vermeiden Sie gesättigte Fettsäuren und Transfette, die LDL erhöhen. Transfette sind nicht etwa Fette mit geschlechtlicher Identitätsveränderung, sondern künstlich veränderte Fette, die durch ein industrielles Verfahren so »gehärtet« werden, dass sie sozusagen fast ewig haltbar sind. Ungünstig ist nur: In unserem Körper verbleiben sie genauso hartnäckig. Diese Fette stecken vor allem in Fast Food, frittierten Speisen und industriell verarbeiteten Lebensmitteln. Setzen Sie stattdessen auf ungesättigte Fettsäuren, wie sie in Olivenöl, Nüssen, Lachs und Avocados enthalten sind. Ballaststoffreiche Lebensmittel wie Vollkornprodukte, Hülsenfrüchte und Gemüse helfen, das Cholesterin auf natürliche Weise zu senken.

**Bewegung**

Regelmäßige körperliche Aktivität ist ein Schlüssel zur Herzgesundheit. Sport verbessert die Insulinempfindlichkeit, hilft beim Fettstoffwechsel und senkt das LDL. Egal ob Laufen, Radfahren, Schwimmen oder Krafttraining – jede Bewegung zählt!

**Gewichtsreduktion**

Wer überflüssige Kilos verliert, verbessert automatisch sein Cholesterinprofil. Bereits 5–10 Prozent Gewichtsverlust können einen großen Unterschied machen und das Risiko für Herz-Kreislauf-Erkrankungen erheblich senken.

**Medikamentöse Therapie**

In manchen Fällen reicht ein gesunder Lebensstil allein nicht aus, insbesondere wenn genetisch bedingt hohe LDL-Werte vorliegen. Dann können Cholesterinsenker (z. B. Statine) helfen, das LDL gezielt zu reduzieren und das Herz zu schützen.

**Fazit: Jeder Schritt zählt!**

Es sind nicht die großen Sprünge, sondern die konstanten kleinen Veränderungen, die den Unterschied machen. Wer heute beginnt, aktiv auf seinen Cholesterinspiegel zu achten, kann sein Risiko für Herz-Kreislauf-Erkrankungen drastisch senken! Ob durch Ernährung, Bewegung oder medikamentöse Unterstützung – jeder Schritt in Richtung Herzgesundheit lohnt sich! Denn genau darum geht es: nicht nur zu wissen, was schlecht ist, sondern aktiv zu handeln und es besser zu machen!

Kapitel 3

# Prävention ist alles

*Vorbeugen statt behandeln – für stabile Vitalität*

September 2016, Düsseldorf. Es ist eine lange Nacht auf der Feuerwache. Ich bin als Notarzt im Dienst und habe kaum geschlafen. Jetzt, am Morgen, sitze ich in meinem Büro und genieße einen kurzen Moment der Ruhe. Doch er hält nicht lange an. Plötzlich schrillt der Alarm. Ich schaue auf den Bildschirm. Reanimation! Mein Puls schnellt in die Höhe. Jeder Notarzt kennt diesen Adrenalinschub. Wir haben keine Zeit zu verlieren. Ich stürze zum Einsatzwagen, treffe auf mein Team. Auch der Rettungswagen wird alarmiert. Blaulicht an, wir rasen durch die Stadt. Als wir ankommen, öffnet uns eine verzweifelte Frau die Tür. Angst in den Augen. Tränen im Gesicht. Oben im Schlafzimmer liegt er – ein 37-jähriger Mann, leblos, nicht atmend. Wir beginnen sofort mit der Reanimation. Ich intubiere ihn, sorge dafür, dass Sauerstoff in seine Lunge strömt. Sein Herz zeigt keine Aktivität – Asystolie. Kein Puls. Kein Leben. Doch wir kämpfen weiter. Nach wenigen Minuten beginnt sein Herz, wieder zu schlagen. Wir haben ihn zurückgeholt! Das EKG zeigt die typische ST-Streckenhebung – ein klares Zeichen: Herzinfarkt. Eines der drei Herzkranzgefäße ist komplett verschlossen. Ein absoluter kardiologischer Notfall! Keine Zeit verlieren. Blaulichtfahrt ins Krankenhaus. Anmeldung per Funk. Das Team wartet bereits im Herzkatheterlabor. Während wir ihn übergeben, beginnt der Kardiologe direkt mit der Untersuchung. Diagnose bestätigt. Das rechte Herzkranzgefäß ist verschlossen. Ein Stent wird gesetzt. Das Gefäß ist wieder offen.

Der Mann ist stabilisiert. Ein tiefer Atemzug. Er hat überlebt. Einige Tage später besuche ich ihn auf der Intensivstation. Er ist wach. Er erinnert sich an nichts. »Hatten Sie vorher keine Beschwerden?«, frage ich ihn. Seine Antwort kommt schnell. »Doch! Ich hatte immer wieder Schmerzen in der Brust. Luftnot. Meine Frau hat mich gedrängt, zum Arzt zu gehen. Aber ich wollte es nicht wahrhaben … und geraucht habe ich auch weiter. Klar, ich wusste, dass ich ein erhöhtes Risiko habe. Aber ich hätte nie gedacht, dass es mich in so jungen Jahren trifft. Das passiert doch eher älteren Leuten, oder?«

Ich höre diese Worte so oft. »Ich hätte nie gedacht, dass es mich trifft …« Doch die Realität sieht anders aus. Herz-Kreislauf-Erkrankungen sind die häufigste Todesursache in Deutschland und weltweit – und sie gehen längst nicht mehr nur Ältere etwas an …

Ich sage es noch einmal, weil ich finde, man kann es nicht oft genug hören. Es gibt klare wissenschaftliche Beweise: Neun von zehn Herzinfarkten könnten durch Prävention verhindert werden. Die *INTERHEART-Studie*[11] identifizierte neun modifizierbare Risikofaktoren, die gemeinsam für über 90 Prozent des weltweiten Herzinfarktrisikos verantwortlich sind. Es sind Kandidaten, die Sie bereits kennen: Rauchen, Bluthochdruck, erhöhte Blutfette, Diabetes, abdominelle Fettleibigkeit, Bewegungsmangel, ungesunde Ernährung, übermäßiger Alkoholkonsum und psychosozialer Stress. Besonders bemerkenswert: Diese Zusammenhänge zeigten sich unabhängig von Herkunft, Kultur oder Kontinent – sie galten überall. Was heißt das konkret? Ganz einfach: Wer diese Risikofaktoren vermeidet oder reduziert, kann sein persönliches Risiko drastisch senken. Die Ergebnisse demonstrieren eindrucksvoll: Es gibt keinen Zufall bei Herzinfarkten – und das ist nicht nur wissenschaftlich faszinierend, sondern auch eine riesige Chance für uns alle.

## *Die Wahrheit über unser Gesundheitssystem und warum Prävention der einzige Weg ist*

Montagmorgen, 7:30 Uhr – Übergabe in der Klinik. Der Nachtdienst habende Kollege sieht müde aus. Er hat kaum geschlafen. »Es war die ganze Nacht viel los. Hier ist es immer noch voll, und ich konnte kaum etwas abarbeiten«, sagt er. Ich blicke in die Runde – ein Bild, das jeder Krankenhausarzt kennt: Überlastung. Wartende Patienten. Stationen voll. Viele Patienten könnten vermutlich nach Hause gehen, aber sie müssen noch beobachtet werden. Betten fehlen. Die Notaufnahme läuft über. Der Stress ist greifbar – für Ärzte, Pflegekräfte und Patienten gleichermaßen. Doch wir haben gelernt, damit umzugehen. Wir sind Ärzte – wir sind ausgebildet dafür. Oder? Sind wir das wirklich? Die Wahrheit ist: Wir sind in Medizin ausgebildet, aber nicht in Organisation. Niemand hat uns beigebracht, wie man ein überlastetes System effizient steuert. Das lernen wir mit der Zeit – und irgendwie funktioniert es. Aber nur irgendwie. Patientenperspektive: warten, hoffen, bangen. Ein Patient sitzt in der Notaufnahme. Er hat seit Wochen Atemnot. Heute Morgen beim Hausarzt: »Das müssen wir abklären – Sie müssen ins Krankenhaus.« Nun sitzt er hier. Seit vier Stunden. Ein Arzt war kurz da, um die wichtigsten Fragen zu stellen – aber er wirkte gehetzt, hatte kaum Zeit. Dann wieder warten. Noch eine Stunde. Noch eine. Er fragt eine Krankenschwester, ob es bald weitergeht. Sie entschuldigt sich, verspricht nachzuhaken. Nach fünf Stunden wird er aufgerufen. Endlich. Endlich passiert etwas. Nun wird er aufgenommen, die Untersuchungen beginnen, der Oberarzt schaut sich die Befunde an. Jetzt fühlt es sich an, als wäre er angekommen. Doch warum musste es so lange dauern? Das Paradoxon unseres Gesundheitssystems. Warum erzähle ich diese Geschichte? Weil sie der Alltag in unserem Gesundheitssystem ist. Ein System, das zu den besten der Welt zählt – auf dem Papier. Wir haben die modernste Medizin. Wir haben hoch qualifizierte Ärzte. Wir haben ein System, das theoretisch perfekt funktionieren könnte. Wir haben einen Ferrari mit 450 PS – aber wir haben die Schlüssel verlegt. Oder anders gesagt: Wir haben das Wissen, die Technik, die Möglichkeiten – aber wir bekommen sie nicht optimal auf die Straße. Und währenddessen wächst der Frust – auf beiden Seiten: Ärzte und Pflegekräfte sind überlastet. Patienten fühlen sich alleingelassen. Die Qualität der Versorgung sinkt – obwohl wir eigentlich alles hätten, um sie zu verbessern. Das Ergebnis? Mehr Stress, mehr Komplikationen, höhere Sterberaten. Finde den Fehler. Aber es gibt ein Licht am Ende des Tunnels. Ich sehe die Situation nicht pessimistisch. Ich glaube an Lösungen. Doch bevor wir über Lösungen sprechen, müssen wir verstehen, woher das Problem kommt.

### *Acht Minuten für eine Diagnose – kann das funktionieren?*

Fakt ist: In Deutschland dauert ein durchschnittliches Arztgespräch weniger als acht Minuten. Was passiert in diesen acht Minuten? Small Talk. »Haben Sie den Parkplatz gut gefunden?«, »Wie geht es der Familie?« Zwei Minuten sind weg. Die Beschwerden. Der Patient erzählt, was ihn plagt – wenn er aufgeregt ist, dauert es länger. Noch drei Minuten. Diagnostikplanung. Der Arzt überlegt, stellt Rückfragen, tippt parallel alles in den Computer. Noch zwei Minuten. Verabschiedung. Der Arzt erklärt kurz den Plan, dann ist die Zeit vorbei. Das war's. Acht Minuten für ein Problem, das sich oft über Jahre entwickelt hat. Acht Minuten, um das Richtige zu erkennen – oder eben nicht. Kann das wirklich funktionieren? Meine persönliche Antwort ist klar: Nein.

Wenn wir verhindern wollen, dass Menschen erst im Notfall behandelt werden, dann gibt es aus meiner Sicht nur eine Lösung: Wir müssen Prävention betreiben, der Krankheit sprichwörtlich zuvorkommen, bevor sie entsteht. Doch echte Prävention funktioniert nur unter einer Bedingung: Sie muss einfach sein. Sie muss machbar sein. Sie muss auf Dauer funktionieren.

Ärzte müssen wieder verständlicher sprechen. Kein Fachchinesisch. Klare, einfache Erklärungen. Mehr Zeit für echte Aufklärung. Patienten müssen besser vorbereitet sein. Sie müssen vorher Bescheid wissen, was sie fragen müssen, um Symptome richtig beschreiben zu können. Die richtigen Schlagwörter zu kennen, hilft, um den Arzt auf die passende Fährte zu bringen. Genau dabei möchte dieses Buch helfen.

Ich habe versucht, die Dinge so zu erklären, dass sie verständlich, nachvollziehbar und alltagstauglich sind. Mein Wunsch ist, dass Sie daraus Impulse mitnehmen, die Ihnen wirklich helfen – um im Gespräch mit Ihrem Arzt besser vorbereitet zu sein, sich selbst besser zu verstehen und die nächsten Schritte mit mehr Klarheit und Vertrauen zu gehen. Denn je besser Sie selbst im Bilde sind, desto besser wird Ihr Arzt Sie behandeln können. Und was wird das Ergebnis sein? Schnellere Diagnosen. Die Folge? Ärzte können die richtigen Maßnahmen sofort einleiten, was wiederum eine schnellere Genesung ermöglicht. Denn je früher die richtige Therapie beginnt, desto besser sind die Heilungschancen. Weiterer Effekt: eine Kostenersparnis für das Gesundheitssystem. Wussten Sie, dass Fehlbehandlungen jährlich Milliarden kosten? Was wäre, wenn wir nur eine Milliarde Euro in Prävention stecken würden? Eine spannende Frage, oder?

Ich glaube, dass die Sache nur im Team gelingen kann. Hören Sie auf, Dr. Google zu fragen. Finden Sie die richtigen Quellen – vielleicht kann ja dieses Buch eine wertvolle Quelle sein – und informieren Sie sich selbstverantwortlich. Auf der anderen Seite dürfen Ärzte wieder lernen, empathischer zu sprechen. Verständlich, klar, menschlich. Gemeinsam müssen wir wieder aufeinander zugehen. Gospel-Musik! »Gospel« bedeutet übersetzt: die frohe Botschaft. Genau das ist es, worum es geht: die frohe Botschaft, dass wir aus dieser Situation herauskommen können. Gemeinsam. Mit mehr Verständnis, mehr Klarheit, mehr Kommunikation. Prävention ist nicht nur eine Idee – sie ist der Weg.

Der Weg, gemeinsam gesund zu bleiben. Der Weg, mehr Menschenleben zu retten. Und der Weg, unser Gesundheitssystem zu entlasten … Ich bin mir sicher: Wenn wir ihn gemeinsam gehen, dann liegt vor uns keine düstere Zukunft – sondern eine mit besten Aussichten.

## *Warum viele erst handeln, wenn es zu spät ist*

Ich glaube, aus den vorhergehenden Zeilen ist Ihnen klar geworden, welche zentrale Rolle Prävention in der Medizin spielen sollte – und aus meiner Sicht auch unbedingt muss. Die Frage, die sich dabei fast automatisch aufdrängt, ist jedoch: Warum wird Prävention bisher so wenig ernst genommen? Ist es wirklich so, dass Menschen sie gar nicht auf dem Schirm haben? Sehen sie die Relevanz nicht? In persönlichen Gesprächen mit ärztlichen Kolleginnen und Kollegen stelle ich fest: Prävention wird eigentlich geschätzt. Doch sie ist nach wie vor ein Begriff, der in der breiten Bevölkerung nicht wirklich angekommen ist – und, ehrlich gesagt, selbst unter Medizinern noch als ein wenig »altmodisch« gilt. Warum ist das so? Offensichtlich gibt es zwei große Hürden: ein Problem der Wahrnehmung und ein Problem der Umsetzung. Prävention ist ein Begriff, den jeder kennt – aber nur wenige in die Tat umsetzen. Und wie wir bereits im vorherigen Kapitel gesehen haben: Ohne Umsetzung gibt es keine Veränderung. Die Frage ist also: Warum passiert so wenig? Warum gelingt es nicht, Herz-Kreislauf-Erkrankungen mit voller Kraft präventiv zu begegnen, obwohl sie weltweit die häufigste Todesursache sind? Eigentlich müsste genau diese Tatsache – dieser dramatische Fakt – doch dazu führen, dass Menschen Prävention ernster nehmen. Schließlich könnten wir mit gezielter Vorsorge diese Erkrankungen von ihrem traurigen Spitzenplatz in der Statistik verdrängen. Aber bisher ist das nicht geschehen. Warum?

### *Mangelnde Not und fehlende Belohnung*

Wenn es um Prävention geht, kommen wir an einem entscheidenden Begriff nicht vorbei: Mindset. Was bedeutet das eigentlich genau? Der Begriff setzt sich zusammen aus dem englischen »mind« (Geist, Verstand) und »set« (setzen, festlegen). Er beschreibt die feste Denkweise, mit der wir auf bestimmte Themen blicken – die innere Grundhaltung, die unser Handeln steuert. Und genau hier liegt die Herausforderung. Viele Menschen halten Prävention einfach nicht für wichtig genug. Warum nicht? Weil es keine akute Not gibt. Es tut nichts weh. Es gibt kein spürbares Problem. Wo keine Not, da keine Dringlichkeit. Die meisten handeln erst, wenn Symptome auftreten – und selbst dann nicht immer sofort. Ich erlebe oft Patienten, die schon seit Wochen oder Monaten Beschwerden haben, sie aber ignorieren oder auf das Alter, Stress oder eine »leichte Unfitness« schieben. »Das wird schon wieder.« »Ich bin einfach nicht mehr 20.« »So schlimm ist es nicht.« Erst wenn die Symptome den Alltag massiv beeinträchtigen, kommt das Umdenken: »Okay, jetzt muss ich wohl doch mal zum Arzt.«

Ein weiteres Problem aus Patientensicht: Prävention liefert keine direkte Belohnung. Ein Medikament kann Schmerzen lindern – das merkt man sofort. Eine Operation kann ein Problem lösen – das ist ein sichtbarer, greifbarer Erfolg. Aber was ist der Erfolg von Prävention? Der Herzinfarkt, den Sie nicht bekommen. Der Schlaganfall, der nicht passiert. Die Krankheit, die nie ausbricht. Das Problem ist: Man merkt nicht, was man vermieden hat. Und weil das Gehirn nun mal auf Belohnung durch sichtbare Erfolge programmiert ist, fällt es vielen schwer, Prävention als »lohnend« wahrzunehmen. Das ist paradox – aber es ist genau das, was passiert. Dazu kommt, dass viele Menschen in Gesundheitsfragen leider sehr kurzfristig denken. Wäre das anders, dann gäbe es beispielsweise keine Raucher mehr. Denn jeder weiß, dass Rauchen langfristig extrem schädlich ist – aber der kurzfristige Genuss überwiegt.

Außerdem: Die Dinge sind oft zu kompliziert. Ich erinnere mich an ein Gespräch mit dem bereits genannten Tony Robbins, das ich 2023 führte. Er sagte einen Satz, der mir bis heute nicht aus dem Kopf geht: »Wenn Menschen nicht ins Handeln kommen, dann nicht, weil sie nicht wollen – sondern weil es zu kompliziert ist.« Und genau das gilt auch für Prävention. Das größte Problem unserer Zeit ist nicht Wissensmangel – es ist die Flut an Informationen. Wir haben heute mehr Zugang zu Wissen als jemals zuvor. Aber statt Klarheit zu schaffen, sorgt die schiere Menge an Gesundheitsinfos oft für das Gegenteil: Verwirrung. Low Carb oder High Carb? Superfood oder Scharlatanerie? Muss ich jetzt täglich 10 000 Schritte gehen, oder reicht es, wenn ich dreimal pro Woche trainiere? Dr. Google, Social Media, selbst ernannte »Gesundheitsexperten« – die Informationsflut ist überwältigend. Und sie hat einen fatalen Effekt: Viele Menschen tun lieber gar nichts, als das Falsche zu tun.

### *Mangelnde Gesundheitskompetenz und das Motto »lieber reparieren statt vorsorgen«*

Hinzu kommt: die fehlende Gesundheitsbildung. Es gibt keine systematische Aufklärung – weder in der Schule noch im Alltag. Wir lernen nicht, auf unseren Körper zu hören. Die Folge? Viele Menschen ignorieren die Warnsignale ihres Herzens – weil sie sie gar nicht als solche erkennen. Und genau hier setzt meine Vision an: Wir müssen Menschen wieder beibringen, ihre eigene Gesundheit zu verstehen.

Und last but not least: Unser gesamtes Gesundheitssystem ist auf Reparatur statt Vorsorge ausgerichtet. Klassische Medizin funktioniert nach dem Prinzip: »Wir reparieren, wenn es kaputt ist.« Aber wäre es nicht viel klüger, dafür zu sorgen, dass es gar nicht erst kaputtgeht? Der Fokus liegt zu sehr auf Behandlung – und zu wenig auf Vermeidung. Vielleicht könnten Krankenkassen dazu beitragen, dass Präventionsprogramme attraktiver werden. Aber seien wir ehrlich: Können wir uns darauf verlassen?

### *Mein Appell: Warten Sie nicht, bis es zu spät ist*

Wenn Sie aus diesem Kapitel nur eine Sache mitnehmen, dann bitte diese: Warten Sie nicht so lange, bis Ihr Körper Alarm schlägt. Hören Sie auf Ihr Herz – im wahrsten Sinne des Wortes. Und vor allem: Fangen Sie an. Wo und wann? Das ist eigentlich egal. Hauptsache, Sie fangen überhaupt an. Und vielleicht kann beim Wie dieses Büchlein helfen. Denn der größte Fehler, den Sie machen können, ist nicht, etwas falsch zu machen – sondern gar nichts zu tun. Sie haben jetzt die Wahl: Sie können weiterwarten – oder Sie können heute den ersten Schritt in Richtung eines gesünderen Lebens gehen. Ich weiß, was ich tun würde …! Und ganz ehrlich: Dass Sie gerade dieses Buch in der Hand halten, zeigt doch schon, dass Sie auf dem richtigen Weg sind. Vielleicht war dieser Moment ja genau der kleine Anstoß, auf den Ihr Herz gewartet hat.

## Der Schlüssel zur Prävention: Frühdiagnostik & Gesundheits-Check-ups

Lassen Sie uns zur Sache kommen: Welche Bestandteile gehören zur Prävention? Und welche Untersuchungen sind ganz konkret sinnvoll, um Herz-Kreislauf-Erkrankungen frühzeitig zu erkennen? Die Antwort beginnt mit einem entscheidenden Baustein: Frühdiagnostik. Tatsächlich betreiben wir sie in vielen anderen Bereichen bereits. Beim Auto nennen wir es TÜV oder Inspektion. Alle zwei Jahre müssen wir unser Auto checken lassen – selbst wenn es keine offensichtlichen Mängel hat. Und das Beste daran: Wir zahlen es sogar selbst! Bei Finanzen nennen wir es Versicherung. Eine Versicherung greift für den Fall, dass etwas passiert – ein Schutz, in den wir oft jahrelang investieren, ohne ihn jemals zu benötigen. Aber was ist mit unserer Gesundheit? Ein Auto können wir ersetzen. Geld kann man wieder verdienen. Aber ein gesundes Herz? Hier haben wir sogar das Glück, dass viele Vorsorgeuntersuchungen von der Krankenkasse übernommen werden. Und doch nutzen viele diese Möglichkeiten nicht. Warum? Weil es nicht wehtut. Das ist der große Trugschluss. Keine Beschwerden zu haben, bedeutet nicht, gesund zu sein. Denn eines ist sicher: Mit zunehmendem Alter wird irgendwann etwas wehtun. Wollen Sie wirklich so lange warten?

### *Welche medizinischen Untersuchungen sind wirklich sinnvoll?*

Jetzt wird es praktisch. Denn ich möchte Ihnen im Folgenden einen klaren Fahrplan für Ihren persönlichen Gesundheits-Check-up an die Hand geben.

**Grunduntersuchungen beim Hausarzt (ab 35 Jahren sinnvoll)**

**Blutdruckmessung:** einfach, aber extrem aussagekräftig. Ein hoher Blutdruck ist einer der größten Risikofaktoren für Herzerkrankungen. Und gleichzeitig einer der am meisten unterschätzten!

**Blutuntersuchung:** Cholesterinwerte, Blutzucker und Nierenwerte geben wichtige Hinweise auf das Risiko für Herz-Kreislauf-Erkrankungen.

**Ruhe-EKG:** eine einfache, aber effektive Methode, um erste Anzeichen von Durchblutungsstörungen oder Rhythmusstörungen zu erkennen. Diese Untersuchungen sind unkompliziert und kosten, im Hinblick auf den Benefit, kaum etwas – können aber Leben retten.

**Erweiterte Untersuchungen für Risikopatienten**

Falls die Grunduntersuchungen Auffälligkeiten zeigen oder ein erhöhtes Risiko besteht, können zusätzliche Tests sinnvoll sein.

**Belastungs-EKG:** zeigt, ob das Herz unter körperlicher Anstrengung ausreichend durchblutet wird.

**Herzultraschall (Echokardiografie):** gibt Aufschluss über die Pumpleistung und mögliche Veränderungen am Herzmuskel.

**24-Stunden-Blutdruckmessung:** erfasst Schwankungen über den Tag und erkennt Bluthochdruck, der nur in bestimmten Situationen auftritt.

**24-Stunden-EKG:** erfasst unregelmäßige Herzrhythmen, die nur gelegentlich auftreten.

**Gefäßultraschall der Halsarterien:** zeigt, ob Ablagerungen in den Gefäßen bestehen – ein Frühwarnzeichen für Arteriosklerose.

**Koronar-Kalk-Score (Herz-CT):** eine moderne Methode, um frühzeitig Verkalkungen in den Herzkranzgefäßen zu erkennen.

**Cardio-MRT:** ein hochauflösendes Bild des Herzens, besonders für spezielle Fragestellungen.

**Genetische Tests:** für Menschen mit starker familiärer Vorbelastung.

**Biomarker im Blut** (Lipoprotein a, hs-CRP): können helfen, versteckte Risiken frühzeitig zu identifizieren.

Außerdem habe ich eine übersichtliche Checkliste für Sie erstellt, die Ihnen dabei hilft, Ihre Vorsorge strukturiert anzugehen. Nutzen Sie sie gerne als Orientierung und besprechen Sie die nächsten Schritte mit Ihrem Arzt.

## *Ihr persönlicher Herz-Check-up-Plan*

| Untersuchung | Empfohlen für | Frequenz |
|---|---|---|
| Blutdruckmessung | alle ab 35 Jahren | 1 x jährlich oder nach ärztlicher Empfehlung |
| Blutuntersuchung (Cholesterin, Blutzucker, Nierenwerte) | alle ab 35 Jahren | 1 x jährlich oder nach ärztlicher Empfehlung |
| Ruhe-EKG | alle ab 35 Jahren | 1 x jährlich oder nach ärztlicher Empfehlung |
| Belastungs-EKG | Personen mit erhöhtem Risiko (Bluthochdruck, Diabetes, Rauchen) | nach ärztlicher Empfehlung |
| Herzultraschall (Echokardiografie) | Personen mit Herzbeschwerden oder auffälligem EKG | nach ärztlicher Empfehlung |
| 24-Stunden-Blutdruckmessung | Personen mit Verdacht auf behandlungswürdigen Bluthochdruck | nach ärztlicher Empfehlung |
| 24-Stunden-EKG | Personen mit Verdacht auf Herzrhythmusstörungen | nach ärztlicher Empfehlung |
| Gefäßultraschall der Carotiden (Halsarterien) | Personen mit Verdacht auf Arteriosklerose | nach ärztlicher Empfehlung |
| Koronar-Kalk-Score (Herz-CT) | Personen mit familiärer Vorbelastung für Herzerkrankungen | nach ärztlicher Empfehlung |
| Cardio-MRT | Personen mit ungeklärten Herzsymptomen | nach ärztlicher Empfehlung |
| Genetische Testungen | Personen mit familiärer Vorbelastung für Herzerkrankungen | individuell nach genetischem Risiko |
| Erweiterte Biomarker im Blut (Lipoprotein a, hs-CRP) | Personen mit hohem kardiovaskulärem Risiko | individuell nach Risikoprofil |

Kapitel 4

# Wenn das Herz Alarm schlägt

*So reagieren Sie richtig!*

Manchmal sendet das Herz ganz leise Zeichen. Es flüstert, statt zu schreien. Es klopft nicht wild, es pocht nur sanft. Und doch sind es genau diese feinen Töne, die wir so oft überhören – im Trubel des Alltags, im Lärm der Verantwortung, im Dauertakt der Verpflichtungen. Dieses Kapitel soll helfen, diese Signale besser zu verstehen. Denn die Wahrheit ist: Herzerkrankungen entwickeln sich nicht über Nacht. Lassen Sie mich es noch deutlicher formulieren: Es gibt keinen Herzinfarkt ganz *ohne* Symptome. Herzerkrankungen kündigen sich an – manchmal sanft, manchmal vehement. Wenn wir lernen, sie rechtzeitig zu deuten, können wir gemeinsam Leben retten.

Ich möchte dieses Kapitel mit einer Geschichte beginnen, die mir besonders im Gedächtnis geblieben ist. Sie steht exemplarisch für viele verwandte Erlebnisse – und zeigt, was geschieht, wenn das Herz lange ignoriert, am Ende dann aber doch noch gehört wird: Ein 46-jähriger Familienvater. Drei Töchter. Geschäftsführer. Ein »typischer Macher«. Einer, der früh aufsteht, spät ins Bett geht, Verantwortung trägt – für viele. Einer, der Leistung bringt. Immer. Und einer, der über Monate hinweg die leisen Alarmsignale seines Herzens überhörte. Als er mir schließlich begegnete, lag er bereits auf dem Kathetertisch. Der Notfall hatte ihn eingeholt. Die Diagnose fiel eindeutig aus: ein akuter Herzinfarkt, verursacht durch eine massive Verengung der Herzkranzgefäße. Ich konnte ihn stabilisieren, ihm helfen durch die Stent-Implantation – das akute Geschehen war beherrschbar.

Einige Tage später, bei der Visite, war der Schreck des Moments verflogen. Wir sprechen ruhig. Ich frage ihn, ob er denn wirklich nichts bemerkt habe – gar keine Vorzeichen?

Er schaut mich lange an. Dann fasst er sich an die Brust. Tränen steigen in seine Augen. Und er sagt leise: »Doch. Ich hab's gespürt. Wochenlang. Vielleicht sogar Monate.« Was er meint: dieses diffuse Druckgefühl, immer wieder. Mal in der Brust. Mal im linken Arm. Manchmal auch rechts. Oder im Kiefer. Oder im Rücken. Immer dann, wenn der Stress besonders groß war. Wenn er besonders schlecht geschlafen hatte. Wenn die Verantwortung besonders schwer wog. Er hatte es gespürt. Und doch nichts verändert. Warum?

Weil er – wie so viele – dachte: Das ist nur Stress. Ich brauche nur ein bisschen Ruhe.

Weil er – wie so viele – Angst hatte, zum Arzt zu gehen. Denn tief im Inneren wusste er längst: Das Herz ist überlastet. Er hat nicht reagiert. Hat keine Pause gemacht. Kein Arztgespräch gesucht. Stattdessen gesagt: Ich habe keine Zeit. Ich muss funktionieren. Ich bin Geschäftsführer. Ich habe Verantwortung. Und ja – genau das ist der Punkt. Gerade Menschen, die so sehr für andere da sind, vergessen oft sich selbst.

Ich erlebe das häufig – gerade wenn ich als Keynote Speaker bei Unternehmen eingeladen bin. Da sitzen dann Menschen vor mir, die funktionieren, organisieren, abliefern. Und plötzlich – mitten im Vortrag – passiert etwas. Sie halten inne. Ihre Miene verändert sich. Sie fangen an nachzudenken. Manche nicken leise. Andere legen ihre Hand unbewusst auf ihr Herz. Weil da etwas in ihnen anklingt. Meine Keynotes sind keine Vorträge über Zahlen und Studien. Sie sind Begegnungen. Von Herz zu Herz. Ich liebe es, wenn ich spüre, dass sich etwas bewegt im Publikum – ein echtes Innehalten, ein echtes »Moment mal!«. Ich möchte inspirieren, nicht belehren. Berühren, nicht bedrängen. Und genau deshalb ist es mir so wichtig, dass Prävention nicht trocken daherkommt, sondern voller Leben, voller Geschichten, voller Herz. Denn am Ende geht es um Performance: weniger um die der Mitarbeiter im Unternehmen, sondern um die unseres besten Organs. Was nützt uns Hochleistung im Beruf, wenn das Herz schwächelt? Es begeistert mich jedes Mal aufs Neue, Menschen zu zeigen, wie viel Kraft aus einem gesunden Herzen kommt – und wie sehr wir aufblühen, wenn wir uns um dieses Wunderwerk kümmern.

Zurück zu meinem Patienten. Er hatte sich – wie viele – eingeredet, dass ein Urlaub die Lösung sei. Zwei Wochen raus, auftanken, durchatmen – und dann zurück in den gewohnten Alltag. Und ja: Die Urlaube waren erholsam. Aber das Herz blieb belastet. Beim letzten Familienurlaub, irgendwo in den Bergen, geschah es dann. Beim Wandern kamen die Schmerzen. Nicht mehr nur Druck – diesmal war es ein Stechen, ein Ziehen, ein dramatischer körperlicher Zusammenbruch. Die Familie in Panik. Der Notarzt wurde gerufen. Und dann – mein Hintergrunddienst. Wiedersehen auf dem Kathetertisch. Diesmal ein klassischer Herzinfarkt mit ST-Hebungen. Ein Alarmzeichen, das nicht mehr zu überhören war. Er hatte Glück im Unglück. Wir konnten eingreifen. Die Schäden am Herzen waren spürbar, sichtbar – aber nicht endgültig. Mit Zeit, Therapie, Rehabilitation und echter Umstellung konnte sich sein Herz langsam erholen. Aber es brauchte mehr als einen Urlaub. Mehr als zwei Wochen Pause. Diese Geschichte zeigt: Das Herz gibt uns Zeichen. Früh, klar, eindringlich.

Aber wir müssen sie hören und hören wollen. Genau dafür ist dieses Kapitel da. Um unser wichtigstes Organ besser zu verstehen. Um es rechtzeitig zu schützen. Und um gemeinsam dafür zu sorgen, dass Herzerkrankungen nicht länger die Todesursache Nummer eins bleiben. Lassen Sie uns das ändern – mit Wissen, mit Mut. Jetzt ist die Zeit.

## *Wissen heißt eben nicht handeln – aber das ändern wir jetzt!*

Ich kann mir gut vorstellen, dass Sie sich beim Lesen der bisherigen Zeilen vielleicht genau diese eine Frage gestellt haben: Warum nehmen so viele Menschen die Warnzeichen ihres Herzens nicht ernst? Warum handeln sie nicht – obwohl sie es doch eigentlich besser wissen? Dass Schmerzen in der Brust, zum Beispiel klassisch bei Rauchern, auf einen Herzinfarkt hinweisen können, ist doch allgemein bekannt. Dafür braucht man nicht mal Google. Und trotzdem: Es passiert immer wieder. Menschen übersehen oder ignorieren die Signale ihres Herzens – bis es manchmal zu spät ist. Genau darin liegt ein entscheidender Punkt, der mich als Arzt und Herzmensch immer wieder beschäftigt: Es kommt nicht darauf an, was wir wissen. Sondern wie wir mit dem umgehen, was wir wissen. Wissen allein reicht nicht. Es ist wie ein Erste-Hilfe-Kurs, den man vor zehn Jahren mal gemacht hat – wenn wir im Ernstfall nicht danach handeln, ist er schlicht nutzlos. Oder der gute Ratschlag, der auf einem Post-it am Kühlschrank klebt – schön, aber nicht gelebt. Wissen ist eben nicht gleich Macht. Angewandtes Wissen – das ist Macht. Erst wenn wir es wirklich in unserem Innersten verstanden haben, verändert es etwas.

Das gilt ganz besonders für das Thema Herzgesundheit. Die Beschwerden sind meist eindeutig. Und doch werden sie oft übersehen. Bei Frauen äußern sich Herzprobleme häufig anders als bei Männern – leiser, subtiler, weniger dramatisch. In meinem Podcast *Leben auf Pump* spreche ich ausführlich darüber, dass ihre Symptome nicht selten verharmlost oder fehlinterpretiert werden – sowohl von ihnen selbst als auch von ihrem Umfeld. Und Männer? Die neigen eher zum Motto: Ich muss funktionieren. Die denken nicht lange nach – die machen einfach weiter. Sie tragen Verantwortung. Sie sind stark. Und verdrängen. Frauen wiederum haben oft das Problem, dass sie sich für alle verantwortlich fühlen – für die Kinder, den Partner, die Eltern, die Schwiegereltern, den Familienhund und manchmal auch noch für die gesamte

Nachbarschaft. Alle wollen geliebt und umsorgt werden. Da bleibt kaum noch Zeit für sich selbst. Das ist kein Vorwurf – das ist Realität. Hinzu kommt: dieses große gesellschaftliche Schweigen rund ums Herz. Rückenschmerzen teilt man mit anderen. Herzbeschwerden eher nicht. Warum eigentlich? Weil es uns Angst macht. Weil wir tief drin wissen, dass das Herz etwas Existenzielles ist. Weil wir spüren: Wenn hier etwas nicht stimmt, ist alles andere zweitrangig. Dann droht wahre Lebensgefahr, und darüber wollen die wenigsten wirklich sprechen. Doch genau das dürfen wir wieder lernen.

Deswegen möchte ich Ihnen an dieser Stelle einmal herzlich gratulieren – denn Sie tun gerade genau das Richtige: Sie informieren sich. Sie lesen, denken nach, spüren vielleicht sogar schon in sich hinein. Sie machen den ersten Schritt, um wieder eine Verbindung zu Ihrem Herzen aufzubauen. Denn es spricht mit uns. Nur haben wir verlernt, seine Sprache zu verstehen. Und nein, es spricht natürlich nicht in ganzen Sätzen – es sei denn, Sie sind besonders hellhörig. Aber es sendet uns Signale. Mal sanft, mal fordernd. Mal klopfend, mal drückend. Und ja – manchmal würde man sich wünschen, das Herz hätte einen WhatsApp-Account. »Hey, du – ich bräuchte da mal deine Aufmerksamkeit! Kein Stress, aber so geht's nicht weiter.« Leider kommt es meist anders: Das Herz redet. Und wir stellen es auf stumm. In diesem Kapitel machen wir seine Stimme wieder hörbar. Ich werde Ihnen praktische Werkzeuge an die Hand geben, damit Sie bei Herzinfarkt, Herzrhythmusstörungen, Herzschwäche, Klappenfehlern oder Herzmuskelentzündungen erste Anzeichen erkennen, richtig einordnen und vor allem rechtzeitig reagieren können. Selbst wenn Sie denken: »Bei mir ist es vielleicht schon zu spät.« Denn wissen Sie, was? Es ist selten zu spät – wenn wir bereit sind, genau hinzuhören und ins Handeln zu kommen. Also, legen wir los. Und keine Sorge: Es wird nicht nur medizinisch, sondern auch herzerwärmend. Vielleicht sogar ein bisschen unterhaltsam – denn ganz ehrlich: Wenn unser Herz schon mit uns spricht, dann dürfen wir ruhig auch mal mit einem Lächeln antworten.

## *Herzinfarkt – das unterschätzte Drama mit Ansage*

Es ist ein ganz normaler Tag auf der Feuerwache, als mein Melder plötzlich Alarm schlägt: Herzinfarkt. Sofort springe ich auf, mein Team und ich eilen zum Rettungswagen. Unser Ziel: ein Bürogebäude in der Nähe des Hafens. Nicht irgendeins. Ein lang gezogenes Hochhaus mit sicher zehn, vielleicht auch zwölf Etagen – wobei es sich in der Aufregung auch locker wie 32 anfühlt. Ein bekanntes Unternehmen, das täglich unzählige Briefe verschickt – Sie wissen schon, welches ich meine. Schmunzeln erlaubt.

Mit Blaulicht und Sirene bahnen wir uns den Weg durch den dichten Stadtverkehr. Wir kommen an, werden freundlich, aber hektisch empfangen – und dann heißt es: »Er ist ganz oben!« Natürlich. Es geht also mit dem Aufzug in die oberste Etage. Und ja – während man da steht, Herzinfarktalarm im Nacken, denkt man kurz: »Bitte, lieber Fahrstuhl, lass uns nicht stecken bleiben.« Der Aufzug wird zur Geduldsprobe. Jeder von uns hofft inständig, dass jetzt nichts schiefgeht – denn ja, auch das ist schon passiert. Doch heute haben wir Glück.

Oben angekommen, betreten wir ein Großraumbüro mit etwa 20 Arbeitsplätzen. Menschen schauen uns an, teils besorgt, teils starr vor Schreck. Und in der Mitte der Szenerie sitzt ein Mann, etwa Mitte 50, übergewichtig, Schweiß auf der Stirn, sichtbar am Kämpfen, um überhaupt Luft zu bekommen. Auf dem Tisch eine halb geleerte Kaffeetasse und – wie aus dem Lehrbuch – eine offene Zigarettenschachtel. Als er mich sieht, schaut er mich mit großen Augen an und sagt nur leise: »Helfen Sie mir!« Wichtig ist jetzt vor allem eines: keine Zeit zu verlieren. Ich stelle mich kurz vor, mein Team beginnt routiniert mit den Erstmaßnahmen. Das EKG bestätigt unseren Verdacht: ein akuter Vorderwandinfarkt. Ich lege einen Zugang, wir verabreichen Sauerstoff und Medikamente zur Blutverdünnung. Dann der eilige Transport in die Klinik. Natürlich mit Blaulicht und Sirenen. Eine Fahrt von wenigen Minuten fühlt sich manchmal ewig an. Aber nun endlich die Ankunft. Direkt ins Herzkatheterlabor. Das verschlossene Gefäß wird erfolgreich wieder eröffnet. Die Beschwerden des Patienten verschwinden nahezu sofort. Ein Leben gerettet – diesmal.

Der Herzinfarkt ist die häufigste Notfallsituation, die ich als Kardiologe erlebe – oft mit Ansage, selten ohne Vorwarnung. Die Signale sind meist da: Druck oder Engegefühl in der Brust, Ausstrahlung in Arm, Kiefer, Rücken oder Bauch. Bei Frauen äußern sich die Symptome häufig anders – weniger typisch, was die Diagnose erschwert. Der Begriff »atypisch« sorgt dabei häufig für Verwirrung. Er bedeutet nicht »ungewöhnlich«, »komisch« oder »seltsam«, sondern ist ein medizinischer Fachausdruck für Anzeichen, die vom klassischen Bild abweichen. Viele Frauen fühlen sich durch dieses Wort missverstanden oder nicht ernst genommen. Deshalb ist es mir wichtig zu betonen: »Atypisch« ist hier medizinscher Fachjargon und bedeutet lediglich, dass die Symptome anders ausfallen – nicht weniger real oder weniger bedeutsam. Ein Aha-Moment, den viele meiner Patientinnen dankbar aufnehmen.

Weitere mögliche Anzeichen eines Herzinfarkts sind Atemnot, Übelkeit oder Schweißausbrüche. Doch viele deuten diese Signale falsch: »Das ist nur Stress«, »eine Muskelverspannung«, »Verdauungsprobleme« – oder sie hoffen einfach, dass es von selbst wieder verschwindet. Doch was von selbst kommt, geht nicht immer von selbst. Zum Glück gehören Sie ab heute nicht mehr zu denen, die Ausreden suchen. Sie werden die Zeichen erkennen – bei sich und anderen. Und genau das wollen wir ja: den Herzinfarkt verhindern, bevor er entsteht.

### *Sie kommen leise – stille Infarkte*

Ein besonderes Augenmerk möchte ich auf die sogenannten stillen Herzinfarkte legen – wenn das Herz leidet, ohne zu schreien.

Dabei treten keine typischen Schmerzen oder dramatischen Symptome auf. Stattdessen äußern sich die Beschwerden leise, schleichend, fast unbemerkt und werden daher oft erst spät oder zufällig entdeckt. Besonders häufig betroffen sind Diabetiker, ältere Menschen und Frauen. Anstelle der klassischen Brustschmerzen treten Beeinträchtigungen wie ungewöhnliche Müdigkeit oder ein plötzliches Schwächegefühl auf. Viele denken dann an Erschöpfung oder Stress, nicht aber an einen Herzinfarkt.

Diese Fehldeutung führt zu gefährlichem Abwarten. Eine Studie aus dem Jahr 2015 – bekannt als *VIRGO-Studie*[12] – hat dieses Verhalten ganz genau unter die Lupe genommen. Die Forscher analysierten junge Patientinnen und Patienten mit akutem Herzinfarkt und fanden heraus: Frauen zögerten im Schnitt deutlich länger als Männer, ehe sie sich ins Krankenhaus begaben. Die Folge: Sie erhielten später lebensrettende Maßnahmen – mit teils dramatischen Auswirkungen auf ihre Überlebenschancen. Das ist höchst bedenklich, denn medizinisch ist klar: Zeit ist Herzmuskel. Bereits nach 20 bis 30 Minuten beginnt das Herzgewebe, unwiederbringlich abzusterben. Diese Zahlen zeigen eindrücklich, warum es so wichtig ist, entsprechende Warnsignale ernst zu nehmen – und nicht zu hoffen, dass es »schon wieder weggeht«. Denn manchmal ist genau das die kritische Zeit, die über Leben, Herzleistung – und Zukunft entscheidet. Je länger man wartet, desto größer wird der Schaden – und desto schwerwiegender fallen die Spätfolgen aus.

Meine Botschaft also an Sie: Bitte nehmen Sie Ihr Herz ernst – in Ruhe. Seien Sie aufmerksam, aber nicht ängstlich. Wenn Sie Beschwerden bemerken, die ungewöhnlich sind, nicht zu Ihnen passen oder einfach nicht verschwinden wollen, dann ist es klug, ärztlichen Rat einzuholen. Keine Sorge – das bedeutet nicht, dass Sie bei jedem Zwicken gleich den Notarzt rufen müssen. Aber es bedeutet, dass Sie Ihr Herz wieder wahrnehmen dürfen. Ein bisschen gesunder Menschenverstand – kombiniert mit dem, was Sie in diesem Buch lernen – ist oft der beste Ratgeber. Es geht nicht um Panik, sondern um Bewusstsein. Um die Bereitschaft hinzuschauen, statt zu verdrängen. Denn wer aufmerksam ist, kann frühzeitig handeln – und genau das macht den Unterschied.

## *Herzrhythmusstörungen – wenn das Herz aus dem Takt gerät*

Herzrhythmusstörungen sind weiter verbreitet, als viele denken. Allein in Deutschland betrifft dieses Phänomen Millionen von Menschen – und das Verrückte: Viele merken davon gar nichts. Selbst relevante Formen wie das Vorhofflimmern, die häufigste Rhythmusstörung im höheren Alter, bleiben oft unbemerkt. Studien zeigen, dass bis zu 70 Prozent der Betroffenen keine Symptome verspüren – das heißt: Das Herz flattert vor sich hin, ohne dass der Mensch es merkt. Und das kann gefährlich werden, wenn man es nicht erkennt und behandelt. Um Sie zu sensibilisieren: Typische Anzeichen sind in der Regel Herzstolpern, Herzrasen oder ein unregelmäßiger Puls – manchmal fühlt sich das an, als würde das Herz kurz tanzen oder aus dem Takt geraten. Dazu können Schwindel, Benommenheit, plötzliche Ohnmachtsanfälle oder ein Gefühl innerer Unruhe kommen. Viele beschreiben auch Atemnot oder sogar Angstgefühle. Und jetzt kommt die große Frage: Wie sollten Sie in solchen Fällen reagieren?

### *Akut oder unbedenklich?*

Die gute Nachricht zuerst: Die allermeisten Herzrhythmusstörungen sind ungefährlich – besonders bei jüngeren Menschen ohne bekannte Herzerkrankung. Oft sind es sogenannte Extrasystolen, also Extraschläge des Herzens, die durch Stress, Koffein oder Aufregung ausgelöst werden. Wenn man also gerade den dritten Espresso kippt oder zu viele dieser bunten Dosen trinkt, deren Inhalt angeblich Flügel verleiht (eher aber ein Minifeuerwerk im Brustkorb zündet), dann kann es schon mal ein bisschen stolpern. Das ist nicht schlimm – im Gegenteil: Manchmal kann man diese Rhythmusverschiebung sogar gezielt auslösen. Wollen Sie mal? Nehmen Sie einfach einen tiefen Atemzug … und atmen Sie dann wieder aus … Und? Spüren Sie ein kurzes Flattern? Herzlichen Glückwunsch, das war eine Extrasystole! Völlig normal – und sogar ein schöner Aha-Moment: Das Herz reagiert auf unseren Atem, es ist lebendig. Genau das ist auch der Punkt. Nicht jedes Stolpern ist gleich ein Notfall – aber es verdient Aufmerksamkeit.

Vorsicht ist geboten, wenn die Symptome häufiger auftreten, anhalten oder ohne erkennbaren Auslöser kommen. Zeigen sich außerdem Schwindel, Schwächegefühle oder gar eine Ohnmacht, ist es an der Zeit, das Ganze medizinisch abklären zu lassen. Am besten mit einem Langzeit-EKG, das über 24 Stunden (oder auch länger) die elektrische Aktivität des Herzens aufzeichnet. Aus eigener klinischer Erfahrung kann ich Ihnen versichern: Lebensbedrohliche Herzrhythmusstörungen zeigen sich. Sie verstecken sich nicht. Wenn sie da sind, sind sie auch im EKG sichtbar – und wir können sie gezielt behandeln.

### *Der Klassiker – das Vorhofflimmern*

In diesem Fall schlagen die Vorhöfe des Herzens nicht mehr rhythmisch, sondern flattern wie aufgeregte Tauben. Das Problem: Durch dieses Flimmern kann sich Blut in den Vorhöfen stauen. Und wo Blut stehen bleibt, bilden sich Gerinnsel. Diese sogenannten Thromben können dann – bildlich gesprochen – wie kleine Kanonenkugeln durch den Körper schießen. Landet ein solches Gerinnsel im Gehirn, kommt es zum Schlaganfall. Deshalb ist es so wichtig, Vorhofflimmern und auch Vorhofflattern (eine ähnliche, aber regelmäßigere Form) rechtzeitig zu erkennen und Blutverdünner gezielt einzusetzen, um das Risiko eines plötzlichen Schlaganfalls durch »schießende Thromben« zu senken.

Besonders dramatisch sind sogenannte Kammer-Tachykardien – wenn die Herzkammern plötzlich extrem schnell schlagen. Das ist ein akuter Notfall, der sich ganz klar zeigt: Bewusstlosigkeit, körperlicher Zusammenbruch, Lebensgefahr. Da gibt es kein

»mal Schauen« – hier ist sofortige Hilfe gefragt. Aber zum Glück sind diese Formen selten.

### *Praktische Tipps*

Noch ein kleiner Lichtblick: Die meisten Menschen mit gelegentlichem Herzstolpern sind nicht in akuter Gefahr. Was also tun, wenn man Herzrasen bemerkt oder sich plötzlich unwohl fühlt? Ganz wichtig: Ruhe bewahren. Puls tasten. Ist er zu schnell oder unregelmäßig? Bei anhaltenden Symptomen, Schwindel oder Brustschmerzen gilt: lieber einmal den ärztlichen Bereitschaftsdienst oder Notruf wählen – dort kann man Ihnen sagen, wie dringend das Ganze ist und was Sie tun sollten. Denn nicht jede Rhythmusstörung ist dramatisch – aber sie ist immer eine Einladung, dem Herzen Aufmerksamkeit zu schenken.

Und auch ohne Beschwerden lohnt sich regelmäßige Vorsorge: Ab dem 35. Lebensjahr haben gesetzlich Versicherte alle drei Jahre Anspruch auf einen Gesundheits-Check beim Hausarzt. Da kann man unter anderem auch ein EKG schreiben lassen – einfach, schmerzfrei, aufschlussreich. Wer mag, kann auch zu Hause ab und zu seinen Puls tasten. Wenn er sich regelmäßig und kräftig anfühlt – wunderbar. Wenn nicht, einfach mal prüfen lassen.

Meine wichtigste Botschaft: Herzstolpern ist nicht gleich Herztod. Und: Aufklärung nimmt Ängste. Genau das möchte ich mit diesem Buch erreichen. Wissen schützt – und wer sein Herz kennt, kann besser reagieren. Also bleiben Sie wachsam, ohne sofort in Panik zu verfallen. Wenn Ihr Herz mal aus dem Takt gerät – sehen Sie es als liebevollen Hinweis. Es spricht mit Ihnen. Hören Sie hin!

## *Herzschwäche, Klappen & Co. – was Sie wissen sollten*

Im Folgenden möchte ich Ihnen noch einen kurzen Überblick geben über einige andere häufige Herzerkrankungen, die mir in meinem ärztlichen Alltag regelmäßig begegnen – und die vielen Menschen Sorgen bereiten. Immer wieder erreichen mich Fragen dazu: »Wie schlimm ist das wirklich?«, »Wie erkenne ich so etwas?« oder »Was kann ich tun, wenn …?« Deshalb werde ich in den nächsten Abschnitten auf drei wichtige Themen eingehen, die mir besonders am Herzen liegen: die Herzschwäche, die Erkrankungen der Herzklappen und die oft unterschätzte Herzmuskelentzündung – auch Myokarditis genannt.

Es geht mir dabei nicht um medizinisches Fachchinesisch, sondern darum, Ihnen Sicherheit zu geben, unnötige Ängste zu nehmen und Ihnen praktische Hinweise mitzugeben, wie Sie gut auf Ihr Herz achten können. Denn genau darum geht es in diesem Buch: dass wir gemeinsam lernen, das Herz besser zu verstehen – und es zu schützen, bevor es zu spät ist.

### *Wenn das Herz nicht mehr richtig pumpt – die unterschätzte Herzschwäche*

Manchmal flüstert uns das Herz zu, dass es nicht mehr so kraftvoll ist wie früher. Und manchmal ruft es laut. Die Rede ist von Herzinsuffizienz – oder einfacher gesagt: Herzschwäche. Das bedeutet, das Herz ist zu schwach, um ausreichend Blut – und damit Sauerstoff – in den Körper zu pumpen. Und da Sauerstoff unser Lebenselixier ist, erschöpft sich im Folgenden der ganze Körper. Herzschwäche ist also im wahrsten Sinne tatsächlich eine Körperschwäche.

Typische Anzeichen? Atemnot – zuerst bei Anstrengung, später auch in Ruhe. Eine plötzliche, unerklärliche Erschöpfung. Und geschwollene Beine, oft an beiden Seiten. Viele Betroffene tun das, was viele eben tun: Sie schieben es aufs Alter. »Ist halt so.« »Bin ja auch keine 18 mehr …« Oder noch schöner: »Das gehört doch dazu.« Aber ich sage: Nein, das muss nicht dazugehören! Denn manchmal steckt eben nicht das Alter dahinter – sondern ein Herz, das einfach zu lange überhört wurde. Ja, auch das Herz altert. Und nein – so leid es mir tut –, es bleibt bedauerlicherweise kein ewiger Jungbrunnen, auch wenn wir uns das manchmal wünschen.

Es wäre schön, wenn es ein Leben lang wie ein frisch geölter Ferrari röhren würde. Aber auch das Herz kommt irgendwann in den Wartungsmodus. Wichtig ist: Diese Schwäche tritt selten einfach so auf. Meistens ist sie die Folge von vorangegangenen Erkrankungen – etwa mehreren kleinen oder großen (unbemerkten?) Herzinfarkten. Oder sie entsteht schleichend, wenn Risikofaktoren wie Bluthochdruck über Jahre unbemerkt ihr Werk tun.

Die gute Nachricht ist: Das Herz kann sich erholen! Mit der richtigen Therapie – bestehend aus gezielter Bewegung, gesunder Ernährung, moderner medikamentöser Unterstützung und einem Lebensstil, der das Herz nicht mehr nur als Motor, sondern als Verbündeten betrachtet – kann sich das Herz sogar deutlich regenerieren. Und ist das nicht eigentlich etwas Wunderschönes? Unser Herz schenkt uns Tag für Tag so viel – ohne zu klagen, ohne Pause, einfach weil es für uns da ist. Und irgendwann kommt der Moment, an dem wir ihm etwas zurückgeben dürfen. Wie? Mit einem gesunden Lebensstil, mit liebevoller Achtsamkeit – und genau mit dem, was Sie gerade tun: sich informieren, mit Herz und mit Neugier.

### *Herzklappenerkrankungen – wenn die Ventile nicht mehr richtig schließen*

Unser Herz besitzt vier Klappen – kleine, aber entscheidende Strukturen, die den Blutfluss in geordnete Bahnen lenken. Man kann sich diese Klappen vorstellen wie perfekt abgestimmte Ventile in einem hochkomplexen Pumpsystem. Sie öffnen und schließen sich im Takt des Lebens, damit das Blut stets in die richtige Richtung fließt – wie in einem gut geplanten Einbahnstraßensystem.

Wenn diese Ventile jedoch nicht mehr richtig arbeiten, spricht man entweder von einer sogenannten Insuffizienz oder einer Stenose. Beides sind medizinische Fachbegriffe mit altgriechischem oder lateinischem Ursprung – aber keine Sorge, wir machen's einfach: »Insuffizienz« bedeutet, dass eine Klappe nicht mehr richtig schließt (»insufficere« heißt »nicht ausreichen«), während »Stenose« bedeutet, dass sich eine Klappe nicht mehr vollständig öffnet (»stenos« heißt »eng«). In beiden Fällen entsteht ein Problem: Das Blut fließt nicht mehr optimal – es staut sich zurück oder kommt nicht ausreichend voran. Und wenn das Herz nicht effizient pumpt, leidet der gesamte Körper. Denn, seien wir ehrlich: Wenn das Herz nicht mitmacht, hilft auch der fitteste Bizeps nichts.

Herzklappenerkrankungen betreffen also nicht nur das Herz allein – sie wirken sich systemisch aus, auf unseren gesamten Organismus. Symptome können Luftnot sein, eine deutliche Leistungsschwäche, auffällige Herzgeräusche oder auch Rhythmusstörungen. Das Gemeine daran: Der Verlauf ist oft schleichend. Die Beschwerden kommen nicht über Nacht, sondern entwickeln sich über Jahre. Viele Betroffene schieben das dann – wieder mal – auf das Alter. Und ein Stück weit stimmt das auch. Denn unsere Herzklappen sind echte Dauerarbeiter. Sie öffnen und schließen sich rund 100 000-mal am Tag – und irgendwann dürfen sie auch mal etwas müde werden.

Die gute Nachricht: Heute sind viele Herzklappenerkrankungen gut behandelbar – teils sogar mit minimalinvasiven Eingriffen, die nur wenige Tage Klinikaufenthalt erfordern. Besonders häufig sehen wir leichte bis mittelgradige Insuffizienzen – also Klappen, die nicht ganz perfekt schließen, aber noch gut mitmachen. Und da genügt oft eine konservative Therapie, zum Beispiel mit Medikamenten – ganz ohne Operation. Erst bei schwerwiegenden, hochgradigen Veränderungen müssen wir über einen Eingriff sprechen. In solchen Fällen darf dann auch mal unser herzchirurgischer Kollege ran. Ich sage das mit einem Augenzwinkern – denn als Kardiologe ist es natürlich mein Ziel, möglichst viele Herzensangelegenheiten ohne Skalpell zu lösen. Aber ich gebe zu: Wenn's ernst wird, darf der Herzchirurg auch mal glänzen – und das macht er dann in der Regel auch mit Bravour. Wir sind schließlich ein Team. Und das Herz? Das freut sich, wenn alle an einem Strang ziehen – im wahrsten Sinne des Wortes.

### *Myokarditis – wenn ein Infekt dem Herzen zu nahekommt*

Wir lösen das Fachchinesisch gleich mal auf: »Myo« kommt aus dem Griechischen und steht für »Muskel«, »Kard« für das »Herz« und »-itis« bedeutet schlicht »Entzündung«. Also: Herzmuskelentzündung. Ganz einfach. Und doch so wichtig, denn sie wird häufig unterschätzt. Verursacht wird diese Entzündung meist durch Viren – und jetzt kommt der Clou: Diese Viren bekommt man nicht durch irgendeinen Spezialtrick, sondern ganz banal durchs Leben. Jawohl – einfach, indem man lebt! Viren sind unsere täglichen Begleiter. Sie reisen mit uns in der Bahn, husten uns im Supermarkt ins Ohr und fliegen bei Familienfeiern besonders gern von Kind zu Kind. Manche nennen sie charmant »banale Infekte« – die kleinen klassischen Husten-Schnupfen-Heiserkeit-Künstler, die in der Regel völlig harmlos sind. Unser Immunsystem winkt freundlich, macht kurzen Prozess – und weiter geht's. Aber: Manchmal, ganz selten, ist da ein Virus, das hartnäckiger ist. Und das sich denkt: »Ach, das Herz sieht gemütlich aus. Da bleib ich.«

Typische Symptome? Ein allgemeines Schwächegefühl, Herzstolpern, Druck oder Schmerzen in der Brust, manchmal auch leichtes Fieber – eben alles, was man auch bei einem grippalen Infekt vermuten würde. Und genau das ist das Tückische. Denn viele schieben die Beschwerden auf Stress oder die Jahreszeit, auf das »typische Wetter« oder zu wenig Schlaf. Die größte Gefahr besteht dann, wenn man in dieser Phase weitermacht wie bisher – Sport treibt, sich verausgabt oder einfach »funktioniert«. Dabei ist genau jetzt das Gegenteil gefragt: Ruhe. Und zwar richtige Ruhe. Körperliche Ruhe, aber auch seelische. So, als würde man sich innerlich wiegen wie das Meer an einem windstillen Sommertag. Keine Action, kein Ehrgeiz, einfach nur Sein.

Und jetzt kommt's: In diesem seltenen Fall darf ich als Arzt tatsächlich mal ganz offiziell etwas sagen, das man sonst nie hört – das sich fast schon verboten anfühlt: »Bitte machen Sie keinen Sport!« Ja, richtig gelesen. Ausnahmsweise mal kein Training, kein Power-Work-out, keine 10 000 Schritte – sondern einfach mal: Pause. Ich hoffe, Sie nehmen mich beim Wort – auch wenn es ungewöhnlich ist, so etwas von einem Kardiologen zu hören.

In den meisten Fällen heilt eine Myokarditis ganz von selbst aus – still, leise, zuverlässig. Oft so unauffällig, dass man rückblickend denkt: »Huch, ich hatte wohl mal eine?« Ja, das ist möglich. Und wenn Sie jetzt gerade lächeln und sich denken: »Also bei dieser Wintergrippe letztes Jahr, da ging's mir wirklich nicht so gut …« – dann gehören Sie zu den vielen, deren Herz einfach wunderbar still mitgearbeitet hat. Unser Herz ist nämlich nicht nur stark – es besitzt eine außerordentliche Regenerationsfähigkeit, auf die wir uns verlassen können.

Eine bemerkenswerte italienische Studie aus dem Jahr 2018, *Clinical Presentation and Outcome in a Contemporary Cohort of Patients With Acute Myocarditis*[13], hat 443 Patientinnen und Patienten mit akuter Myokarditis über einen Zeitraum von bis zu fünf Jahren begleitet. Das Ergebnis ist beruhigend: Bei über 70 Prozent der Betroffenen verlief die Erkrankung unkompliziert und heilte vollständig aus. Nur bei jenen mit bereits zu Beginn schwerem Verlauf – etwa mit Herzrhythmusstörungen oder eingeschränkter Pumpfunktion – traten langfristige Komplikationen auf. Diese Erkenntnisse zeigen, dass unser Herz eine beeindruckende Selbstheilungskraft besitzt – vorausgesetzt, wir hören auf seine Signale und gönnen ihm die nötige Ruhe. Was ich Ihnen damit sagen möchte: Auch wenn die Myokarditis ein ernst zu nehmendes Thema ist – sie ist kein Grund zur Panik. Sondern ein Grund, liebevoll innezuhalten und dem Herzen genau das zu geben, was es dann braucht: Ruhe.

## *So erkennen wir Herzerkrankungen früher – im besten Team der Welt!*

In den letzten Abschnitten haben Sie einen Einblick in die häufigsten Herzerkrankungen bekommen, die mir als Kardiologe fast täglich begegnen. Vielleicht haben Sie beim Lesen ein paar Aha-

Momente erlebt, vielleicht auch ein klein wenig Erleichterung verspürt oder Mut geschöpft. Und nun stellt sich die entscheidende Frage: Wie schaffen wir es gemeinsam, diese Erkrankungen früher zu erkennen – und im besten Fall zu verhindern?

Die Antwort ist einfach: zusammen. Als echtes Team.

Ich selbst bin leidenschaftlicher Basketballspieler. Als Jugendlicher wurde ich sogar in die deutsche Basketball-Jugendnationalmannschaft eingeladen– eine Riesenehre! Ich habe mich am Ende dann doch für die Medizin entschieden, aber was mich bis heute begleitet, ist dieses Gefühl von Teamgeist, Zusammenspiel, Euphorie. Dieses Gefühl, wenn man gemeinsam aufläuft, sich blind versteht, einander Pässe zuspielt, sich anfeuert, feiert, kämpft – und am Ende den Sieg holt.

Und wissen Sie, was? Genau so wünsche ich mir die Zusammenarbeit im Gesundheitswesen. Nicht: Arzt sagt – Patient hört. Sondern: Wir spielen zusammen. Wie ein Dreamteam im All-Star-Game. Jeder hat seine Rolle. Jeder ist wichtig. Der Arzt bringt das medizinische Wissen mit, stellt die richtigen Diagnosen, gibt den entscheidenden Pass. Der Patient kennt seinen Körper, spürt erste Veränderungen, reagiert sensibel auf Signale. Die Angehörigen? Die sehen oft Dinge, die niemand sonst bemerkt – wie der Mitspieler auf dem Feld, der im richtigen Moment zur freien Position läuft. Und dann gibt es da noch die, die unser Spiel stabilisieren, selbst wenn es mal wackelt: die Pflegenden. Sie sind wie die tragende Mitte auf dem Spielfeld – sie behalten den Überblick, geben Halt, stärken und stützen, wenn's eng wird. Und auch die Physiotherapie ist Teil unseres Herzensteams. Sie bringt Bewegung ins Spiel, schenkt Kraft zurück und hilft, das Vertrauen in den eigenen Körper wiederzufinden – wie der Teamkollege, der einen nach einem harten Spielzug wieder auf die Beine bringt und zur nächsten Aktion motiviert. Jeder Beitrag zählt. Jeder ist wertvoll. Denn nur wenn alle zusammenspielen, entsteht ein echtes Team.

Und wissen Sie, wer unser Trainer ist? Das Herz selbst. Es gibt die Richtung vor. Es kennt den Rhythmus. Es weiß, wann Tempo gefragt – und wann eine Pause nötig ist. Wenn wir lernen, auf unser Herz zu hören, auf seine feinen Hinweise, sein Taktgefühl, seine leisen Rufe, dann spielen wir alle perfekt zusammen. Die Meisterschaft? Das ist wahre Herzgesundheit. Und ich sage Ihnen: Die gewinnen wir nur gemeinsam. Was dafür nötig ist? Diese drei Dinge:

**Der Selbst-Check:** Er beginnt genau jetzt, während Sie diese Zeilen lesen. Sie informieren sich, bauen Wissen auf. Und zwar nicht nur theoretische Fakten – sondern echtes Verstehen. Sie lernen wieder, auf Ihr Herz zu hören. Wie es tickt, wie es mit Ihnen spricht. Wer sein Herz kennt, erkennt früher, wenn etwas nicht stimmt.

**Die richtige Reaktion:** Im Begriff »re-agieren« steckt schon alles drin, was notwendig ist, nämlich »agieren«. Also: handeln, aktiv werden, etwas tun. Nicht mehr googeln, nicht mehr abwarten, sondern den Mut haben, ärztliche Hilfe zu holen. Symptome ernst nehmen. Den Puls fühlen. Den Notruf wählen, wenn es nötig ist. Denn bei einem Herzinfarkt gilt: »Time is muscle.« Zeit ist Herzmuskel. Oder anders gesagt: Jede Minute zählt.

**Die Macht der Prävention:** Es gibt einfache, aber unglaublich wirkungsvolle Maßnahmen, die im besten Fall Leben retten können – und genau darum geht's. Denn Prävention ist keine Theorie, sondern gelebte Herzensmission. Der berühmte »Check-up 35«, der allen gesetzlich Versicherten ab dem 35. Lebensjahr zusteht, ist ein fantastischer Anfang. Aber damit dieser Check nicht irgendwo in einer Schublade verstaubt, habe ich ihn neu verpackt – als echtes Herzenstool.

## *»Be B-E-St« – die clevere Formel für Ihre Herzgesundheit*

**»Be B-E-St«**: Klingt wie ein Fitnessprogramm fürs Herz? Ist es auch! Denn hinter diesen Buchstaben steckt nicht nur ein medizinischer Check, sondern ein echtes Versprechen: Sie kümmern sich um Ihren Blutdruck, Ihre Blutwerte und Ihr EKG – und Ihr Herz dankt es Ihnen mit Bestform. Und hier kommt die Auflösung:

**B** wie **Blutbild**: Blutentnahme zur Kontrolle von Cholesterin, Blutzucker & Co.

**B** wie **Blutdruck:** Hier zählt natürlich auch der Puls dazu. Beides zu messen, geht schnell, ist schmerzfrei und doch unglaublich wichtig. Denn ein zu hoher Blutdruck bleibt oft lange unbemerkt – und ist einer der größten Risikofaktoren für Herz-Kreislauf-Erkrankungen. Und wenn der Puls mal stolpert oder aus dem Takt gerät? Dann kann genau das ein erstes Zeichen dafür sein, dass das Herz sich meldet. Ein kleiner Check – mit großem Aussagewert.

**E** wie **EKG:** Hier ist ein einfaches Ruhe-EKG gemeint, das Hinweise auf Rhythmusstörungen, Herzinfarkte oder Durchblutungsstörungen liefern kann.

**ST** wie **SympTome:** Das Wichtigste überhaupt sind Sie. Hier zählen Ihre Beobachtungen. Ihre Gefühle. Ihre Beschreibung der Beschwerden.

Denn was nützt der beste Check, wenn niemand merkt, dass etwas nicht stimmt? Die Wahrheit ist: Ihre Stimme ist oft der Gamechanger. Wenn Sie Ihrem Arzt klar und klug schildern, was sich verändert hat – wann, wie oft, wie stark –, wird dieser hinhören. Richtig hinhören. Und gezielt untersuchen. Genau da beginnt die beste Medizin: mit Ihren Worten.

Doch hier kommt der entscheidende Punkt: Das funktioniert nur, wenn Sie die richtigen Worte wählen. Keine Google-Begriffe. Kein medizinisches Rätselraten. Sondern echtes Verständnis, das zwischen den Zeilen mitschwingt. Und wissen Sie, was? Genau das kann man lernen. Dafür habe ich meinen Podcast ins Leben gerufen, *Leben auf Pump – Deine Sprechstunde mit Empathie*. Dort zeige ich Ihnen Schritt für Schritt, wie Sie genau die richtigen Formulierungen finden, um Ihre Symptome so zu schildern, dass sie verstanden – und richtig eingeordnet werden. Ich verrate Ihnen die »magischen Begriffe«, mit denen Sie Ihren Arzt nicht nur erreichen, sondern im wahrsten Sinne des Wortes: aktivieren. Denn es ist wie bei einem Türschloss: Erst der passende Schlüssel öffnet unmittelbar die Tür zur »richtigen« Behandlung.

Zusammen können wir wirkungsvoll agieren: Sie, als Patientin oder Patient, dürfen gezielt Fragen stellen, nachhaken, über Ihre Beobachtungen sprechen. Wir als Ärztinnen und Ärzte dürfen besser hinhören, klarer erklären, offener sein für Sorgen, nicht nur für Zahlen. Denn hier beginnt unsere gemeinsame Mission – nicht nur individuell, sondern auch gesellschaftlich. Eine Mission, die das Ziel hat, Herzkrankheiten von Platz eins der Todesursachen zu verdrängen. Damit mehr Platz wird – für echtes Leben. Für Bewegung. Für Lachen. Für gute Gespräche. Für erfüllte Momente mit Menschen, die wir lieben. Für einen Alltag mit mehr Kraft, mehr Energie, mehr Herz.

Kapitel 5

# Bewegung und Powerfood

*Wie Sport und mediterrane Ernährung Herz und Kreislauf stärken*

April 2022. Es ist spät am Abend. Ich bin zu Hause, Oberarzt-Hintergrunddienst. Mein Telefon klingelt schrill durch die Stille – ein aufgeregter Assistenzarzt ist am anderen Ende der Leitung. »ST-Streckenhebung! Akuter Infarkt!« Wer das hört, weiß: Hier geht es um Minuten. ST-Streckenhebungen im EKG sind ein Alarmzeichen, ein rotes Warnsignal, das unmissverständlich bedeutet: Ein Herzkranzgefäß ist vollständig verschlossen. Akute Lebensgefahr. Der Patient: 53 Jahre alt, Vorstandsvorsitzender eines großen Unternehmens in einer nahen Großstadt. Ein Mann, der gewohnt ist, Entscheidungen zu treffen. Jetzt liegt sein Leben in meinen Händen. Ich werfe mir die Jacke über, gehe schnellen Schrittes zum Auto und fahre zügig ins Krankenhaus. 25 Minuten später stehe ich im Herzkatheterlabor, direkt vor ihm. Sein Gesicht ist schmerzverzerrt, Schweißperlen auf der Stirn. Ich gebe ihm Schmerzmedikamente – sie lindern das Leiden, aber die eigentliche Ursache bleibt: Sein Herz kämpft, weil ein verschlossenes Gefäß die Sauerstoffzufuhr blockiert. Die Untersuchung beginnt. Minuten später gelingt es mir, das Gefäß mit einem Stent zu eröffnen. Und in genau diesem Moment – so oft habe ich das schon gesehen – passiert das kleine Wunder: Der Schmerz verschwindet. Sofort. Der Patient atmet tief durch, als könne er zum ersten Mal seit Jahren richtig Luft holen.

Am nächsten Morgen besuche ich ihn auf der Station. Doch statt Erleichterung sehe ich etwas anderes in seinen Augen: Niedergeschlagenheit. »Was ist los?«, frage ich. Er seufzt. »Ich bin natürlich froh, dass ich überlebt habe. Aber … ich weiß, dass dieser Herzinfarkt alles verändern wird.« Ich blicke ihn an. Ja, das wird er. Und das muss er auch.

Sein aktueller Zustand? Übergewichtig. Ein stressiger Job mit enormer Verantwortung. Wenig Bewegung, schlechte Ernährung, jahrelanges Rauchen. Er ist erschöpft, nicht nur körperlich, sondern auch seelisch. Die Frage ist jetzt: Wird er diese zweite Chance nutzen? Ich nehme mir Zeit für ihn. Wir sprechen über seine Ängste, über seine Zukunft, über sein Leben. Ich erzähle ihm, dass dieser Moment ein Wendepunkt sein kann – wenn er es zulässt. Ich sehe, wie sich während unseres Gesprächs etwas in seinem Blick verändert. Hoffnung kehrt zurück.

Monate später begegne ich ihm wieder – zur Verlaufskontrolle in meiner Sprechstunde. Doch der Mann, der mir gegenübertritt, ist kaum wiederzuerkennen. 15 Kilo leichter, frischer Teint, wacher Blick. Er strahlt. Die Reha hat ihm gutgetan. Aber das ist nicht alles. Er hat seinen Lebensstil verändert. Wieder mit dem Sport angefangen, seine Ernährung komplett umgestellt. Er fühlt sich fitter als je zuvor.

### *Pflegen Sie Ihren Herzmotor*

Warum erzähle ich Ihnen diese Geschichte? Weil sie zeigt, was möglich ist. Weil sie beweist, dass ein Herzinfarkt nicht das Ende bedeuten muss – sondern ein Anfang sein kann. Ein Neuanfang mit klarer Richtung, mit Energie, mit Hoffnung. Und jetzt keine Sorge: Das heißt nicht, dass Sie erst auf den Herzinfarkt warten müssen, um in Bewegung zu kommen! Wir müssen das Schicksal ja nicht unnötig dramatisch herausfordern. Viel schöner ist es doch, wenn Sie diesen Neuanfang freiwillig wählen – mit einem Herzen, das schlägt, bevor es stolpert. Und genau darum geht es in diesem Kapitel: um Bewegung und Ernährung – die zwei wohl mächtigsten Werkzeuge, mit denen Sie Ihr Herz nicht nur schützen, sondern stärken können.

Stellen Sie sich Ihr Herz wie den Motor eines Autos vor. Wenn Sie es ständig mit schlechtem Benzin betanken und keine Wartung durchführen, ist das Ergebnis absehbar: Motorschaden. Irgendwann bleibt es stehen. Aber: Ein gut gepflegtes Auto, das regelmäßig gewartet wird, hält lange. Sehr lange. Es bringt Sie sicher durch unzählige Kilometer und schenkt Ihnen die Freiheit, das Leben in vollen Zügen zu genießen. Genau darum geht es: Ihr Herz verdient diese Pflege. Und das Beste daran? Es ist viel einfacher, als Sie denken.

In diesem Kapitel werden wir genau das zusammen angehen: Ich zeige Ihnen, wie Sie Bewegung und gesunde Ernährung mühelos in Ihren Alltag integrieren können – ohne Diät, ohne komplizierte Trainingspläne – und ganz leicht ins Tun kommen. Ab sofort. Denn das ist das Entscheidende: nicht lang darüber nachdenken, sondern machen.

Die Dinge sind einfacher, als Sie denken: Ein gesunder Lebensstil besteht im Wesentlichen aus diesen zwei Säulen – Bewegung und Ernährung. Punkt. Kein kompliziertes Konzept, keine verwirrenden Theorien. Und doch sind es die stärksten Werkzeuge, die wir haben, um unser Herz langfristig gesund zu halten. Wie bringen wir jetzt das Ganze ins Daily Life, ohne uns dabei selbst zu überfordern? Genau das zeige ich Ihnen jetzt.

### *Träger Mensch, träges Herz*

Ich bin ja eigentlich ein sehr positiver Mensch – aber lassen Sie uns zur Veranschaulichung mal ganz bewusst mit einem kleinen Negativbeispiel starten. Einfach, weil es so schön zeigt, warum Bewegung so wichtig ist. Was passiert eigentlich, wenn wir diesen Punkt vernachlässigen? Die Antwort ist einfach: Das Herz verlernt zu arbeiten. Wie jeder andere Muskel auch muss es trainiert werden, um leistungsfähig zu bleiben. Wer sich kaum bewegt, zwingt es dazu, im »Sparmodus« zu laufen. Das klingt erst mal nicht dramatisch, die Folgen aber sind enorm: Das Herz wird zunehmend ineffizient, es pumpt nicht mehr so kraftvoll, es lernt nicht mehr, sich flexibel an Belastungen anzupassen. Der Blutdruck steigt, weil dem Körper ohne regelmäßige Bewegung die Fähigkeit fehlt, den Kreislauf stabil zu halten. Stressreaktionen, schnelle Belastungswechsel – all das wird schwieriger. Müdigkeit und Antriebslosigkeit nehmen zu. Wer sich wenig bewegt, fühlt sich weniger energiegeladen. Der Körper gewöhnt sich an das »Nichtstun« – mit fatalen Folgen für die Leistungsfähigkeit. Dazu kommt: Ein bewegungsarmer Lebensstil führt in den meisten Fällen auch zu einer Gewichtszunahme – ein zusätzlicher koronarer Stressfaktor. Bewegungsmangel verändert sogar die Blutfettwerte: Das schlechte Cholesterin (LDL) steigt, das gute Cholesterin (HDL) sinkt. Übersetzt heißt das: Das Risiko für Herz-Kreislauf-Erkrankungen geht durch die Decke. Kurz gesagt: Ein Herz, das nicht trainiert wird, verliert seine Anpassungsfähigkeit. Und genau diese Anpassungsfähigkeit brauchen wir – für ein gesundes, starkes Leben.

### *Bewegung macht den Unterschied*

An dieser Stelle könnte ich Ihnen jetzt erzählen, was die Wissenschaft alles über Bewegung herausgefunden hat – aber wissen Sie, was? Viel spannender ist doch, was Bewegung im echten Leben bewirken kann. Ich nehme Sie dafür kurz mit in meinen Alltag. Ich stehe morgens früh auf, meistens gegen 5.30 Uhr – ja, ich weiß, das klingt für viele schon verrückt. Ging mir früher genauso. Ich dachte immer, ich brauche erst mal ein großes Frühstück, mindestens zwei Tassen Kaffee und ganz viel Überwindung, um überhaupt in die Gänge zu kommen. Doch ein guter Freund sagte irgendwann mal zu mir: »Probier's doch einfach mal aus.« Und ich tat's. Nicht perfekt, nicht gleich sieben Tage die Woche, aber Schritt für Schritt. Heute starte ich den Tag mit 15 Minuten auf dem Crosstrainer, ein paar gezielten Übungen, einer heißen Dusche – und zum Abschluss einem eiskalten Kick.

Warum ich das erzähle? Nicht, weil Sie das jetzt genauso machen sollen – sondern um Ihnen zu zeigen, was möglich ist. Wie sich der Körper an Routinen gewöhnt. Wie schnell wir spüren können, dass sich etwas verändert. Und wie sehr das Herz es uns dankt, wenn wir ihm morgens schon ein kleines bisschen Aufmerksamkeit schenken.

Jetzt denken Sie vielleicht: »Ja schön, aber ich kann nicht jeden Morgen um 6.00 Uhr ins Fitnessstudio.« Und wissen Sie, was? Das müssen Sie auch gar nicht! Es geht nicht darum, ein durchgetaktetes Sportprogramm zu absolvieren. Es geht um Bewegung im Alltag. Vielleicht starten Sie ja mit fünf Minuten Dehnen. Oder einem Spaziergang nach dem Frühstück. Es geht nicht darum, von vornherein perfekt zu sein – sondern darum, etwas Eigenes zu finden, das Ihnen guttut. Wenn Sie regelmäßig aktiv sind, passiert Folgendes: Ihre Durchblutung verbessert sich, weil Ihr Herz kräftiger pumpt und Ihr Kreislauf stabiler wird. Sie bauen Stresshormone ab und bekommen den Kopf frei. Ihre Blutfettwerte verbessern sich: Das gute Cholesterin (HDL) steigt an, während das schlechte (LDL) sinkt. Ihr Körpergewicht stabilisiert sich, wodurch das Herz weniger Masse versorgen muss und effizienter arbeiten kann. Kurz gesagt: Jede Form von Bewegung macht Ihr Herz stärker und schützt es vor Erkrankungen.

### *Gesunde Ernährung – keep it simple*

Jetzt könnte man denken: »Okay, also einfach nur mehr bewegen, und alles ist gut?« Fast. Die zweite Säule ist Ihre Ernährung. Denn was bringt es, wenn Sie Ihren Motor – also Ihr Herz – regelmäßig laufen lassen, aber gleichzeitig schlechtes Benzin in den Tank füllen? Unser Körper ist darauf programmiert, aus Nährstoffen Energie zu gewinnen und sich selbst zu regenerieren. Wenn wir ihn mit industriell verarbeiteten Lebensmitteln, Transfetten und Zucker überladen, bedeutet das für unser Herz nur eines: Stress. Viele Herz-Kreislauf-Erkrankungen entstehen durch stille Entzündungen im Körper – verursacht durch ungesunde Ernährung. Gesundes Essen mit viel Gemüse, wertvollen Fetten und wenig Zucker unterstützt die Elastizität der Gefäße und hilft dabei, unsere Arterien geschmeidig und durchlässig zu halten. Und es optimiert die Blutfettwerte, weil gesunde Fette und eine ausgewogene Ernährung helfen, die Balance zwischen LDL und HDL zu regulieren.

Das Schöne ist: Gesunde Ernährung ist kein Verzicht. Es geht nicht darum, sich alles zu verbieten, sondern darum, die richtigen Gewohnheiten zu entwickeln – Schritt für Schritt oder anders gesagt: Biss für Biss.

Fazit: Bewegung und Ernährung sind keine kurzfristigen Maßnahmen, sondern langfristige Investitionen in Ihre Gesundheit. Das Beste daran? Sie können jederzeit starten. Mit Ihrem eigenen Programm, das zu Ihnen passt. Machen Sie sich frei von allen Perfektionsansprüchen. Und treffen Sie heute – genau jetzt – eine kleine Entscheidung, die Ihr Herz langfristig schützt. Starten Sie mit dem ersten Schritt. Denn das Herz ist nicht nur ein Organ. Es ist Ihr Lebensmotor. Und er verdient es, gut behandelt zu werden.

### *Einfach machen*

Eine Begegnung, die alles veränderte … Ich erinnere mich gut an das Jahr 2023. Es war ein Moment, der mein Leben verändert hat. Damals hatte ich die Ehre, als Keynote Speaker auf dem größten Rednerfestival Europas, dem »Greator Festival« in Köln, zu sprechen. Ein Event voller inspirierender Persönlichkeiten, voller Energie, voller Menschen, die etwas bewegen wollten. Doch an jenem Tag sollte ich jemandem begegnen, der mich tief beeindruckt hat: Tony Robbins. Sie kennen ihn bereits, ich habe ihn in diesem Buch schon ab und an einmal erwähnt.

Ich betrete also den Raum – und dort steht er. Fast zwei Meter groß, ein ausdrucksvolles Strahlen im Gesicht. Er schaut mich an, reicht mir die Hand. Ein fester, bestimmter Händedruck. Ich weiß, ich habe nur wenige Augenblicke mit ihm, denn um uns herum sind unzählige Menschen, die alle mit ihm sprechen wollen. Also komme ich direkt zur Sache. Ich sehe ihn an und stelle ihm die eine

Frage, die mir in diesem Moment am wichtigsten erscheint: »Tony, wie schaffst du das alles?« Ich meine damit nicht nur seine unglaubliche Karriere oder seine legendären Seminare. Ich meine das große Ganze. Einen Mann, der nicht nur auf der Bühne Millionen Menschen inspiriert, sondern auch im echten Leben Millionen bewegt. Der über eine Milliarde Mahlzeiten an hungernde Menschen gespendet hat – ja, richtig gelesen: eine Milliarde Mahlzeiten! Gemeinsam mit der Organisation Feeding America ist es ihm gelungen, dieses Ziel zwei Jahre früher zu erreichen als ursprünglich geplant. Und weil ihm das noch nicht genug war, startete er mit dem ehemaligen Leiter des UN-Welternährungsprogramms eine neue Initiative: die 100-Billion-Meals-Challenge. Die Vision? Innerhalb der nächsten zehn Jahre 100 Milliarden Mahlzeiten weltweit zu ermöglichen. Allein diese Dimensionen sprengen jegliches Vorstellungsvermögen – und jetzt stehe ich diesem Mann gegenüber, in genau diesem Moment. Ein Mensch, der mit unfassbarer Energie auf der Bühne steht, der Tag und Nacht für seine Mission lebt und gleichzeitig wirkt, als hätte sein Tag mehr als 24 Stunden. Ich will wissen: Wie machst du das? Tony Robbins hält meinen Blick, seine Augen durchdringend, aber warm. Dann antwortet er: »Doc Nana, es ist ganz einfach. Erstens: Mach die Dinge nicht kompliziert. Zweitens: Sei fokussiert. Drittens: Hör auf dein Herz.« Diese drei Sätze haben sich in mein Gedächtnis eingebrannt. Sie klingen so simpel, doch in ihnen steckt eine Kraft, die unser Leben verändern kann. Denn sie führen uns zur entscheidenden Erkenntnis: Der einzige Weg, wirklich etwas zu verändern, ist die Umsetzung.

Theorie allein bringt uns nicht weiter. Wir können uns endlos Gedanken machen, Pläne schmieden, Strategien entwickeln. Wir können Bücher lesen, Podcasts hören, Vorträge besuchen. Aber wenn wir nicht ins Tun kommen, wenn wir nicht wirklich handeln, dann bleibt alles nur eine Idee. Veränderung passiert nur durchs Tun. Das ist auch der Grund, warum ich in diesem Buch nicht nur darüber sprechen möchte, warum gesunde Ernährung und Bewegung so wichtig sind. Ich möchte, dass Sie nach diesem Kapitel wissen, wie Sie sie in Ihren Alltag integrieren können – mühelos, ohne Druck, ohne komplizierte Konzepte. Denn immer wenn es kompliziert wird, scheitern wir.

Wenn wir jedoch Dinge in unseren Alltag einbauen können, ohne lange darüber nachdenken zu müssen, werden sie zur Gewohnheit. Dann fällt es uns leicht. Dann müssen wir keine Willenskraft aufbringen, weil sie einfach ein Teil unseres Lebens werden – genau wie Zähneputzen. Ein wirkungsvoller Change – nicht für ein paar Wochen, während derer die Motivation stetig sinkt, sondern als nachhaltige Veränderung, die Ihr Herz langfristig gesund hält.

## *Get into the move – Bewegungsstrategien für Ihr Daily Life*

Keep it simple. Ich darf Sie daran erinnern: Oftmals denken wir, dass Fitnessstudios notwendig sind, um fit zu werden (manchmal ist das ja auch eine Ausrede, um gar nicht erst anzufangen). Doch das stimmt nicht! Bereits einfache Aktivitäten wie Gehen, Radfahren oder leichte Übungen, die Sie zu Hause absolvieren können, sind hervorragend für Ihr Herz. Denken Sie immer daran: Kleinvieh macht auch Mist.

Ein weiterer Mythos: »Ich habe keine Zeit für Sport!« Ich halte mal dagegen und sage, bereits zehn Minuten täglich können ausreichen, um Ihre Herzgesundheit zu verbessern. Es geht nicht darum, das Maximum zu liefern, sondern sich kontinuierlich zu steigern.

Wie können Sie mehr Aktivität nun in Ihren Alltag einbauen? Indem Sie zum Beispiel die Treppe statt des Aufzugs oder das Fahrrad statt des Autos nehmen. Oder indem Sie eine kurze Dehneinheit gleich nach dem Aufstehen einlegen. Der *DKV-Report 2023*[14], eine gemeinsame Studie der DKV Deutsche Krankenversicherung AG und der Deutschen Sporthochschule Köln unter der Leitung von Prof. Dr. Ingo Froböse, untersuchte das Gesundheitsverhalten der Deutschen. Die Ergebnisse zeigten, dass die durchschnittliche Sitzzeit auf 9,2 Stunden pro Tag gestiegen ist – eine halbe Stunde mehr als im Jahr 2021. Besonders alarmierend ist, dass junge Erwachsene im Alter von 18 bis 29 Jahren sogar über zehn Stunden täglich im Sitzen verbringen. Eine bedenkliche Entwicklung, die mit einem erhöhten Risiko für Herz-Kreislauf-Erkrankungen, Diabetes und anderen chronischen Krankheiten verbunden ist.

In der Mittagspause kann ein kurzer Spaziergang von fünf bis zehn Minuten Wunder wirken. Da wir viel Zeit im Job verbringen, ist es wichtig, genau dort ein Plus an Bewegung zu integrieren. Nach Angaben des Statistischen Bundesamts lag die durchschnittliche Wochenarbeitszeit in Deutschland zuletzt bei etwa 34,4 Stunden. Diese Zahl umfasst alle Erwerbstätigen, vom Teilzeitjob bis zur Vollzeitstelle. Was bedeutet das? Ganz einfach: Einen Großteil unserer wachen Zeit verbringen wir am Arbeitsplatz – genau dort müssen wir ebenfalls ansetzen, wenn es darum geht, mehr körperliche Aktivität in unser Leben zu bringen.

Zu Hause können Sie während der Haus- oder Gartenarbeit bewusst aktiv sein. Auf dem Weg zur Arbeit oder nach Hause können Sie, wenn Sie öffentliche Verkehrsmittel nutzen, eine Haltestelle früher aussteigen und den Rest zu Fuß gehen. Es muss nicht jeden Tag sein, versuchen Sie aber, eine gewisse Regelmäßigkeit in Ihre Bewegungsgewohnheiten zu bringen.

### *Welche Art von Bewegung und wie viel?*

Ausdaueraktivitäten wie Spazierengehen, leichtes Joggen, Radfahren, Nordic Walking, Schwimmen oder Tanzen sind ideal. Noch besser: Werden Sie mit anderen gemeinsam aktiv, das steigert den Spaßfaktor und tut dem Herzen besonders gut.

Und wie viel Bewegung muss, soll es denn sein? Die Leitlinien empfehlen 30 Minuten moderate Bewegung an fünf Tagen die Woche. »Moderat« bedeutet, dass die Anstrengung spürbar sein darf, aber eben nicht überfordernd. Und jetzt höre ich schon die Frage, die mir in fast jedem Patientengespräch gestellt wird: »Soll ich dabei eigentlich meine Herzfrequenz messen?« Meine ehrliche Antwort? Nein, müssen Sie nicht. Wirklich nicht. Denn genau an diesem Punkt wird es oft unnötig kompliziert. Statt einfach loszugehen, stehen wir dann da mit der Stoppuhr, dem Pulsmesser, der App – und sind so beschäftigt mit dem Messen, dass wir am Ende gar nicht mehr in Bewegung kommen. Deshalb mein herzlicher Vorschlag: Bewegen Sie sich so, dass Sie sich dabei noch unterhalten könnten – also ganz ohne Schnappatmung, aber gern mit leichtem Schnaufen. Ihr Herz wird schon wissen, was zu tun ist. Es möchte bewegt werden, nicht überwacht.

Die Intensität können Sie langsam steigern, ohne sich zu überfordern. Wir halten Dinge nur durch, wenn sie Spaß machen. Also verlangen Sie anfangs nicht zu viel von sich, sondern legen Sie einfach los. Wie bleiben Sie am Ball? Routinen sind der Schlüssel zu dauerhaftem Erfolg. Sie helfen uns, weniger mentale Energie für das aufzuwenden, was wir tun. Denken Sie daran, wie automatisch Sie Ihre Schnürsenkel binden, ohne darüber nachzudenken. Neue Prozesse erfordern anfangs Energie, bis sie automatisiert sind. Aber sobald sie zur Gewohnheit werden, kosten sie keine Mühe mehr, und Sie profitieren automatisch davon. Starten Sie mit kleinen, effektiven Übungen von fünf bis zehn Minuten täglich. Beginnen Sie bewusst mit kurzen Einheiten, damit sich Ihr Körper Schritt für Schritt daran gewöhnt.

## *Das richtige Herzfutter*

Bewegung allein reicht nicht aus. Wenn wir unser Herz wirklich gesund halten wollen, müssen wir es auch richtig »füttern«. Das bedeutet nicht, dass Sie von heute auf morgen Ihre gesamte Ernährung auf den Kopf stellen müssen. Aber je besser Sie Ihren Körper mit hochwertigen Nährstoffen versorgen, desto effektiver wird auch jede Form der Bewegung wirken. Es ist die Kombination aus beiden Faktoren, die unser Herz langfristig schützt. Lassen Sie mich deswegen noch mal etwas näher auf die herzgesunde Ernährung eingehen und was damit eigentlich gemeint ist.

Viele glauben, sie bräuchten eine spezielle Diät. Doch allein schon der Begriff kann überfordernd wirken und den Fokus auf das Falsche lenken. Konzentrieren Sie sich stattdessen auf kleine, gesunde Anpassungen in der Auswahl dessen, was bei Ihnen auf den Teller kommt. Die mediterrane Ernährung ist seit Jahrzehnten als eine der gesündesten Ernährungsweisen für das Herz bekannt. Sie basiert auf frischen, natürlichen Lebensmitteln: viel Gemüse, Obst, Hülsenfrüchten, Nüssen, Vollkornprodukten, Olivenöl als Hauptfettquelle und regelmäßigem, aber maßvollem Fischkonsum. Milchprodukte und Fleisch werden in kleineren Mengen konsumiert, stark verarbeitete Lebensmittel und Zucker spielen eine untergeordnete Rolle.

Eine bemerkenswerte Studie der Harvard-Universität mit dem Titel *Mediterranean Diet and Mortality in the Women's Health Study*[15] begleitete mehr als 25 000 gesunde Frauen mittleren Alters über einen Zeitraum von 25 Jahren. Die Ergebnisse sind beeindruckend: Frauen, die sich konsequent an die Mittelmeerdiät hielten, hatten ein um 23 Prozent vermindertes vorzeitiges Sterberisiko im Vergleich zu jenen mit weniger gesunder Ernährung. Ihr Ernährungsmuster half ihrem Körper nicht nur, Entzündungen zu reduzieren und die Insulinregulation zu verbessern, sondern unterstützte auch die Gewichtskontrolle und verringerte das Risiko für Herzkrankheiten und Krebs. Auch die *PREDIMED*-Studie[16] aus Spanien, eine der bekanntesten Untersuchungen zur mediterranen Ernährung, ist in diesem Zusammenhang hervorzuheben. Sie begleitete 7000 Teilnehmende mit hohem Risiko für Herz-Kreislauf-Erkrankungen. Das Ergebnis: Mediterrane Ernährung, ergänzt durch extranatives Olivenöl oder Nüsse, konnte das Risiko für schwere Herz-Kreislauf-Ereignisse wie Herzinfarkt oder Schlaganfall deutlich senken. Diese wissenschaftlichen Erkenntnisse zeigen eindrücklich, wie kraftvoll gutes und gesundes Essen wirken kann – und wie bereits geringfügige, bewusste Veränderungen Ihres Speiseplans Ihr Herz nachhaltig schützen.

### *Denken Sie nicht um sieben Ecken*

Es gibt zwei Möglichkeiten, die Sache anzugehen: Die komplizierte wäre, exakte Kalorien zu zählen, jedes Lebensmittel akribisch abzuwägen und perfekte Einkaufslisten zu erstellen. Wissenschaftlich betrachtet mag das effektiv sein – in der Realität scheitern jedoch viele genau daran. Warum? Weil es zu umständlich ist!

Der einfache Weg gestaltet sich viel nachhaltiger, denn hier haben Sie eine echte Chance, langfristig dabeizubleiben – und das mit Freude. Machen Sie sich das Leben leichter. Konzentrieren Sie sich auf die Grundprinzipien der mediterranen Ernährung, ohne in Perfektionismus zu verfallen. Essen Sie mehr von dem, von dem Sie ohnehin wissen, dass es gesund ist, und vermeiden Sie Fertiggerichte, stark verarbeitete Lebensmittel und versteckte Zuckerfallen. Es sind oft die kleinen Dinge, die eine große Wirkung haben. Eine Handvoll Nüsse als Snack, ein Joghurt mit frischen Beeren statt eines gesüßten Desserts, ein schnelles Gemüsegericht mit Olivenöl oder ein frischer Salat mit Lachs – all das sind einfache Möglichkeiten, Ihre Ernährung herzgesund zu gestalten. Und eine der wichtigsten Grundlagen: ausreichend trinken! Wasser mit Zitronenscheiben, Kräutertee oder ungesüßtes Mineralwasser sind deutlich besser als zuckerhaltige Limonaden.

Kurz zusammengefasst: Vermeiden Sie Zucker und konzentrieren Sie sich auf natürliche Nährstoffe. Greifen Sie eher zu Vollkornprodukten statt zu Weißbrot oder stark verarbeiteten Kohlenhydraten, die Ihren Blutzucker in die Höhe schnellen lassen.

### *Langfristig gesund essen*

Viele Menschen scheitern nicht daran, ihre Ernährung umzustellen, sondern daran, die neuen Gewohnheiten dauerhaft zu etablieren. Der Schlüssel liegt im schrittweisen Vorgehen. Extreme Veränderungen sind schwer durchzuhalten – kleine Anpassungen hingegen haben eine große Langzeitwirkung. Ersetzen Sie Weißbrot peu à peu durch Vollkornprodukte. Kochen Sie öfter selbst, anstatt zu Fertiggerichten zu greifen. Das bedeutet nicht, dass Sie nie wieder Fast Food essen oder Weißbrot essen dürfen. Setzen Sie sich keine unnötigen Verbote, denn genau das sorgt oft dafür, dass wir am Ende frustriert aufgeben. Lassen Sie sich Spielraum. Ab und zu naschen ist völlig in Ordnung – entscheidend ist, was Sie an den meisten Tagen essen. Und: Greifen Sie doch einmal zu kleineren Tellern. Das wird Ihnen automatisch helfen, die Portionen zu verringern.

### *So starten Sie – und das bringt es Ihnen*

Wie legen Sie am besten los? Mit einer kleinen Challenge! Dieses Buch soll Sie nicht nur inspirieren, sondern auch ins herzliche Handeln bringen. Setzen Sie sich ein Ziel: zum Beispiel täglich zehn Minuten spazieren zu gehen oder einige Stunden pro Tag bewusst auf Zucker in Getränken zu verzichten. Und ganz wichtig: Schreiben Sie es auf! Notieren Sie sich, ob Sie es geschafft haben – das schafft Verbindlichkeit. Und wenn Sie Ihr Ziel erreicht haben, belohnen Sie sich. Aber nicht mit Fast Food oder einer Flasche Wein, sondern mit etwas, das Ihrem Körper guttut – zum Beispiel einem frischen Obstsalat mit Nüssen oder einem richtig guten Stück dunkler Schokolade.

Wussten Sie, dass eine bewusste Umstellung Ihres Lebensstils genauso wirksam sein kann wie manches Medikament? Und das ganz ohne Nebenwirkungen? Das ist nicht nur eine schöne Idee, sondern wissenschaftlich belegt. Die Studie *Lifestyle Modification and Blood Pressure Control*[17] (durchgeführt an der renommierten Johns Hopkins Universität in Baltimore, USA, im Jahre 2003) zeigte, dass durch gezielte Veränderungen wie gesunder Ernährung, Bewegung und Stressbewältigung der Blutdruck signifikant gesenkt und das Risiko für Herz-Kreislauf-Erkrankungen um bis zu 30 Prozent reduziert werden konnten – ganz ohne Tabletten. *Intensive Lifestyle Intervention for Resistant Hypertension*[18], eine Untersuchung aus dem Jahr 2021, kommt zu einem ähnlichen Ergebnis: Patienten mit hartnäckigem Bluthochdruck profitierten stark von einer konsequenten Umstellung ihrer bisherigen Gewohnheiten – teils mehr, als Medikamente allein es vermocht hätten. Diese Ergebnisse sind mehr als nur Zahlen. Sie zeigen uns: Wir haben unsere Gesundheit selbst in der Hand. Manchmal bekommt man die wirkungsvollste Therapie nicht vom Arzt verordnet, sondern kann sie im eigenen Alltag selbst umsetzen. Der wichtigste Schritt ist, ins Tun zu kommen. Es muss nicht kompliziert sein – denken Sie an das, was Tony Robbins mir mit auf den Weg gegeben hat: Einfach halten. Fokussiert bleiben. Und auf Ihr Herz hören.

## Kapitel 6

# Die unsichtbare Gefahr

*Was chronischer Stress mit unserem Lebensmotor macht*

Mitte September 2023, Samstagabend, 22.30 Uhr. Ich bin im Hintergrunddienst – eigentlich zu Hause, entspannt, die Lage ruhig. Dann klingelt das Diensttelefon. Ein Notarzt kündigt einen akuten Hinterwandinfarkt an, ein 66-jähriger Mann, bislang ohne bekannte Vorerkrankungen.

Kurze Zeit später betrete ich das Herzkatheterlabor. Der Patient liegt bereits auf dem Tisch, steril abgedeckt, medizinisch vorbereitet – aber seelisch ganz woanders. Seine Augen suchen Halt, seine Hand klammert sich an die Brust, Angst steht ihm ins Gesicht geschrieben. Er ist übergewichtig, hat seit über zehn Jahren keinen Arzt mehr gesehen – aus reiner Panik vor Spritzen und Blutentnahmen. Nur weil seine Frau heute hartnäckig geblieben ist – »Ich rufe den Notarzt, ob du willst oder nicht!« –, liegt er jetzt hier. Zum Glück.

Das EKG des Notarztes zeigt typische ST-Streckenhebungen – Zeichen eines verschlossenen Herzkranzgefäßes. Keine Zeit, um auf Blutwerte zu warten. Wir müssen sofort handeln. Heparin wurde bereits gegeben – ein Medikament, das das Blut verdünnt, damit sich Gerinnsel schneller auflösen können. Und tatsächlich: Bei der Kontrastmittelgabe sehe ich, das Hinterwandgefäß ist massiv verkalkt, aber aktuell wieder durchgängig. Wir haben eine Chance.

Doch die Atempause währt nicht lange. Trotz beruhigender

Medikamente steigert sich die Panik des Patienten – bis hin zu einer komplett gegenläufigen Reaktion: Die Mittel entspannen ihn nicht, sondern verstärken seine Unruhe massiv. Seine Angst wächst, der Körper gerät außer Kontrolle – und plötzlich verschließt sich das Gefäß erneut. Für sein Überleben zählt jetzt einerseits die schnelle, technische Wiedereröffnung des Gefäßes – aber auf einer tieferen Ebene geht es um viel mehr: um Empathie, um echtes Dasein, um menschliche Nähe. Um das, was kein Medikament ersetzen kann. Jetzt zählt nicht nur medizinisches Wissen, sondern Ruhe, Kommunikation, Präsenz. Jetzt zählt jede Sekunde – und jeder Gedanke. Ich muss mich selbst stabilisieren, innerlich klar bleiben. Ich muss den Patienten stabilisieren, der mich mit weit aufgerissenen Augen ansieht und spürt, dass es ernst ist. Und ich muss mein Team mitnehmen – meine Pflegekraft, die neben mir steht und ebenfalls fühlt, dass hier alles auf Messers Schneide steht.

In solchen Momenten bündelt sich alles: 25 Jahre Medizin. Tausende Gespräche. Tausende Notfälle. Das gesamte Handwerk, das ich über zwei Jahrzehnte hinweg gelernt habe – körperlich, fachlich und emotional. Alles fokussiert sich nun auf diesen einen Moment. Und genau deshalb kann ich handeln. Ruhig sprechen. Den Patienten beruhigen. Die Assistenz stabil halten. Und: das Gefäß wieder öffnen! Der Stent sitzt. Das Herz schlägt weiter. Der Patient überlebt.

Ich erzähle diese Geschichte nicht, weil es hier um mich geht. Sondern weil sie zeigt, wie nah das Thema Stress an unserem Herzen liegt – im wahrsten Sinne des Wortes. Das gilt für den Patienten. Für das Team. Für mich. Und weil ich in solchen Momenten selbst spüre, wie entscheidend es ist, mit Druck und Angst umgehen zu können – von innen heraus. Genau deshalb widmen wir uns in diesem Kapitel einem Thema, das uns alle betrifft.

Haben Sie sich schon einmal gefragt, ob Sie eigentlich unter Stress stehen? Ob das, was Sie täglich erleben, eine normale Reaktion Ihres Körpers ist – oder doch zu viel? Vielleicht denken

Sie manchmal: »Bin ich der Einzige, der sich so fühlt?« Ich kann Ihnen versichern: Sie sind es nicht. Tatsächlich zeigt die Stressstudie *Entspann dich, Deutschland!*[19] der Techniker Krankenkasse aus dem Jahr 2021 auf eindrückliche Weise, wie weitverbreitet das Thema ist: Jeder vierte Deutsche fühlt sich häufig gestresst. Besonders belastend empfinden die Befragten dabei den beruflichen Druck, hohe eigene Ansprüche und Sorgen um Angehörige. Noch klarer wird das Ausmaß in der *Stressstudie 2023*[20] von Swiss Life Deutschland in Zusammenarbeit mit dem Meinungsforschungsinstitut YouGov. Hier stuften beeindruckende 61 Prozent der Teilnehmenden ihr Stressempfinden als sehr hoch oder eher hoch ein. Am stärksten betroffen waren Studierende (67 Prozent) und Auszubildende (66 Prozent), aber auch mehr als jeder zweite Berufstätige klagte über eine zu hohe mentale Belastung. Insgesamt wurden in dieser Studie über 2000 Menschen in Deutschland befragt – ein Spiegelbild unserer Gesellschaft. Das bedeutet: Stress ist kein individuelles Problem – es ist eine gesellschaftliche Herausforderung. Sie sind nicht allein mit Ihrem Gefühl der Anspannung und Überforderung. Und genau deshalb lohnt es sich, das Prinzip Stress zu verstehen, um ihm aktiv begegnen zu können.

## *Was ist Stress überhaupt?*

Mechanisch betrachtet ist Stress nichts anderes als Druck auf ein Material. Stellen Sie sich eine Metallstange vor, auf die immer mehr Gewicht gelegt wird. Je größer der Druck, desto stärker verformt sie sich. In extremen Fällen bricht sie sogar. Doch manchmal passiert auch das Gegenteil: Unter extremem Druck kann etwas Neues, Wertvolles entstehen – wie ein Diamant, der nur durch massiven Druck aus Kohlenstoff entsteht.

Was uns Menschen betrifft, ist Stress eine Anpassungsreaktion. Unser Körper reagiert auf äußere Reize – ob wir wollen oder nicht. Und genau das ist auch gut so! Ohne diese Reaktion hätten wir nicht überlebt. Stellen Sie sich vor, Sie stehen vor einem riesigen, fauchenden Säbelzahntiger. Seine gewaltigen Zähne funkeln im Sonnenlicht, und seine Augen sind direkt auf Sie gerichtet. In diesem Moment bleibt Ihnen keine Zeit zum Nachdenken. Ihr Herz schlägt schneller, Ihr Körper spannt sich an, Ihre Muskeln sind bereit für die Flucht – oder für den Kampf. Genau das ist Stress. Ein uralter, im Grunde genialer Mechanismus, der unser Überleben sichert. Unser Körper aktiviert alles, was wir brauchen, um in Sekundenbruchteilen zu reagieren. Das Herz pumpt mehr Blut, Adrenalin schießt durch die Adern, die Muskeln sind auf Hochspannung. Wir sind bereit.

Früher hatte das einen klaren Vorteil: Der Stress verschwand, sobald die Gefahr vorbei war. Entweder weil wir entkommen sind – oder weil wir gesiegt haben. Doch heute? Heute ist unser Säbelzahntiger nicht mehr ein wildes Raubtier in der Natur. Unser Säbelzahntiger ist die nie endende To-do-Liste im Job. Vielleicht ein Vorgesetzter, der uns unter Druck setzt. Die ständige Erreichbarkeit durch das Handy. Der Streit mit dem Partner, der uns im Kopf nicht loslässt. Der Unterschied? Früher konnten wir weglaufen oder kämpfen – heute bleibt der Stress oft bestehen. Unser Körper ist in Alarmbereitschaft, aber wir haben kein Ventil, um ihn loszuwerden.

### *Guter Stress, schlechter Stress – was uns antreibt und was uns zerstört*

Bedeutet das nun, dass jeder Stress schlecht ist? Ganz klar: nein! Stress hat zwei Seiten.

Die erste ist der gute Stress, der sogenannte Eustress (aus dem Griechischen »eu« = gut). Das ist der Stress, den wir brauchen, um uns weiterzuentwickeln. Der Stress, der uns antreibt, wenn wir eine Herausforderung annehmen. Denken Sie an den Moment, wenn Sie etwas Neues lernen und spüren, wie Ihr Gehirn arbeitet. Oder an die Aufregung vor einem wichtigen Vortrag, die dafür sorgt, dass Sie besonders konzentriert sind. Selbst die Geburt eines Kindes –

ein unglaublicher Moment voller Emotionen und Anstrengung – ist eine Form von Eustress.

Dann gibt es den schlechten Stress, den Disstress. Das ist der Stress, der uns überfordert. Der uns auslaugt, weil wir keine Kontrolle mehr darüber haben. Der uns nachts wach hält, weil die Sorgen in unserem Kopf kreisen. Der uns erdrückt, weil er kein Ende nimmt.

Und genau hier liegt das Problem: Wenn Stress zu einem dauerhaften Zustand wird, wenn unser Körper im Daueralarm bleibt, dann wird aus einer cleveren Anpassungsreaktion eine tickende Zeitbombe für unser Herz.

### *Ein Beispiel aus der Praxis*

Einen Patienten, den ich nie vergessen werde, treffe ich in der Ambulanz. 61 Jahre alt, Einzelunternehmer aus Leidenschaft – und zwar ganz wörtlich: selbst und ständig. Mitarbeiter? Nein danke. Zu anstrengend. »Da mache ich's lieber gleich selbst«, sagte er mir trocken. Und das offenbar schon seit über 30 Jahren.

Klingt erst mal nach einem Mann, der das Leben im Griff hat – wäre da nicht das, was er mir dann schildert: Kürzlich ist seine Frau schwer erkrankt, wäre beinahe verstorben. Eine Meningitis. Sie hat überlebt – aber nur knapp, ist 15 Jahre jünger als er, und zu Hause warten zwei kleine Kinder, sieben und drei Jahre alt. Allein das wäre schon mehr als genug Belastung. Aber es kommt noch besser – oder schlimmer, je nachdem, wie man's sieht. Er lebt mit sechs Hunden. Ja, sechs. So viele, dass ein Hundesitter mit ins Haus einziehen musste. Doch der Clou: Der Hundesitter hat selbst COPD, also eine chronische Lungenerkrankung, und kann die Hunde gar nicht ausführen. Und als wäre das nicht schon chaotisch genug, vertragen sich die Hunde untereinander auch nicht – jeder muss einzeln raus.

Während ich diese Szene im Kopf sortiere, sitzt er vor mir, mit zunehmender Atemnot. Ich messe den Blutdruck – ganz zu Beginn 110 zu 60 mmHg. Völlig unauffällig. Dann sprechen wir über seine

Situation. Ehefrau, Kinder, Firma, Hunde, Hundesitter mit Atemnot – ich höre zu, nicke, stelle Zwischenfragen. Und messe zwischendurch immer wieder.

120 zu 80
130 zu 90
140 zu 100
150 zu 110

Der Blutdruck steigt. Mit jedem Satz. Mit jedem Bild, das ich mir von seinem Alltag mache. Und während er erzählt, schaue ich ihn an und sage: »Wissen Sie, was? Wenn wir so weitermachen, liegen wir gleich bei 200.« Wir lachen beide. Ich schlage vor, kurz nicht mehr über Sorgen zu sprechen. Und siehe da – innerhalb von Minuten ist der Blutdruck wieder bei 110 zu 60. Doch dann folgt die Ultraschalluntersuchung – und plötzlich sehe ich sie, schwarz auf weiß: eine deutlich ausgeprägte Herzschwäche. Wie aus dem Nichts, möchte man fast sagen. Aber wenn man die Geschichte dieses Mannes kennt, wird schnell klar: Das konnte gar nicht anders kommen. Es war kein plötzlicher Einbruch – es war die logische Folge eines Lebens im Dauerstress.

Stress wirkt. Nicht irgendwann, sondern jetzt. Messbar. Und wenn wir nicht aufpassen, spürbar im schlimmsten Sinne. Diese Szene werde ich nie vergessen. Das war Dauerdruck – live und in Farbe. Und ein lebendiger Beweis dafür, wie sehr Gedanken, Sorgen und Belastung unseren Kreislauf beeinflussen können.

## *Wenn der Alltag zum Säbelzahntiger wird – die größten Stressfallen unserer Zeit*

Vielleicht fühlen Sie sich beim Lesen dieses Kapitels besonders angesprochen. Vielleicht spüren Sie selbst, dass Sie ständig unter Strom stehen, ohne genau zu wissen, warum. Die Antwort liegt in unserer modernen Welt, die uns mit unzähligen Stressoren umgibt. Die Anforderungen sind hoch, die To-do-Listen endlos, und unsere Köpfe kommen kaum noch zur Ruhe. Beruflicher Druck, familiäre Verpflichtungen, finanzielle Sorgen – all das summiert sich und wird zu einem ständigen Begleiter.

Früher, als unsere Vorfahren einem Säbelzahntiger gegenüberstanden, war die Sache klar: kämpfen oder weglaufen. Doch heute? Heute gibt es keine einfache Fluchtmöglichkeit. Wir können nicht einfach unser Smartphone in die Ecke werfen, die Miete ignorieren oder unserem Chef sagen: »Sorry, das war's, ich kämpfe nicht mehr.« Stattdessen sind wir gefühlt in einem Teufelskreis gefangen, in dem wir keine Wahl haben, außer durchzuhalten. Und genau das macht modernen Stress so gefährlich.

Es gibt eine weitere tückische Stressfalle: Multitasking. Klingt produktiv, oder? Aber in Wahrheit ist es ein gigantischer Energieräuber! Aus meiner Sicht existiert Multitasking zudem nicht wirklich. Denn seien wir mal ehrlich: Sie können doch in Wahrheit ohnehin nur *eine* Sache auf einmal tun und die Dinge nur hintereinander abarbeiten. Denn wenn wir versuchen, alles gleichzeitig zu erledigen – arbeiten, E-Mails beantworten, nebenbei noch mit einem Ohr einem Gespräch zuhören und mit dem anderen den neuesten Nachrichten lauschen –, dann landet unser Gehirn und vor allem unser Herz im Dauerstressmodus. Wir springen von Aufgabe zu Aufgabe, doch am Ende des Tages fühlt es sich an, als hätten wir nichts richtig gemacht.

Und dann ist da noch unser geliebtes Smartphone. Ständige Erreichbarkeit, Push-Benachrichtigungen, Social Media, WhatsApp – und natürlich die allgegenwärtigen »Breaking News«. Nur schade, dass ausgerechnet die uns manchmal das Herz brechen. Vielleicht sollten wir sie lieber »Heartbreaking News« nennen – denn das, was da ständig auf uns einprasselt, trifft oft nicht nur den Kopf, sondern mitten ins Herz. Unser Gehirn bekommt keine echte Pause, weil wir ständig auf Stand-by sind. Dazu die negativen Nachrichten, die uns tagtäglich um die Ohren fliegen: Kriege,

Krisen, Katastrophen. Unser Gehirn nimmt das alles auf – und schaltet in den Alarmmodus. Kein Wunder, dass wir uns oft ausgelaugt fühlen. Manche sagen dann: »Das ist halt Kopfsache.« Ich würde sagen – mit Blick auf die vielen betroffenen Herzen, die ich täglich erlebe –, es ist ebenso eine Herzenssache! Denn auch unser Herz reagiert, wenn es zu viel wird. Und das ist nicht nur bildlich gemeint.

### *Wo fordert unser Alltag uns besonders?*

Was sind die häufigsten Stressquellen? Schauen wir uns die drei größten Treiber einmal genauer an. Da wäre einmal der private Stress: Familienverpflichtungen, Beziehungsprobleme, finanzielle Sorgen – das Zuhause sollte unser Rückzugsort sein, ist aber oft eine ganz eigene Belastung. Hinzu kommt der berufliche Stress: hohe Erwartungen, Leistungsdruck, Konflikte mit Kollegen oder Vorgesetzten. Der Arbeitsplatz kann erfüllend sein – oder eine tägliche Herausforderung. Und on top: der gesellschaftliche Stress. Was ich damit meine? Digitalisierung, Informationsüberflutung, die ständige Frage »Mache ich genug?«. Wir sind in einem Hamsterrad, das sich immer schneller dreht.

### *Privater Stress – wenn das Zuhause keine Ruhe bringt*

Ein stressfreies Zuhause ist für unser Wohlbefinden entscheidend. Doch für viele Menschen liegt genau hier der größte Stressfaktor. Wer kennt es nicht? Streit mit dem Partner, Ärger mit den Kindern, der Verantwortungsdruck. Unbearbeitete Frustration kann das Stresslevel explosionsartig nach oben treiben. Und oft sind es nicht die großen Auseinandersetzungen, die uns auslaugen – sondern die kleinen, unausgesprochenen Dinge.

»Ich bin der Einzige, der sich kümmert.«
»Ich gebe alles, aber es kommt nichts zurück.«
»Warum versteht mich hier eigentlich niemand?«

Solche Gedanken nagen an uns und erhöhen den Druck. Und ich bin überzeugt: Emotionaler Stress ist (mindestens) genauso belastend wie körperlicher. Kurzum: Familienkonflikte, finanzielle Unsicherheiten, die Doppelbelastung von Job und Familie – das kann unglaublich fordern. Und manchmal sogar so weit gehen, dass die persönliche Gesundheit in der Priorisierung hintangestellt wird.

Der *BARMER Gesundheitsreport 2023*[21] untersuchte in diesem Zusammenhang genauer, wie sich geschlechtsspezifische Unterschiede auf die Gesundheitsversorgung auswirken. Eine der zentralen Erkenntnisse, die Sie bereits kennen: Frauen zögern bei Herzinfarktsymptomen im Durchschnitt deutlich länger als Männer, den Notruf zu wählen. Warum? Häufig denken sie zuerst an andere, kümmern sich um Familie, Haushalt und Beruf und übersehen dabei ihre eigenen gesundheitlichen Warnsignale oder spielen sie herunter. Die Folge: eine entsprechend schlechtere Prognose im Akutfall. Umso entscheidender, insbesondere für Frauen, ihre Symptome ernst zu nehmen und frühzeitig medizinische Hilfe zu suchen.

Eines sei zum Schluss noch gesagt: Familiäre Konstellationen können stressen, ja – aber das Gegenteil eben auch: Einsamkeit ist ein riesiger Belastungsfaktor. Besonders während der Coronazeit haben wir gespürt, wie sehr Isolation unser Herz belastet. Soziale Beziehungen sind für unsere Gesundheit essenziell. Regelmäßiger Kontakt zu Freunden und Familie tut nicht nur der Seele gut – er schützt auch unser Herz. Nur kommt es eben auf heilsame Beziehungen an.

### *Stress am Arbeitsplatz – wenn der Job das Herz belastet*

Lassen Sie uns mit einem kleinen Realitätscheck starten: Wie viele Menschen arbeiten eigentlich in Deutschland? Die Antwort ist beeindruckend – aktuell sind rund 46 Millionen Menschen erwerbstätig! Das ist ein Rekordhoch seit der Wiedervereinigung. Fast die Hälfte der Bevölkerung steht also täglich im Berufsleben und ist damit potenziell von arbeitsbedingtem Stress betroffen. Doch damit nicht genug: Wie viel Zeit verbringen wir eigentlich mit Arbeiten? Die durchschnittliche Jahresarbeitszeit pro Beschäftigtem in Deutschland liegt bei 1300 Stunden. Klingt erst mal überschaubar – aber rechnen wir weiter: Das sind über 162 volle Achtstundentage pro Jahr! Laut offizieller Statistik der Bundesagentur für Arbeit aus dem Jahr 2023 leisten Arbeitnehmer zusätzlich im Schnitt 13 bezahlte und 18 unbezahlte Überstunden jährlich, insgesamt also 31 pro Kopf. Das mag auf den ersten Blick wenig erscheinen, doch Hand aufs Herz: Faktisch sind es bei vielen Berufstätigen deutlich mehr, besonders in Pflege, Medizin, Beratung oder Schule. Seien wir ehrlich: Ein Großteil der Mehrarbeit bleibt unsichtbar – wird einfach »mitgemacht«, in der Pause erledigt, mit nach Hause genommen … Das ist aus meiner Sicht das wahre Problem: die Überstunden, die keiner zählt …

Arbeit kann inspirierend und sinnstiftend sein. Ich persönlich liebe meinen Beruf – nichts erfüllt mich mehr, als Menschen helfen zu können. Aber wir müssen auch ehrlich sein: Nicht jeder startet morgens voller Begeisterung in seinen Job. Für viele bedeutet er nämlich nicht nur Entfaltung und Weiterentwicklung, sondern vor allem auch Druck. Und dieser Druck hat viele Gesichter:

- **zwischenmenschliche Konflikte:** Spannungen mit Kollegen oder Vorgesetzten, gestörte Teamarbeit oder fehlender Zusammenhalt
- **Überforderung:** zu hohe Erwartungen, mangelnde Unterstützung oder zu wenig Vorbereitung auf komplexe Aufgaben
- **Unterforderung:** Was erst mal entspannend klingt, ist Gift für die Motivation. Wer dauerhaft das Gefühl hat, sein Potenzial nicht nutzen zu können, erlebt genauso viel Stress wie jemand, der zu viel zu tun hat.
- **schlechte Arbeitsbedingungen:** ineffiziente Prozesse, mangelhafte Ausstattung, ständige Umstrukturierungen oder einfach eine zu hohe Arbeitsbelastung

Dazu kommen noch die versteckten Stressoren, die oft unterschätzt werden:

- **Mobbing und Lästereien:** Wer sich ausgegrenzt oder nicht ernst genommen fühlt, leidet nicht nur emotional, sondern oft auch körperlich.
- **sinnlose Aufgaben:** Wenn wir tagelang an etwas arbeiten, das am Ende keinen echten Wert hat, nagt das an unserer Zufriedenheit.
- **fehlende Anerkennung:** Wenn niemand sieht, was wir leisten, wenn es immer nur um das nächste Ziel geht, kann das extrem demotivierend sein.

Kurz gesagt: Man kann sich in der Arbeit verlieren – oder an ihr verzweifeln.

Gerade im Gesundheitswesen begegnen mir viele junge Kolleginnen und Kollegen, die mit Leidenschaft gestartet sind – und dann nach einigen Jahren doch an den Rand ihrer Kräfte kommen. Zwischen Idealismus und Realität entsteht oft ein Spannungsfeld, das enorm belastet. Umso schöner ist es, wenn ich heute – nach vielen Jahren eigener Erfahrung – Ärztinnen und Ärzten helfen darf, einen neuen Weg zu finden: einen, der zu mehr Klarheit, mehr Selbstwirksamkeit und echtem beruflichen Erfülltsein führt. Ich liebe es, wenn ich erleben darf, wie aus erschöpften Medizinern wieder erfolgreiche Herzensmenschen werden. Denn das gelingt. Und es ist jedes Mal aufs Neue berührend.

### *Stress everywhere – wenn die Belastung zur Dauerschleife wird*

Wir haben uns nun intensiv damit beschäftigt, woher Stress kommt – sei es aus dem privaten oder beruflichen Umfeld. Doch es gibt noch eine weitere Dimension, die oft übersehen wird: nämlich die Tatsache, wie wir mit Stress umgehen, wenn er auftritt. Viele Menschen haben nie gelernt, wie sie ihn bewusst managen können. Sie funktionieren einfach – Tag für Tag, Jahr für Jahr. Aber einfach funktionieren ist nicht dasselbe wie gesund leben. Und genau das ist der Punkt: Wer keine Strategien in petto hat, um Stress aktiv zu verarbeiten, steckt oft in einer Spirale aus Überforderung und Hilflosigkeit fest.

Dazu kommt die emotionale Belastung, die viele Menschen ohnehin schon mit sich herumschleppen – Ängste, Mutlosigkeit, Depressionen. Gefühle, über die wir zu selten sprechen. Und genau hier liegt das Problem: Wir reden zu wenig miteinander. Statt uns wirklich auszutauschen, suchen viele Menschen nach schnellen Lösungen – sei es bei Dr. Google, in sozialen Medien oder leider auch bei falschen Helfern wie Drogen oder anderen ungesunden Bewältigungsstrategien. Besonders jüngere Menschen scheinen heute mit einer Welt konfrontiert zu sein, die immer schneller, hektischer und fordernder wird – aber kaum Raum für echte Reflexion und Entlastung bietet.

Und hier kommt eine Wahrheit, die oft übersehen wird: Wer seine Emotionen weniger gut regulieren kann, hat es ungleich schwerer, mit Stress umzugehen. Denn Stress hängt nicht an äußeren Umständen allein – er entsteht oft in unserem Inneren. Unsere eigene Wahrnehmung, unsere Gedanken und unsere emotionale Widerstandskraft entscheiden maßgeblich darüber, ob wir unter Druck geraten oder ob wir einen Weg finden, damit gesund umzugehen.

### *Welche Stressoren umgeben Sie persönlich?*

Jetzt haben wir uns eine breite Palette von Stressauslösern angesehen. Welche davon betreffen Sie persönlich? Welche Situationen in Ihrem Leben lassen Ihren Puls schneller schlagen, rauben Ihnen den Schlaf oder lösen dieses unterschwellige Gefühl der Anspannung aus?

Nehmen Sie sich einen Moment Zeit, um darüber nachzudenken. Machen Sie sich gegebenenfalls ein paar Notizen. Schauen Sie ein paar Tage später noch einmal drüber, streichen oder ergänzen

Sie, um zu Ihrer ganz persönlichen Top-Liste zu kommen. Denn nur wer für sich erkennt, wo der Stress genau beginnt, kann auch gezielt etwas dagegen tun.

## *Herzkiller Stress*

Ihr Herz pumpt täglich rund 7000 Liter Blut durch Ihren Körper und versorgt jede einzelne Zelle mit Sauerstoff und Nährstoffen. Und das Beste daran? Unter maximaler Belastung – also in akuten Stresssituationen – kann es diese Leistung mehr als vervierfachen. Die Herzfrequenz schnellt nach oben, der Blutdruck steigt, die Durchblutung wird maximiert, die Atemfrequenz erhöht sich, damit mehr Sauerstoff in den Körper gelangt. Zucker und Fette werden freigesetzt, um schnell Energie bereitzustellen. Die Muskeln spannen sich an, die Pupillen erweitern sich, damit wir noch besser sehen können – unser gesamtes System schaltet in den Überlebensmodus. Das ist pure Evolution! Genau so war es gedacht, um uns in Gefahrensituationen maximale Leistung zu ermöglichen. Doch was passiert, wenn dieser Zustand nicht nur für wenige Minuten anhält, sondern für Wochen, Monate oder gar Jahre?

Dauerstress ist für unser Herz das, was für einen Motor Sand im Getriebe ist. Zunächst läuft alles noch, aber nach und nach setzen sich Ablagerungen fest, die Zahnräder mahlen schwerer, und irgendwann kommt der Moment, in dem nichts mehr geht.

Langfristiger Stress hält unser Herz in einem permanenten Alarmzustand – und genau das wird gefährlich. Die Blutgefäße stehen unter Daueranspannung, der Blutdruck bleibt chronisch erhöht, die Arterien verengen sich. Die Ausschüttung von Stresshormonen sorgt dafür, dass das Blut »klebriger« wird, was das Risiko für Thrombosen, Schlaganfälle und Herzinfarkte dramatisch erhöht. Der Herzrhythmus gerät aus dem Takt, lebensgefährliche Herzrhythmusstörungen können entstehen. Und dann ist da noch etwas, das vielen nicht bewusst ist: Dauerstress lässt das Herz schneller altern. Studien zeigen, dass Menschen, die ständig unter hoher mentaler Belastung stehen, ein messbar höheres Risiko für Herz-Kreislauf-Erkrankungen haben. Denn Stress sorgt nicht nur für Bluthochdruck, sondern auch für eine verstärkte Entzündungsreaktion im Körper, die die Gefäße angreift.

Stress betrifft jedoch nicht nur unser Herz – er greift auch unsere Seele an. Raubt uns nicht nur Energie, sondern auch Freude, Zuversicht und mentale Stärke. Wer ständig unter Druck steht, fühlt sich oft nicht nur körperlich erschöpft, sondern auch emotional ausgelaugt. Ängste schleichen sich ein, das Selbstvertrauen schrumpft, Entscheidungen fallen schwerer. Der Kopf ist voller Sorgen, aber der Körper zu müde, um noch dagegenzuhalten. Das ist kein Zufall – denn unser Herz ist das Zentrum unserer Emotionen. Genau dort spüren wir Freude, Liebe, Aufregung – und auch Angst, Traurigkeit und Erschöpfung. Dieses Organ reagiert unmittelbar auf unsere Gefühle. Wenn wir glücklich sind, schlägt es leicht und unbeschwert. Wenn wir gestresst sind, rast es oder fühlt sich schwer an.

## *Stress ist auch eine Frage der Perspektive*

Aber Moment mal … ist Stress nicht auch etwas Gutes? Ja, genau! Denn Stress an sich ist nicht unser Feind. Er ist eine natürliche Reaktion des Körpers – und in vielen Momenten sogar hilfreich. Der springende Punkt ist, wie lange wir ihm ausgesetzt sind und wie wir ihn wahrnehmen. Hier kommt eine der spannendsten Erkenntnisse der modernen Wissenschaft ins Spiel: Unsere Wahrnehmung von Stress beeinflusst unsere Herzgesundheit unmittelbar!

Eine Studie der University of Wisconsin-Madison[22] aus dem Jahr 2012 hat genau diesen Zusammenhang untersucht: Es ist nicht allein der Stress selbst, der uns krank macht – entscheidend ist, wie wir ihn bewerten. In dieser groß angelegten Untersuchung wurden Daten von über 28 000 Erwachsenen aus den USA analysiert. Dabei zeigte sich, dass Personen, die angaben, viel Stress zu haben, und gleichzeitig glaubten, dass dieser Stress ihrer Gesundheit stark schade, ein um 43 Prozent erhöhtes Risiko für einen vorzeitigen Tod hatten. Interessanterweise hatten Menschen mit hohem Stresslevel, die jedoch nicht davon überzeugt waren, dass dies ein Nachteil für sie wäre, kein erhöhtes Sterberisiko. Diese Erkenntnisse unterstreichen, wie entscheidend unsere innere Haltung ist. Wenn wir Stress als Herausforderung statt als Bedrohung sehen, können wir seine Auswirkungen auf unsere Gesundheit positiv beeinflussen. Ganz gemäß der Frage: Ist das Glas halb voll oder halb leer?

Kurz gesagt: Jemand, der Stress als vorübergehenden Ansporn begreift, kommt besser damit zurecht als jemand, der ihn als erdrückende Last empfindet. Das bedeutet: Wir können Stress nicht immer vermeiden, aber wir können lernen, ihn richtig einzuordnen – und genau das schützt unser Herz!

Und noch etwas: Wer nachts gut schläft, ist klar im Vorteil. Denn Schlaf zählt zu den stärksten Heilkräften überhaupt. Währenddessen regenerieren nicht nur Muskeln, Haut und Geist – auch unser Herz atmet auf. Und Druck und Anspannung können sich lösen. Genau darum soll es im nächsten Kapitel gehen.

Kapitel 7

# Guter Schlaf – Balsam fürs Herz

*Warum erholsame Nächte unverzichtbar sind*

Haben Sie heute gut geschlafen? Ich meine das ernst. Haben Sie sich schon einmal wirklich Gedanken darüber gemacht? Vielleicht fragen Sie sich manchmal, warum Sie sich trotz acht Stunden Nachtruhe müde fühlen oder Ihr Energielevel tagsüber nicht stabil ist. Die Antwort könnte genau hier liegen: im Schlaf – oder besser gesagt, in seiner Qualität und Tiefe. Während wir schlafen, passiert im Körper unglaublich viel – Verarbeitung, Regeneration, Heilung und Entlastung. Was aber geschieht währenddessen mit unserem Herzen? Sie wissen es: Es arbeitet kontinuierlich, präzise und zuverlässig – und das über Jahrzehnte hinweg, Tag für Tag, Schlag für Schlag. Ganz ohne Urlaub, ganz ohne Störung. So betrachtet, stellt sich doch automatisch die Frage: Was ist das Geheimnis dieser lang anhaltenden Höchstleistung? Wie schafft es dieses Organ, ein Leben lang durchzuhalten, ohne jemals wirklich stillzustehen? Genau darüber spreche ich übrigens auch häufig in meinen Keynotes – ob in Unternehmen, Gesundheitseinrichtungen oder auf Kongressen. Denn das Herz ist nicht nur ein Organ im medizinischen Sinne, sondern ein Sinnbild für Beständigkeit und Leistungskraft. Es gibt kaum ein besseres Vorbild, wenn es um nachhaltige Performance geht – ich liebe es, genau diesen Gedanken live mit meinem Publikum zu teilen. Und jetzt in diesem Buch mit Ihnen.

## *Mikro- und Makropausen – was wir vom Herzen lernen können*

Egal ob tags oder nachts, das Erfolgsrezept der Herzperformance liegt ganz grundsätzlich einmal in einem besonderen Rhythmus. Sie erinnern sich: Nach jedem Schlag folgt eine Pause. In der systolischen Phase zieht sich der Herzmuskel zusammen und pumpt Blut in den Körper, in der dystolischen entspannt er sich. Genau in diesem Moment fließt das Blut durch die Herzkranzgefäße, um das Organ selbst zu versorgen. Das bedeutet: Das Herz regeneriert sich in seiner Entspannungsphase. Ohne diese Pausen wäre es nicht in der Lage, über Jahrzehnte hinweg zu schlagen. Das ist gleichzeitig auch die wichtigste Lektion für uns: Erholung ist essenziell für langfristige Leistungsfähigkeit! Legen Sie bewusst Pausen in Ihrem Alltag ein – selbst ein paar Minuten können Wunder bewirken. Denn genau das macht Ihr Herz seit dem Moment, in dem es in der vierten Schwangerschaftswoche begonnen hat zu schlagen: regelmäßige Regeneration nach jeder Anstrengung.

Nun aber kommen wir zum größten Geschenk der Natur: Schlaf ist die längste und wirkungsvollste Pause, die wir unserem Herzen verschaffen können. Denn es nutzt diese Phase der Erholung, um seine Leistung herunterzufahren. Der Herzschlag wird langsamer, der Blutdruck sinkt – eine dringend benötigte Entlastung nach einem langen Tag. Wissenschaftliche Studien zeigen, dass guter Schlaf den Blutdruck reguliert, Entzündungen im Körper reduziert und das Risiko für Herz-Kreislauf-Erkrankungen deutlich senken kann. Besonders eindrucksvoll belegt das die sogenannte *Sleep Heart Health Study*[23] – eine der größten Langzeitstudien zum Thema Schlaf und Herzgesundheit. Von 1995 bis 2002 wurden über 6000 Erwachsene in den USA hierzu über mehrere Jahre hinweg begleitet. Das Ergebnis: Menschen mit stabilen Schlafgewohnheiten und hoher Schlafqualität hatten ein um bis zu 30 Prozent geringeres Risiko, einen Herzinfarkt oder Schlaganfall zu erleiden. Diese Zahlen sind mehr als beeindruckend – sie zeigen, wie kraftvoll Schlaf als Präventionsmaßnahme wirkt. Und genau deshalb lohnt es sich, seine Qualität nicht dem Zufall zu überlassen, sondern ihn bewusst zu gestalten – als tägliches Geschenk an unser Herz.

Besonders spannend: Während des Schlafs übernimmt das autonome Nervensystem die Kontrolle und sorgt dafür, dass sich der gesamte Körper in einen Regenerationsmodus versetzt. Bei gut trainierten Sportlern kann der Herzschlag im Schlaf auf nur 30 bis 40 Schläge pro Minute sinken – das bedeutet eine enorme Entlastung für das Organ.

### *Aus dem Arztleben – ein überraschend ruhiges Tagherz*

Apropos langsamer Herzschlag – da fällt mir eine wahre Geschichte ein, die ich nie vergessen werde, sozusagen aus dem wahren Arztleben: Ich bin an einem stressigen Tag in der Ambulanz, als ich zu einem Patienten gerufen werde, der zur Schrittmacher-Implantation kommt. Klare Sache, denke ich. Der Überweisungsschein ist eindeutig: AV-Block II° Typ Mobitz. Ja, ich weiß – ich hatte versprochen, in diesem Buch keine kardiologischen Fachbegriffe zu verwenden, die nach intergalaktischem Beipackzettel klingen. Aber glauben Sie mir: Das ist so ein Brocken, den kann man selbst mit rosaroter Brille nicht umschreiben. Also verzeihen Sie mir bitte diesen kleinen Ausflug ins Fachchinesisch – aber ich verspreche, ich erkläre das Grundlegende sofort: Ein AV-Block bedeutet, dass die elektrische Leitung zwischen den Vorhöfen (Atrium) und den Herzkammern (Ventrikel) gestört ist. In diesem Fall verzögert oder unterbricht das Herz manchmal einfach die Weiterleitung des Signals – was zu einem plötzlichen Aussetzen des Herzschlags führen kann. Klingt dramatisch, ist es manchmal auch – und in diesem Fall ein klassischer Grund für einen Schrittmacher.

Als ich also das Patientenzimmer betrete, bin ich auf ein kurzes Aufklärungsgespräch eingestellt. Der niedergelassene Kardiologe hat ja schon alles vorbereitet, denke ich. Doch dann staune ich nicht schlecht: Im Raum sitzen zwei identische Männer. Ich blinzle – kurz denke ich, der Stress spielt mir einen Streich, und ich sehe jetzt schon doppelt. Aber nein: Es sind tatsächlich eineiige Zwillinge, beide 76 Jahre alt – der Patient hat seinen Bruder einfach mitgebracht. Zwei Mal das gleiche Gesicht, zwei Mal der gleiche Körperbau, aber zwei völlig unterschiedliche Herzen. Der eine ohne, der andere mit bekannten Herzproblemen – zwei Herzen, ein Genpool, und trotzdem so unterschiedlich. Ich muss lächeln. Das ist Medizin, wie ich sie liebe. Der Patient sieht meinen überraschten Blick, lacht und sagt nur: »Nicht erschrecken, Herr Doktor – zwei Herzen hören besser.« Und irgendwie stimmt das ja auch. Doppelt so viel Erfahrung, Leben und Gefühl.

Und dann wird es spannend. Sportlich, drahtig, topfit, erzählt er mir, dass er regelmäßig Sport treibt und seine Herzfrequenz selbst gemessen hat. Und jetzt kommt's: In Ruhe kommt er auf nur 25 Schläge pro Minute – ohne Schwindel, ohne Müdigkeit, ohne Symptome. Und unter Belastung? Da zieht das Herz ordentlich an – bis auf 150 Schläge pro Minute. Von wegen krank. Er sagt mir ganz offen: »Ich fühle mich großartig. Warum sollte ich mir einen Schrittmacher einsetzen lassen?« Und ganz ehrlich – ich kann ihm nicht widersprechen. Auf dem EKG sieht es eindeutig aus, medizinisch spricht vieles für den Eingriff. Aber vor mir sitzt ein Mensch, der genau weiß, wie er sich fühlt. Der reflektiert ist. Und leistungsfähig.

Also besprechen wir das: gemeinsam. Mit ihm – und seinem Bruder, der natürlich auch seine Gedanken beisteuert. Zwei Herzen, zwei übereinstimmende Meinungen, eine Entscheidung. Und ich merke, wie in mir verschiedene Stimmen gleichzeitig sprechen: Die eine gehört dem klaren, rationalen Kardiologen. Dem Wissenschaftler. Dem mit den Studien. Der sagt: »Das EKG zeigt eindeutig einen AV-Block. Die Leitlinien empfehlen in diesem Fall ganz klar die Implantation eines Schrittmachers. Punkt.« Ich bin schließlich evidenzbasiert ausgebildet, habe unzählige solcher Fälle begleitet und kenne die Risiken. Und so schaltet sich genau dieser Teil in mir ein – mit voller Lautstärke. Ich erkläre ihm, höflich und respektvoll, die medizinischen Hintergründe, die Gefahren einer möglichen Verschlechterung, die degenerative Entwicklung, die jederzeit eintreten kann. Ich rede, wie man eben redet, wenn man Medizin nicht nur fühlt, sondern auch versteht.

Und dann – kommt der andere Teil in mir. Der mit dem offenen Ohr, der leisen Stimme, dem Herzen, das nicht nur schlägt, sondern auch hinhört, der aus dem Podcast *Leben auf Pump: die Sprechstunde mit Empathie*. Denn in so einer Sprechstunde befinde ich mich gerade – live, jetzt, lebendig. Und plötzlich sitze ich nicht mehr einem AV-Block gegenüber, sondern einem Menschen. Einem Hochleistungssportler, 76 Jahre alt, klar im Kopf, stabil im Herzen. Da sitzt jemand, der seinen Körper besser kennt, als manches Lehrbuch es beschreiben könnte. Und ich denke mir: Vielleicht hat er ja recht. Vielleicht ist genau das die Kunst der Medizin – nicht nur Fakten zu liefern, sondern gemeinsam zu entscheiden. Und genau das tun wir. Wir entscheiden gemeinsam: Wir warten ab. Der Patient schaut mich an, ruhig, überzeugt – und sagt: »Wenn es mir irgendwann schlechter geht, dann melde ich mich, sofort. Aber bis dahin … genieße ich mein Leben.« Und ganz ehrlich? Ich nicke. Denn irgendwie hat er recht.

Exakt ein Jahr später sehe ich ihn wieder zum Check-up. Und das Verrückte ist: Es passiert völlig zufällig. Ich habe genau an diesem Tag Dienst – hätte ich freigehabt oder wäre im Urlaub gewesen, wir hätten uns verpasst. Aber so führt mich mein Weg erneut genau zu ihm.

Gleiches Bild wie damals: fit, fröhlich, belastbar. Und er sagt mit einem Augenzwinkern: »Sehen Sie, Herr Doktor – ich glaube, ich hatte doch recht.« Was soll ich sagen? Manchmal hat eben das Herz das letzte Wort.

Ich bin beeindruckt. Von der Kraft dieses Organs, von der Klarheit des Moments – und von der stillen Sprache, die der Körper manchmal spricht, wenn wir nur hinhören. Ein langsamer Herzschlag nachts ist großartig – aber wie wir hier sehen, kann das Herz sogar im Wachzustand in aller Ruhe weiterarbeiten. Ein echtes Wunderwerk. Und damit zurück zum Thema Magie des Schlafs.

### *Was im Schlaf passiert*

Schlaf ist nicht gleich Schlaf. Er besteht aus mehreren Zyklen, die sich pro Nacht mehrfach wiederholen, in Summe etwa vier- bis sechsmal. Jeder von ihnen besteht aus verschiedenen Phasen, die alle eine bestimmte Funktion mit Blick auf unsere körperliche und seelische Stabilität und Vitalität erfüllen. Vor allem unsere Herzgesundheit profitiert hiervon. Nur wenn dieser Prozess ungestört ablaufen kann, ist echte Regeneration möglich.

- **Leichtschlafphase:** So bezeichnet man den Übergang zwischen Wachsein und tiefem Schlaf, eine Sequenz, die wichtig für unsere Entspannung ist. Atmung und Puls verlangsamen sich, die Muskeln lockern sich – der Körper bereitet sich vor auf die nun folgende tiefere Regeneration. Und hier das Spannende: Diese Phase macht rund 50 Prozent unseres Gesamtschlafs aus.
- **Tiefschlafphase:** Jetzt findet die eigentliche körperliche Regeneration statt, das Herz schlägt besonders langsam, wird dadurch signifikant entlastet, und Heilungsprozesse laufen auf Hochtouren. Der Blutdruck ist auf dem Tiefpunkt, und das unbewusste, das sogenannte parasympathische Nervensystem übernimmt. Die beste Zeit für Reparaturarbeiten im Körper: Zellschäden werden behoben, Entzündungen bekämpft, das Immunsystem wird gestärkt. Für unser Herz bedeutet diese Phase – echte Erholung, quasi auf Zellebene.
- **REM-Schlaf:** REM ist wieder eine dieser Abkürzungen – sie steht für »Rapid Eye Movement«. In dieser Phase bewegen sich die Augen unter unseren geschlossenen Lidern tatsächlich wie wild hin und her – als würden sie nachts heimlich Breakdance tanzen, während wir schlafen. In dieser Phase verarbeitet das Gehirn Erlebnisse und Emotionen – ein wichtiger Prozess für

unser Herz, weil jetzt Stress abgebaut wird. Mit anderen Worten: Hier wird mental aufgeräumt, werden Erinnerungen sortiert. Für unser wichtigstes Organ ist das Gold wert. Wer nachts träumt, macht unbewusst Herzyoga.

Die Fabrik wird also nicht stillgelegt, sondern arbeitet in einem effizienteren, energiesparenden Modus weiter – genau das, was das Herz für langfristige Höchstleistung braucht.

## *Bringen Sie Ihren Schlaf auf Vordermann*

Guter Schlaf ist keine Zeitverschwendung. Im Gegenteil: Er ist der effektivste Weg, Ihr Herz zu schützen und es langfristig leistungsfähig zu halten. Und das Beste daran? Sie können selbst für ihn sorgen! Denn genau wie Ihr Herz bewusst Pausen einlegt, haben Sie es in der Hand, durch eine hohe Schlafqualität aktiv zu Ihrer Herzgesundheit beizutragen.

Wo Sie ansetzen können? Zum Start verrate ich Ihnen gleich einmal einen echten Gamechanger: **Regelmäßigkeit**. Sie ist ein entscheidendes Fundament für tiefen, regenerativen Schlaf. Wer jeden Tag zur gleichen Zeit ins Bett geht und aufsteht, gibt seinem Körper eine verlässliche Struktur. Das sorgt nicht nur für eine stabile innere Uhr, sondern beeinflusst auch unmittelbar die Herzgesundheit. Regelmäßiger Schlaf senkt den Blutdruck, reduziert Stresshormone und stärkt das Immunsystem. Natürlich behaupte ich das nicht nur so, das ist wissenschaftlich einwandfrei erwiesen: Eine groß angelegte Studie aus dem Vereinigten Königreich aus dem Jahr 2024[24] – begleitet von renommierten Forschungszentren wie der Universität Sydney und der Columbia Universität in den USA – hat das Thema anhand von über 72 000 Erwachsenen näher untersucht. Die Ergebnisse zeigen ganz klar: Wer regelmäßig schläft, senkt sein Risiko für Herzinfarkt, Schlaganfall oder Herzschwäche deutlich. Besonders spannend: Diese Erkenntnisse stammen aus einem der größten Langzeitprojekte zu Schlaf und Herzgesundheit überhaupt, wobei mithilfe von Bewegungssensoren ganz reale Lebensgewohnheiten der Testpersonen im Alltag erfasst wurden.

Was Regelmäßigkeit beim Zubettgehen noch bringt? Aus ihr wird eine tägliche **Routine**. Warum ist das so wichtig? Ganz einfach: weil Routinen unser Leben erleichtern. Je mehr Dinge zur Gewohnheit werden, desto weniger müssen wir darüber nachdenken – und genau *das* spart Energie. Denken Sie an alltägliche Handlungen wie Schuhe binden oder Auto fahren. Am Anfang haben Sie sich vielleicht noch auf jeden Handgriff konzentrieren müssen, irgendwann aber liefen diese Prozesse automatisch ab. Genau das gleiche Prinzip gilt für guten Schlaf: Ihr Körper weiß künftig von selbst, wann es Zeit ist, sich herunterzufahren. Damit haben Sie eine zentrale Grundlage für eine erholsame Nacht geschaffen.

### *Erprobte Tipps, um Ihren Schlaf schnell und nachhaltig zu verbessern*

Ergänzend können Sie an weiteren Hebeln ansetzen, um Ihre Schlafqualität effektiv zu verbessern. Aus meiner Erfahrung als Kardiologe – und aus zahlreichen Gesprächen mit Patienten – kann ich Ihnen folgende Punkte nur ans Herz legen:

#### *1. Sorgen Sie für die richtige Schlafumgebung*

Die Umgebung, in der Sie schlafen, hat einen großen Einfluss darauf, wie erholsam Ihre Nacht tatsächlich ist. Achten Sie auf diese vier Faktoren:

- **Sauerstoff:** Frische Luft verbessert die Schlafqualität enorm. Lüften Sie Ihr Schlafzimmer vor dem Zubettgehen für ein paar Minuten. Ich mache das immer parallel zu meiner Abendroutine – zum Beispiel während des Zähneputzens. Danach ist das Zimmer angenehm frisch und perfekt für eine erholsame Nacht.
- **Dunkelheit:** Unser Körper ist darauf programmiert, in der Dunkelheit zu schlafen. Verzichten Sie daher vor dem Schlafengehen

auf Handy- oder Laptopbildschirme – das blaue Licht dieser Geräte hemmt die Produktion von Melatonin, dem Schlafhormon. Verwenden Sie dichte Vorhänge, um Lichtquellen auszuschalten.

- **Temperatur und Geräusche:** Achten Sie darauf, dass Ihr Schlafzimmer eine angenehme Temperatur hat – nicht zu warm, nicht zu kalt. Die ideale Schlafzimmertemperatur liegt zwischen 16 und 18 Grad. Auch Geräusche beeinflussen Ihren Schlaf. Wer empfindlich auf Lärm reagiert, kann auf Ohrstöpsel oder beruhigende Hintergrundgeräusche wie leises Rauschen setzen.
- **Bett:** Ihre Matratze und Ihr Kissen sind entscheidend. Ich selbst schwöre seit fast zwei Jahrzehnten auf mein Wasserbett – im Winter schön warm, im Sommer angenehm kühl. Welches Bett für Sie ideal ist, sollten Sie individuell herausfinden – eine gute Beratung lohnt sich!

### *2. Herzensdocs-10-Minuten-Abendroutine*

Schlaf beginnt nicht erst, wenn Sie die Augen schließen – sondern schon vorher. Wer sich gedanklich nicht vom Tag löst, kann auch nicht entspannt einschlafen. Daher sollten Sie sich bewusst Zeit nehmen, um den Tag ausklingen zu lassen. Hier ist eine einfache Abendroutine, die Ihr Herz zur Ruhe bringt:

- **bewusst atmen:** Setzen Sie sich aufrecht hin, schließen Sie die Augen und atmen Sie langsam und tief durch die Nase ein und langsam durch den Mund aus. Wiederholen Sie das Ganze zehnmal – Ihr Herzschlag wird sich automatisch verlangsamen.
- **positiv reflektieren:** Denken Sie an drei Dinge, die heute gut waren. Was hat Ihnen Freude bereitet? Was ist Ihnen gelungen? Diese Übung lenkt den Fokus auf das Angenehme und hilft Ihnen, mit einem guten Gefühl einzuschlafen.
- **gezielt entspannen:** Legen Sie sich ins Bett und spannen Sie nacheinander einzelne Muskelgruppen an – von den Füßen bis zum Kopf. Lassen Sie sie nach ein paar Sekunden locker. Ihr Körper wird so in den Entspannungsmodus versetzt.

Probieren Sie diese Routine für ein paar Tage aus – Sie werden überrascht sein, wie schnell sich Ihr Schlaf verbessert! Ihrem Herzen schenken Sie damit eine nachhaltige und qualitativ wertvolle Pause. Es arbeitet unermüdlich für Sie – geben Sie ihm die Ruhe, die es verdient.

Kapitel 8

# Die Macht der Hormone

*Wie Cortisol, Adrenalin und Oxytocin unser Herz beeinflussen*

Dieses Kapitel ist ein kleiner Wendepunkt – und gleichzeitig der Auftakt zu einem besonders spannenden Teil unserer gemeinsamen Reise. Denn von nun an schauen wir nicht mehr nur auf das Herz als Muskel oder Kreislauforgan, sondern wir öffnen den Blick für das große Ganze: das Zusammenspiel zwischen Herz, Körper und innerem Erleben. Ich bin überzeugt, dass Herzgesundheit nicht nur eine Frage von Cholesterinwerten und Blutdruckzahlen ist. Es geht nicht nur darum, Risiken zu minimieren, sondern auch darum, sich um die tieferen, unsichtbaren Mechanismen zu kümmern – um die innere Balance zwischen Körper, Geist und Seele. Ein Thema, das mich persönlich tief berührt – denn hier verbindet sich medizinisches Wissen mit echtem Staunen über unseren wundervollen Organismus.

Wir haben bereits erkannt: Das Herz ist nicht bloß ein Motor, der Blut durch unseren Körper pumpt. Es ist eine feinfühlige Schaltzentrale, ein Taktgeber für Leben und Gefühl zugleich. Aber was steuert diesen feinen Takt? Was sorgt dafür, dass Körper und Herz im Gleichklang schwingen – mal ruhig und gelassen, mal energiegeladen und wach? Die Antwort liegt in den Hormonen – den geheimen Dirigenten unseres Wohlbefindens.

Stellen Sie sich einen erfahrenen Dirigenten vor, der ein großes Orchester mit präzisen Handbewegungen leitet. Jedes Instrument, jede Note, jeder Rhythmus ist perfekt aufeinander abgestimmt, und das Ergebnis ist eine harmonische Melodie, die uns berührt. Genauso wirken Hormone in unserem Körper: Sie orchestrieren unser Herz-Kreislauf-System, steuern unseren Herzschlag, unsere Emotionen, unseren Blutdruck – und das meist völlig unbemerkt. Wer sich einmal bewusst macht, wie fein abgestimmt dieses System ist, kann gar nicht anders, als Ehrfurcht und Staunen für den eigenen Körper zu empfinden. Denn was hier geschieht, ist nicht weniger als ein Wunder.

## *Hormone – die geheimen Boten unseres Körpers*

Hormone haben zwei Seiten: Sie können uns Kraft geben, Ruhe und Glück schenken – oder uns schwächen, belasten und krank machen. Das bedeutet: Je besser wir verstehen, wie unser Hormonsystem funktioniert, desto bewusster können wir auch unser Herz schützen. Wenn wir dafür sorgen, dass unser Körper im Gleichgewicht ist, wenn wir uns Zeit für Erholung nehmen und unserem Herzen erlauben, in seinem natürlichen Rhythmus zu schlagen, dann machen wir uns selbst das größte Geschenk: ein langes, gesundes und erfülltes Leben.

Doch was genau sind Hormone eigentlich? Ganz einfach gesagt, sind es Botenstoffe unseres Organismus, die in verschiedenen Drüsen produziert und über das Blut an jene Stellen transportiert werden, wo sie gebraucht werden. Sie sind wie unsichtbare Nachrichten, die zwischen Gehirn, Herz, Leber, Muskeln und vielen anderen Organen hin- und herwandern. Das alles geschieht ganz automatisch – jede Sekunde, unser Leben lang. Diese Botenstoffe beeinflussen unsere Stimmung, unseren Energiehaushalt, unsere Reaktionsfähigkeit und sogar unser Liebesleben. Sie bestimmen, ob wir uns entspannt oder gestresst, voller Energie oder erschöpft, glücklich oder traurig fühlen. Und vor allem haben sie einen unmittelbaren Einfluss auf unser Herz.

Vielleicht spüren Sie es gerade selbst? Vielleicht schlägt Ihr Herz jetzt ein wenig schneller, weil Sie sich in das Thema hineinversetzen. Vielleicht klopft es kräftiger, weil Sie spüren, dass hier eine tiefe Wahrheit verborgen liegt. Das Herz reagiert direkt auf Hormone – und diese Hormone wiederum werden von unseren Gefühlen gesteuert.

## *Die unsichtbare Verbindung: Emotionen, Hormone und das Herz*

Wenn wir glücklich sind, uns verlieben oder von Freude durchströmt werden, schüttet unser Körper Oxytocin aus – das sogenannte Kuschelhormon. Es beruhigt das Herz, senkt den Blutdruck und sorgt für ein warmes, wohliges Gefühl. Doch es gibt auch die andere Seite: Stresshormone wie Cortisol und Adrenalin. Sie sind die Alarmboten unseres Körpers, die immer dann aktiv werden, wenn wir uns bedroht, überfordert oder unter Druck gesetzt fühlen. In akuten Momenten ist das hilfreich – Adrenalin sorgt dafür, dass unser Herz schneller schlägt, der Blutdruck steigt und wir blitzschnell reagieren können. Doch was passiert, wenn dieser Zustand anhält? Chronischer Stress kann das Herz enorm belasten, wie wir bereits wissen. Ein dauerhaft erhöhter Cortisolspiegel führt zu Bluthochdruck, Entzündungen und einem erhöhten Risiko für Herz-Kreislauf-Erkrankungen. Viele Menschen erleben das jeden Tag, ohne es bewusst wahrzunehmen: Herzklopfen vor wichtigen Terminen, ein beklemmendes Gefühl in der Brust nach einem stressigen Tag, innere Unruhe, die uns abends nicht schlafen lässt. Genau hier liegt die entscheidende Verbindung: Unsere Emotionen steuern Hormone, und diese Hormone beeinflussen unser Herz.

### *Liebe – die sanfte Kraft*

Liebe ist mehr als ein Gefühl. Sie ist eine Kraft, die unser Herz umhüllt, beruhigt und stärkt. Es ist das warme Kribbeln, wenn wir einem geliebten Menschen begegnen, das Gefühl von Geborgenheit in einer Umarmung, die tiefe Verbundenheit, die uns spüren lässt: Ich bin nicht allein. Liebe gibt uns Halt, schenkt uns innere Ruhe und verankert uns im Leben. Sie macht uns stärker, widerstandsfähiger, glücklicher.

Das Hormon, das hinter alldem steckt, Sie wissen es bereits, heißt Oxytocin. Es wird ausgeschüttet, wenn wir jemanden umarmen, wenn wir Zuneigung empfinden oder wenn wir uns mit anderen verbunden fühlen. Emotional, aber auch ganz physiologisch gesehen, ist es wahrer Balsam für unser Herz. In meinen Augen kommt ihm eine so heilsame Wirkung zu, dass ich ihm in diesem Kapitel einen eigenen Abschnitt widme. Dazu gleich mehr.

### *Stress – der unbarmherzige Antreiber*

Denn zuerst gibt es da noch eine andere Seite der Medaille. Das Thema Stress kennen Sie bereits aus Kapitel fünf bestens und wissen damit, er ist nicht einfach nur eine unangenehme Emotion. Stress ist ein biologisches Programm, das uns seit Urzeiten hilft zu überleben. Sein einziger Zweck: unseren Körper in Alarmbereitschaft zu versetzen, damit wir schnell handeln können. Das Herz rast, der Atem beschleunigt sich, der Körper ist bereit – um zu kämpfen oder zu fliehen. In unserem Körper übernehmen Adrenalin und Cortisol die Kontrolle. Sie werden in der Nebennierenrinde produziert und innerhalb von Sekunden in den Blutkreislauf ausgeschüttet.

Adrenalin sorgt dafür, dass Ihr Herz schneller schlägt und das sogenannte Herzzeitvolumen – also die Menge an Blut, die pro Minute durch den Körper gepumpt wird – sprunghaft ansteigt. Das Blut wird aus weniger wichtigen Organen wie dem Verdauungstrakt abgezogen und in die Muskeln gepumpt, damit Sie sofort lossprinten oder sich verteidigen können. Gleichzeitig erhöht sich Ihr Blutdruck, Ihre Pupillen weiten sich, Ihr Körper fährt alle nicht lebensnotwendigen Funktionen herunter – jetzt zählt nur noch eines: überleben.

Cortisol spielt in diesem Prozess eine ebenso entscheidende Rolle. Es sorgt dafür, dass Ihr Blutzuckerspiegel steigt, damit Ihrem

Körper schnell Energie zur Verfügung steht. Gleichzeitig erhöht es den Blutdruck, um die Organe optimal zu versorgen. Kurzfristig ist das ein geniales System – es rettet uns in akuten Gefahrensituationen das Leben. Chronischer Stress jedoch belastet unser Herz-Kreislauf-System maßgeblich, mit kritischen Folgen.

## *Hormone – unsere unsichtbaren Herz-Schutzschilde*

Männer und Frauen – zwei Welten, zwei Perspektiven, zwei unterschiedliche Herzgesundheiten. Und das nicht nur äußerlich, sondern tief in den biologischen Mechanismen verankert. Das Herz einer Frau schlägt anders als das eines Mannes, es erkrankt anders, es heilt anders. Und doch wissen viele nicht, dass Frauen häufiger an Herz-Kreislauf-Erkrankungen sterben als Männer. Klingt überraschend? Ist es auch! Denn die Vorstellung, dass Herzkrankheiten vor allem ein »Männerproblem« sind, hält sich hartnäckig – die Realität aber sieht ganz anders aus. Und das hat etwas mit den Hormonen zu tun.

### *Frauen und das versteckte Risiko: warum Östrogen so wichtig ist*

Lange Zeit wurde das Herzinfarktrisiko bei Frauen unterschätzt – sogar von der Medizin. Dabei zeigt der *Deutsche Herzbericht*[25] ganz klar: Frauen sterben häufiger an Herz-Kreislauf-Erkrankungen als Männer. Genauer gesagt, liegt die Sterbeziffer bei Frauen bei 285 pro 100 000 Einwohnern, während sie bei Männern bei 252 liegt. Warum? Die Antwort liegt in einem faszinierenden, aber oft übersehenen Faktor: den Hormonen.

Östrogen, das klassische weibliche Geschlechtshormon, ist so etwas wie der unsichtbare Schutzschild des Herzens. Es sorgt dafür, dass die Gefäße elastisch bleiben und sich flexibel an Blutdruckveränderungen anpassen können – eine Art eingebauter Stoßdämpfer für das Herz-Kreislauf-System. Ein weiteres Geschenk der Natur: Östrogen hat eine entzündungshemmende Wirkung, fördert die

Produktion von HDL-Cholesterin (»gutes« Cholesterin) und senkt gleichzeitig das LDL-Cholesterin (»schlechtes« Cholesterin). Das bedeutet: weniger Ablagerungen in den Arterien, weniger Arterienverkalkung, ein geringeres Risiko für Herzinfarkte.

Doch genau hier liegt das Problem: Nach den Wechseljahren sinkt der Östrogenspiegel rapide ab – und mit ihm fällt dieser natürliche Herzschutz weg. Plötzlich steigen Blutdruck und Cholesterinwerte an, die Gefäße versteifen sich, das Risiko für Herzinfarkte und Schlaganfälle nimmt zu. Während Männer oft schon in den 50ern mit Herzproblemen zu kämpfen haben, überholen Frauen sie spätestens nach der Menopause.

*Und die Männer? Testosteron, Kraft und Herzgesundheit*

Testosteron – dieses Hormon steht für Kraft, Energie und Durchsetzungsfähigkeit. Es sorgt für Muskelwachstum, beeinflusst die Stimmung, hält die Knochen stark und treibt den Stoffwechsel an. Doch es hat noch eine andere, oft übersehene Rolle: Es unterstützt das Herz. Studien zeigen, dass ein gesunder Testosteronspiegel mit einer besseren Gefäßfunktion und einem stabileren Blutdruck zusammenhängt. Männer mit zu wenig Testosteron haben häufiger Probleme mit ihrem Fettstoffwechsel, entwickeln öfter Bluthochdruck und sind anfälliger für Herz-Kreislauf-Erkrankungen. Das hat eine große Übersichtsarbeit aus dem Jahr 2015 eindrucksvoll gezeigt – die sogenannte *Testosterone and Cardiovascular Risk Review*[26] von Dr. Morgentaler und Kollegen der Harvard Medical School in Boston, USA. In dieser Zusammenschau wurden zahlreiche Einzelstudien ausgewertet, die in Summe die Daten Tausender Männer erfassten. Dabei zeigte sich: Ein niedriger Testosteronspiegel geht häufig mit einer erhöhten Sterblichkeit durch Herz-Kreislauf-Erkrankungen einher, während ein gut eingestellter Spiegel mit verbesserter Gefäßelastizität und niedrigeren Entzündungswerten verbunden war.

Aber – und hier kommt die Kehrseite der Medaille: Der Testosteronspiegel sinkt mit dem Alter, ganz langsam, aber stetig. Und genau dann häufen sich oft die Beschwerden. Ein bisschen Bauch mehr, ein bisschen Antrieb weniger – und oft auch ein schleichender Weg hin zu einem höheren Herzrisiko. Denn wenn der Körper Fett einlagert, steigt das Risiko für das metabolische Syndrom – eine Kombination aus Übergewicht, Bluthochdruck, gestörtem Zuckerstoffwechsel und schlechten Cholesterinwerten. Diese explosive Mischung verdoppelt das Risiko für Herzinfarkte und Schlaganfälle.

*Der hormonelle Balanceakt: Was bedeutet das für Sie?*

Hormone sind die stillen Lenker unseres Körpers – mal schützen sie uns, mal setzen sie uns Risiken aus. Doch was bedeutet das für *Ihre* Herzgesundheit? Zum einen zeigt es, warum es so wichtig ist, den eigenen Körper zu verstehen. Frauen sollten nach den Wechseljahren ganz besonders auf ihre Herzgesundheit achten, regelmäßige Untersuchungen wahrnehmen und sich bewusst machen, dass ihr früherer »Östrogenschutz« nicht mehr da ist. Männer hingegen sollten auf ihren Testosteronspiegel achten, um das metabolische Syndrom zu vermeiden.

Aber – und das ist das Entscheidende – Herzgesundheit hängt nicht nur von Hormonen ab. Sie ist ein Zusammenspiel aus vielen Faktoren: Ernährung, Bewegung, Stressbewältigung, Schlaf und allgemeinen Lebensgewohnheiten. Und genau hier liegt die Chance! Es geht nicht darum, Hormone künstlich zu ersetzen – es geht darum, den eigenen Körper zu unterstützen. Durch Bewegung, die den Stoffwechsel ankurbelt. Durch eine Ernährung, die Entzündungen reduziert. Durch Stressmanagement, das den Hormonhaushalt stabilisiert. Kurz gesagt: Sie haben es in der Hand! Ihr Herz ist kein passiver Zuschauer, es reagiert auf das, was Sie ihm geben. Also schenken Sie ihm das Beste – es wird es Ihnen danken.

## *Oxytocin – das Herzenshormon*

Haben Sie auch ein Lieblingshormon? Scherz beiseite, in meinem Fall gibt es tatsächlich eines, das mich seit Jahrzehnten am meisten fasziniert. Warum? Weil es eine direkte Verbindung zu unserem Herzen hat – sowohl zur Gesundheit unseres Herz-Kreislauf-Systems als auch zu allem, was wir fühlen und erleben. Die Rede ist von Oxytocin. Es ist ein wahres Wunder. Wenn Sie sich nie um Ihre Cholesterinwerte kümmern, Ihren Blutdruck ignorieren und überhaupt nichts für Ihr Herz tun – aber stattdessen nur dieses eine Hormon pflegen, kann es sein, dass Sie genau *deswegen* gesünder und glücklicher leben. Klingt verrückt? Vielleicht. Ist aber wahr! Denn es hat so viel Power, dass es ganze Leben verändern kann. Und das Beste? Es ist nicht nur wissenschaftlich messbar, sondern auch absolut alltagsfreundlich. Sie müssen keine teuren Nahrungsergänzungsmittel kaufen, keine komplizierten Routinen entwickeln – Sie müssen nur eines tun: Nähe zulassen. Denn, Sie wissen es: Oxytocin wird immer dann ausgeschüttet, wenn wir uns mit anderen verbunden fühlen.

### *Nähe, die gesund für Ihr Herz ist*

Eine Umarmung, eine liebevolle Berührung, ein warmer Blick oder ein vertrautes Gespräch setzen es frei. Auch das Stillen, die Geburt eines Kindes oder sogar das gemeinsame Lachen mit Freunden lösen eine Oxytocinwelle im Körper aus. Doch dieses Hormon ist weit mehr als nur ein Wohlfühlhormon. Es hat messbare Effekte auf das Herz-Kreislauf-System: Es stabilisiert den Blutdruck, reguliert die Herzfrequenz und trägt dazu bei, dass sich die Blutgefäße entspannen. Mit anderen Worten: Es hält Ihr Herz geschmeidig, entlastet den Herzmuskel und senkt das Risiko für Herzinfarkte und Schlaganfälle. Und das Beste? Ihr Herz hat sogar spezielle Rezeptoren für Oxytocin! Ja, Sie haben richtig gelesen – es ist damit buchstäblich darauf ausgelegt, auf dieses Hormon zu reagieren. Wie funktioniert das?

### *Schlüssel-Schloss-Prinzip*

Damit Oxytocin seine Wirkung entfalten kann, braucht es eine Art Andockstelle – genau wie ein Schlüssel, der in ein Schloss passt.

Diese Schlösser, also die Rezeptoren, befinden sich auf den Herzmuskelzellen und im Gewebe des Herzens. Sobald Oxytocin an diesen Rezeptoren andockt, wird eine Reihe positiver Prozesse ausgelöst: Der Herzmuskel entspannt sich, die Gefäße weiten sich, der Blutdruck stabilisiert sich.

Das ist nicht nur Theorie – Studien zeigen ganz klar, dass Oxytocin eine schützende Wirkung auf unser Herz hat. Eine besonders eindrucksvolle Untersuchung dazu stammt aus dem Jahr 2022 und wurde unter dem Titel *Oxytocin promotes epicardial cell activation and heart regeneration after cardiac injury*[27] von der Michigan State Universität in den USA veröffentlicht. (Und ja – der Titel ist so lang, dass man beim Lesen fast schon selbst Herzrasen bekommt. Aber was soll's – Wissenschaft liebt es eben, in Überschriften mehr Worte unterzubringen, als bei einem ganzen Kuschelabend Oxytocin ausgeschüttet wird!) Das Faszinierende an dieser Studie: Die Forscher arbeiteten im Labor sowohl mit menschlichem Herzgewebe – als auch mit Zebrafischen. Ja, Sie haben richtig gelesen: Zebrafische! Diese kleinen, gestreiften Wasserwesen sind echte Superstars der Herzforschung. Warum? Weil sie etwas können, was wir uns alle wünschen würden – sie können ihr Herzgewebe nach Verletzungen komplett regenerieren. Kein Witz! Manchmal braucht es eben nicht den großen Löwen, sondern den kleinen Fisch, um dem menschlichen Herzen auf die Sprünge zu helfen. Und genau das zeigte sich auch hier: Oxytocin förderte bei beiden – Mensch und Zebrafisch – die Regeneration der äußeren Herzschicht, des sogenannten Epikards, und verringerte die Narbenbildung nach einer Verletzung. Ist das nicht wundervoll? Ein bisschen Nähe, ein bisschen Wärme – und Ihr Herz beginnt zu gesunden. Ganz ohne Flossen.

Oxytocin ist ein Heilmittel, das nichts kostet, das jeder von uns in sich trägt und das wir aktiv nutzen können. Und wenn Sie jemanden kennen, der bereits einen Herzinfarkt hatte oder in Gefahr ist, einen zu bekommen? Dann haben Sie jetzt eine echte Superkraft in der Hand: Zeigen Sie ihm Liebe. Berühren Sie ihn. Lassen

Sie ihn Nähe spüren. Das allein kann helfen, das Risiko zu senken und die Genesung zu unterstützen.

### *Die Kraft der Berührung*

Oxytocin beeinflusst nicht nur unsere Herzgesundheit, sondern auch unsere Emotionen. Es fördert Empathie, stärkt soziale Bindungen und macht uns allgemein glücklicher. Es ist das Hormon, das uns verbindet – mit unseren Partnern, unseren Freunden, unseren Kindern, unseren Kolleginnen und Kollegen. Jede Berührung, jede Umarmung, jedes sanfte Auflegen einer Hand auf eine Schulter führt zu einem kleinen Glücksschub.

Oxytocin reduziert Angst, senkt den Stresshormonspiegel und hilft uns, emotional stabiler zu werden. Es lindert Depressionen, steigert unser Wohlbefinden und trägt dazu bei, dass wir resilienter gegenüber Stress werden. Vielleicht ist es genau deshalb auch für Unternehmen so spannend, mehr darüber zu erfahren – denn ein hormonell ausgeglichener, sozial verbundener Mensch ist ein kreativer und belastbarer Mensch. Und wo Teams aufeinander vertrauen und echte Verbindungen untereinander pflegen, steigt nicht nur die Zufriedenheit – auch die Leistungsfähigkeit explodiert. Oxytocin ist die unsichtbare Superpower, die Menschen zusammenhält.

### *Setzen Sie frei, was in Ihnen steckt*

Zusammengefasst: Oxytocin ist viel mehr als nur ein Kuschelhormon. Es ist ein Beziehungsgestalter, ein Herzwächter und ein echtes Wundermittel. Es stabilisiert den Kreislauf, schützt das Herz, stärkt soziale Bindungen und verbessert die emotionale Widerstandskraft. Und das Beste daran? Sie können es jederzeit freisetzen. Umarmen Sie mehr. Berühren Sie bewusst. Führen Sie gute Gespräche. Lachen Sie mit den Menschen, die Ihnen am Herzen liegen. Denn jede dieser Handlungen hat nicht nur einen Effekt auf Ihre Emotionen – sie verändert buchstäblich Ihr Herz. Sie schützt es vor den negativen Folgen von Stress, stabilisiert Ihr Nervensystem und hilft Ihnen, gesünder, glücklicher und widerstandsfähiger zu werden. Herzberührende Verbindungen sind also weit mehr als nur schöne Momente – sie sind Medizin für die Seele und den Körper. Nutzen Sie das!

Kapitel 9

# Powered by emotion

*Was Gefühle mit unserem Herzen machen*

Mittlerweile dürfte ich Sie überzeugt haben: Das Herz ist ein beeindruckendes Organ! Es schlägt unermüdlich, versorgt uns mit Sauerstoff, hält uns am Leben. Und ist gleichzeitig das Zentrum unserer Emotionen, unser innerer Kompass, unser feinfühligster Seismograf für alles, was wir erleben. Schon vor Jahrtausenden erkannten verschiedene Hochkulturen seine besondere Bedeutung. Im alten Ägypten galt es als Sitz des Denkens und Fühlens, als Quelle von Weisheit und Emotionen zugleich. Die griechische Philosophie betrachtete es als Zentrum der Lebenskraft. Für Aristoteles war es der Ursprungsort aller Empfindungen. Auch in der traditionellen chinesischen Medizin wird es als Sitz des Geistes und der Emotionen angesehen. Seit jeher war das Herz also mehr als nur ein physisches Organ. Unsere Sprache spiegelt diese tiefere Dimension exakt wider:

- »etwas auf dem Herzen haben«: eine Sache beschäftigt einen, und man möchte darüber sprechen
- »sich ein Herz fassen«: mutig sein und sich etwas trauen
- »jemandem sein Herz ausschütten«: vertraulich über persönliche Sorgen sprechen
- »das Herz auf der Zunge tragen«: seine Gefühle offen zeigen
- »jemandem rutscht das Herz in die Hose«: plötzlich Angst bekommen

In diesem Kapitel tauchen wir tief ein in die faszinierende Verbindung zwischen Herz und Gefühlen. Sie werden erfahren, warum Liebe und Freude Ihr Herz buchstäblich schützen können, warum Wut und Trauer es belasten – und wie Sie lernen, Ihr Herz auf die richtige Frequenz einzustimmen.

## *Ihr Herz spricht die Sprache der Gefühle*

Haben Sie gewusst, dass Ihr Herzschlag sich synchronisieren kann, wenn Sie mit einem geliebten Menschen zusammen sind? In einer bemerkenswerten Studie der Zeppelin Universität Friedrichshafen, in Zusammenarbeit mit der Universität Bern und dem Max-Planck-Institut für empirische Ästhetik, wurde untersucht, wie gemeinsames Musikhören die physiologischen Prozesse im Menschen beeinflusst. Im Rahmen des Langzeitprojekts *Experimental Concert Research*[28] erhoben Wissenschaftler über mehrere Jahre hinweg Daten bei Klassikkonzerten. Dabei fanden sie heraus, dass sich nicht nur Bewegungen wie das rhythmische Mittippen mit dem Fuß synchronisieren, sondern auch die Herz- und Atemfrequenzen der Konzertbesucher angleichen. Diese Synchronisierung war besonders ausgeprägt, wenn die Zuhörer sich emotional von der Musik berührt fühlten und tief in das Musikerlebnis eintauchten. Erkenntnisse, die zeigen, dass unser Herz nicht nur auf unsere eigenen Gefühle reagiert, sondern auch in der Lage ist, sich auf den Takt der Herzen anderer einzustimmen, insbesondere in Momenten tiefer emotionaler Verbindung. Ob in der Liebe, in Freundschaften oder beim gemeinsamen Musikhören – es »kommuniziert« auf einer Ebene, die weit über Worte hinausgeht. Eine faszinierende Fähigkeit, die noch einmal die Bedeutung von positiven zwischenmenschlichen Beziehungen für unsere Herzgesundheit unterstreicht. Und ein weiterer Beweis dafür, wie eng unsere emotionalen Erfahrungen mit unserem körperlichen Wohlbefinden verknüpft sind.

Und es wird noch erstaunlicher: Wussten Sie, dass Ihre Gedanken den Rhythmus Ihres Herzens beeinflussen können? In einer faszinierenden Untersuchung, *The undoing effect of positive emotions*[29], der University of Michigan untersuchten Psychologen, in welcher Weise positive Emotionen auf den Herzrhythmus wirken können. In einer ersten Teilstudie wurden 170 Teilnehmer zunächst einem angstauslösenden Film ausgesetzt mit dem Ziel, eine entsprechende Stressreaktion hervorzurufen. Anschließend sahen sie entweder einen Film, der positive Emotionen wie Zufriedenheit oder Amüsement aktivierte, ein neutrales oder ein trauriges Video. Die Ergebnisse zeigten, dass diejenigen, die hinterher positive Filme guckten, schneller zu einem normalen Herzrhythmus zurückfanden als die anderen. In einer zweiten Teilstudie wurde 185 Teilnehmern ein trauriger Film gezeigt. Man beobachtete, wer währenddessen dennoch spontan lächelte. Diejenigen Testpersonen erholten sich schneller von der durch den Film verursachten Stressaktivierung des Herzens als diejenigen, die nicht lächelten.

Die Wissenschaft zeigt: Positive Emotionen wie Freude und Zufriedenheit steigern nicht nur unser Wohlbefinden, sondern fördern auch direkt unsere Herzgesundheit. Sie helfen dem Körper, sich schneller von stressbedingten Belastungen zu erholen und den Herzrhythmus zu stabilisieren. Was noch einmal eines ganz deutlich macht: Unser Herz ist ein Organ, das fühlt, reagiert und verbindet. Es beeinflusst nicht nur unseren Körper, sondern auch unsere Beziehungen und unser gesamtes Lebensgefühl. Und wenn das so ist – welche Auswirkungen haben dann Emotionen wie Wut, Stress oder Angst auf unser Herz? Und noch wichtiger: Können wir unser Herz bewusst mit positiven Impulsen nähren, um es langfristig gesund zu halten?

## *Die Herz-Hirn-Connection*

Warum spüren wir Freude, Aufregung oder Angst im Herzen? Ganz einfach: Unser Herz ist direkt mit unserem Gehirn verbunden – und zwar wortwörtlich. Über den sogenannten Vagusnerv steht es in ständigem Austausch mit ihm. Diese Verbindung funktioniert wie eine Autobahn der Emotionen: Alles, was wir erleben, wird blitzschnell weitergeleitet. Ein Beispiel: Wenn Sie sich erschrecken, feuert Ihr Gehirn sofort ein Signal an Ihr Herz – und zack, schlägt es schneller. Wenn Sie sich hingegen entspannen, sendet das Gehirn ein beruhigendes Signal – und das Herz passt sich an. Und jetzt stellen Sie sich einmal vor, was passiert, wenn Sie über Jahre hinweg bestimmten Emotionen ausgesetzt sind. Chronischer Stress? Dauerhafte Wut? Oder im Gegensatz dazu: regelmäßige Momente der Freude, tiefe Liebe, echtes Lachen? Ihr Herz speichert all das – und es wirkt sich direkt auf Ihre Gesundheit aus!

Eine beeindruckende Studie der Harvard Medical School aus dem Jahr 2017[30] hat gezeigt, dass chronischer Stress das Risiko für Herzinfarkte um rund 40 Prozent erhöht. In dieser Studie wurden 293 Menschen über mehrere Jahre hinweg begleitet. Besonders spannend: Die Forscher nutzten PET-CT-Bildgebung, um die Aktivität der Amygdala – also des Stresszentrums im Gehirn – zu messen. (Ich weiß, ich wollte eigentlich kein Fachchinesisch benutzen – PET-CT klingt zwar wie ein kuscheliges Stofftier mit Hochschulabschluss, ist tatsächlich jedoch ein ziemlich beeindruckendes Hightechverfahren. Und weil Sie mich inzwischen kennen, wissen Sie: Ich erkläre es natürlich sofort. PET-CT steht für Positronen-Emissions-Tomografie kombiniert mit Computertomografie. Jetzt wird der ein oder andere sagen: »Ich bin damit nicht wesentlich schlauer, Herr Doktor.« Okay – hier kommt eine Alltagsübersetzung: Eine Computertomografie ist eine Schichtbild-Röntgenaufnahme, und eine PET-CT ist eben genau das – aber mit einem Upgrade. Durch die PET-Technik erkennt man nicht nur, *wo* etwas im Körper passiert, sondern auch, *wie aktiv* es dort zugeht. Ziemlich clever, oder?) Und siehe da: Je aktiver die Amygdala, desto höher war hier nicht nur die Entzündungsaktivität in den Blutgefäßen, sondern auch das Risiko für schwerwiegende Herz-Kreislauf-Ereignisse. Mit anderen Worten: Dauerhafte Anspannung versetzt den Körper in einen inneren Alarmzustand, das Herz schlägt schneller, der Blutdruck steigt – und das hinterlässt Spuren. Sichtbare!

## *Liebe, Freude und positive Emotionen – die beste Medizin*

Eine der häufigsten Fragen, die mir Patienten stellen, lautet: »Herr Doktor, muss ich jetzt für den Rest meines Lebens Medikamente nehmen?« Meine Antwort darauf ist oft ein entschiedenes »Jein«. Es gibt sicherlich Erkrankungen, die eine dauerhafte medikamentöse Behandlung erfordern. Doch in vielen Fällen können wir durch die Kontrolle der kardiovaskulären Risikofaktoren und sogenannte konservative Maßnahmen – also Strategien ohne Medikamente – viel erreichen.

Wie bereits in den ersten Kapiteln dieses Buches besprochen, spielen Ernährung und Bewegung eine zentrale Rolle. Doch es gibt noch eine weitere, oft unterschätzte Medizin für unser Herz: Liebe, Freude und positive Emotionen.

Wenn wir uns glücklich fühlen, geliebt werden und selbst Liebe schenken, wenn wir Dankbarkeit und Freude empfinden, passiert etwas Wunderbares in unserem Körper. Unser Herz schlägt harmonischer und ruhiger, der Blutdruck stabilisiert sich, und unser Immunsystem wird gestärkt. Gleichzeitig sinken Stresshormone wie Cortisol und Adrenalin, während Glückshormone wie Oxytocin und Endorphine freigesetzt werden.

Diese positiven Effekte sind nicht nur spürbar, sondern auch wissenschaftlich belegt.

Eine groß angelegte Langzeitstudie der Harvard School of Public Health, veröffentlicht unter dem Titel *Optimism and Cause-Specific Mortality: A Prospective Cohort Study*[31], begleitete fast 70 000 Frauen über mehrere Jahrzehnte hinweg. Das beeindruckende Ergebnis: Menschen mit einer optimistischen Lebenseinstellung hatten ein um rund 50 Prozent reduziertes Risiko für Herz-Kreislauf-Erkrankungen. Die Forscher beobachteten, dass bei diesen Personen der Blutdruck stabiler blieb, die Herzfrequenz ausgeglichener war und Entzündungsmarker im Blut gesenkt wurden. Kurz gesagt: Ihre Herzen schlugen nicht nur ruhiger, sondern fühlten sich buchstäblich geborgener – geschützt durch eine positive innere Haltung. Eine faszinierende Erkenntnis, die zeigt, wie eng unsere Gedankenwelt mit unserem Herzschlag verbunden ist.

Eine weitere faszinierende Untersuchung stammt aus Norwegen. In der sogenannten *Nord-Trøndelag Health Study (HUNT-Study)*[32] wurden über 53 000 Menschen über einen Zeitraum von mehr als 15 Jahren beobachtet. Dabei fanden die Forscher heraus: Menschen mit einem ausgeprägten Sinn für Humor – also solche, die regelmäßig lachen und das Leben mit einer gewissen Leichtigkeit nehmen – hatten ein bis zu 50 Prozent geringeres Risiko für Herzinfarkte und Schlaganfälle. Der Grund? Lachen entspannt das Nervensystem, senkt messbar den Spiegel von Stresshormonen wie Cortisol und verbessert die Gefäßfunktion. Es regt die Durchblutung an und lässt das Herz im wahrsten Sinne des Wortes aufatmen. Diese Erkenntnisse zeigen: Fröhliche Menschen leben tatsächlich länger – und ihr Herz profitiert unmittelbar davon. Wer also öfter lacht, tut seinem Herzen jedes Mal etwas Gutes.

Mit anderen Worten: Wir können die Auswirkungen von Emotionen tatsächlich messen und nachweisen. Positive Gefühle beeinflussen unsere Herzgesundheit unmittelbar. Das bedeutet für Sie: Umgeben Sie sich mit Menschen und Dingen, die Sie glücklich machen, und Sie können, in Kombination mit gesunder Ernährung und Bewegung, Ihre Herzgesundheit verbessern – und möglicherweise sogar Ihren Medikamentenbedarf reduzieren. Ist das nicht eine fantastische Nachricht?

## *Emotionen sind allgegenwärtig – Ihre Reaktion ist entscheidend*

Ja, es ist wahr: Ich bin ein großer Fan der rosaroten Brille! Und wenn Sie mich fragen, ob das Glas halb voll oder halb leer ist, werde ich immer sagen: halb voll. Warum? Weil eine positive, optimistische Sichtweise nicht nur unsere Stimmung hebt, sondern auch unser Herz schützt! Ich bin zutiefst davon überzeugt, dass unsere Gedanken und unser Fokus einen direkten Einfluss auf unser Wohlbefinden – und eben auch auf unsere Herzgesundheit – haben. Diese Erkenntnis kommt nicht von ungefähr. Ich durfte sie in den letzten 25 Jahren immer wieder bei meinen Patienten beobachten – und auch in meinem eigenen Leben anwenden. Jeden einzelnen Tag. Es gibt Dinge, die wir ändern können: Packen wir sie an, nehmen wir sie ernst und gestalten wir unser Leben aktiv. Und dann gibt es Sachen, die wir nicht ändern können. Und wissen Sie, was? Die dürfen Sie einfach liegen lassen. Denn unser Leben ist zu kostbar, um sich über etwas aufzuregen, das außerhalb unserer Kontrolle liegt. Fokussieren Sie sich auf das Gute! Machen Sie das Beste aus Ihrem Leben – das ist ein entscheidender Schlüssel zu wahrer Herzgesundheit. Ich bin mir sicher, dass Sie mir hier zustimmen. Oder zumindest hoffe ich, dass ich Sie ein kleines bisschen dazu motivieren kann, die positiven Dinge in Ihrem Leben bewusster wahrzunehmen.

Aber – und das gehört eben auch zur Wahrheit – das Leben ist nicht immer nur rosarot. Es gibt nicht nur Glück, Liebe und Wohlbefinden. Es gibt auch Wut, Angst, Frustration und Trauer. Diese Emotionen sind ein Teil unseres Lebens, und ich halte es für wichtig, sie nicht zu verdrängen, sondern sie anzuerkennen. Niemand ist frei von negativen Gefühlen. Und ganz ehrlich? Jemand, der behauptet, nie Wut oder Trauer zu empfinden, macht sich (und anderen) wahrscheinlich etwas vor. Doch der entscheidende Punkt ist nicht, ob wir negative Emotionen haben – sondern wie wir auf sie reagieren.

### *Aktion und Reaktion – Ihr Herz spiegelt Ihre Gefühle*

Wenn eine Kraft auf ein Objekt wirkt, gibt es eine gleich große Gegenkraft. Das bedeutet: Jede äußere Einwirkung erzeugt eine Reaktion. Und genau das passiert auch in unserem Körper – insbesondere in unserem Herzen. Das Faszinierende daran? Während wir äußere Umstände oft nicht kontrollieren können, liegt unsere Reaktion ganz allein in unserer Hand. Ja, manchmal geschieht etwas, das uns erschüttert. Ja, manchmal fühlen wir uns machtlos. Aber die Art, wie wir darauf reagieren, wie wir mit Wut oder Trauer umgehen – das ist eine bewusste Entscheidung. Und genau hier liegt der Schlüssel: Sie haben die Wahl. Sie können sich von negativen Emotionen überwältigen lassen – oder Sie können lernen, mit ihnen umzugehen, ohne dass Ihr Herz darunter leidet. Denn eines ist sicher: Dauerhafte Anspannung schadet ihm ganz gewiss.

### *Wut, Frustration und Ärger – die unterschätzte Gefahr für Ihr Herz*

Was passiert eigentlich genau, wenn wir wütend sind? Lassen Sie uns das einmal in Zeitlupe betrachten:

1. Ihr Körper schüttet Adrenalin und Cortisol aus, die klassischen Stresshormone.
2. Ihr Blutdruck steigt. Ihr Herz schlägt schneller. Ihre Gefäße verengen sich.
3. Das Herz gerät aus dem Takt. Der Rhythmus wird unregelmäßiger.
4. Bleibt dieser Zustand über längere Zeit bestehen, kann das zu Bluthochdruck, Herzrhythmusstörungen und sogar Schlaganfällen führen.

Eine aufsehenerregende Metaanalyse der Harvard School of Public Health in den USA in Zusammenarbeit mit dem Beth Israel Deaconess Medical Center[33] aus dem Jahr 2014 hat genau das untersucht, unter Berücksichtigung von neun Studien mit insgesamt über 6000

Teilnehmern: den Zusammenhang zwischen Emotionen wie Wut und Herzgesundheit. Die Auswertung ergab: In den beiden Stunden, die direkt auf einen heftigen Wutausbruch folgen, ist das Risiko für einen Herzinfarkt fast fünfmal höher als üblich – und auch das Risiko für Schlaganfälle und gefährliche Herzrhythmusstörungen steigt deutlich. Heftiger Ärger aktiviert das Stresssystem im Körper, der Blutdruck steigt, das Herz arbeitet unter Hochdruck. Diese emotionale Belastung hinterlässt messbare Spuren im Herz-Kreislauf-System. Kurz gesagt: Wer oft wütend durchs Leben geht, bringt sein Herz aus dem Takt – im wahrsten Sinne des Wortes. Oder: Wer sich zu viel aufregt, kann sein Leben verkürzen. Und nicht nur das: Bestimmte Herzrhythmusstörungen, die durch anhaltenden Ärger ausgelöst werden, können sogar lebensbedrohlich sein. Das bedeutet natürlich nicht, dass Sie nie wieder wütend sein dürfen. Aber es bedeutet, dass Sie einen Weg finden sollten, mit Ärger gesund umzugehen.

Und hier verrate ich Ihnen mein persönliches Geheimnis: Ich rege mich über Dinge, die ich nicht ändern kann, einfach nicht mehr auf. Ja, Sie haben richtig gelesen. Gar nicht mehr. Ich habe beschlossen, mich nur noch mit den Dingen zu beschäftigen, die ich tatsächlich beeinflussen kann. Und genau diese Strategie können Sie auch auf Ihre Herzgesundheit anwenden: Konzentrieren Sie sich auf das, was Sie verändern können – und lassen Sie den Rest los.

### *Trauer – wenn das Herz tatsächlich bricht*

Aber was ist mit den Momenten, in denen uns das Leben den Boden unter den Füßen wegzieht? Wenn wir einen geliebten Menschen verlieren oder einen schweren Schicksalsschlag erleben? Das Gefühl der Trauer ist tief mit unserem Herzen verbunden – und das nicht nur sprichwörtlich. Denn tatsächlich gibt es ein medizinisches Phänomen namens Broken-Heart-Syndrom. In einem späteren Kapitel werde ich genau darauf eingehen, aber lassen Sie mich Ihnen schon jetzt einen wichtigen Fakt verraten: Starke emotionale Belastungen können echte physische Schäden am Herzen verursachen. Ja, man kann tatsächlich an einem gebrochenen Herzen sterben.

Eine beeindruckende Studie der University of Sydney[34] hat gezeigt, wie heftig unser Herz auf emotionalen Schmerz reagieren kann. Die Forscher untersuchten 1985 Menschen, die kurz zuvor einen geliebten Menschen verloren hatten. Besonders in den ersten 24 Stunden nach dem Verlust war das Risiko für akute Herzprobleme – wie Herzinfarkt oder Rhythmusstörungen – um das bis zu 21-Fache erhöht. Der Körper befindet sich in einem Schockzustand: Stresshormone schießen in die Höhe, das Nervensystem steht unter Hochspannung – und das Herz gerät buchstäblich aus dem Takt. Diese Phase ist nicht nur seelisch, sondern auch körperlich hochbelastend. Die Studie zeigt eindrücklich: Starke Trauer geht tief – und das Herz fühlt mit. Ein stiller Beweis dafür, wie eng Seele und Herz wirklich miteinander verbunden sind.

Aber auch hier gibt es eine gute Nachricht: Wir können lernen, mit negativen Emotionen umzugehen. Das bedeutet nicht, dass wir sie unterdrücken oder ignorieren sollten – im Gegenteil. Trauer und Schmerz sind Teil unseres Lebens. Aber wenn wir lernen, sie bewusst zu verarbeiten, können wir unser Herz schützen.

### *Die gute Nachricht: Sie haben es in der Hand!*

Vielleicht haben Sie es bereits gemerkt: Dieses Buch ist nicht nur eine Anleitung für ein gesundes Herz – es ist eine Einladung, Ihr Leben aktiv zu gestalten: Ja, es gibt negative Emotionen. Aber Sie können lernen, konstruktiv mit ihnen umzugehen. Ja, es gibt Stress. Aber Sie können entscheiden, wie Sie darauf reagieren. Ja, es gibt Herausforderungen. Aber Sie können die Kontrolle über Ihr Herz übernehmen – im wahrsten Sinne des Wortes.

Ihr Herz ist Ihr treuer Begleiter. Es schlägt für Sie, Tag für Tag. Und es spürt alles, was Sie fühlen. Sorgen Sie also gut für es – mit positiven Emotionen, Gelassenheit und der bewussten Entscheidung, sich nicht von Dingen belasten zu lassen, die Sie nicht ändern können. Denn eines ist sicher: Ihr Herz hört Ihnen zu. Und es wird Ihnen danken, wenn auch Sie ihm umgekehrt ein treuer Weggefährte sind.

## *Positive Emotionen kann man trainieren*

Bewusstes Fühlen ist ein Schutzschild für Ihr Herz. Das ist Fakt. Wer in der Lage ist, seine Emotionen zu lenken, schützt sein Herz aktiv. Und: Jeder kann das lernen. Sie auch! Ich persönlich nutze dazu gerne die folgende Achtsamkeitsübung. Wollen wir sie einmal gemeinsam ausprobieren?

1. Lesen Sie diesen kurzen Abschnitt bitte einmal vollständig durch.
2. Schließen Sie danach die Augen und richten Sie Ihre Aufmerksamkeit auf Ihr Herz.
3. Konzentrieren Sie sich auf einen einzigen Gedanken: Dankbarkeit dafür, dass Ihr Herz schlägt.
4. Versuchen Sie eine Minute lang, Ihr Herz zu spüren, und senden Sie bewusst Dankbarkeit in sich hinein.

Sie werden spüren, wie sich bereits nach dieser kurzen Zeit Dankbarkeit in Ihnen ausbreitet wie ein warmer Fluss. Ist das nicht ein wunderbares Gefühl? Sie sehen, Sie brauchen dazu weder besonderes Vorwissen, noch müssen Sie stundenlang üben. Keep it simple.

Eine der bekanntesten Studien zu diesem Thema führte die University of California in Zusammenarbeit mit der University of Miami durch.[35] Die Forschenden baten drei Gruppen mit insgesamt rund 300 Teilnehmerinnen und Teilnehmern, über einen Zeitraum von zehn Wochen hinweg Tagebuch zu führen. Eine Gruppe sollte sich dabei auf Dinge konzentrieren, für die sie dankbar war. Die zweite Gruppe schrieb über alltägliche Ärgernisse, die dritte einfach neutral über Ereignisse, die sie beschäftigt hatten. Das Ergebnis war eindeutig: Die Dankbarkeitsgruppe berichtete von besserem Schlaf, weniger körperlichen Beschwerden, mehr Optimismus – und sogar von mehr Sport. Und das Beste: Die positiven Effekte hielten auch Monate nach der eigentlichen Übung noch an. Diese Studie – unter Leitung von Dr. Robert Emmons, einem der führenden Forscher auf diesem Gebiet weltweit – zeigt eindrucksvoll, dass Dankbarkeit nicht nur ein schönes Gefühl ist, sondern ein echtes Gesundheitselixier.

Das belegt auch eine Studie der Harvard T. H. Chan School of Public Health.[36] Sie begleitete über 49 000 Frauen im Alter von 69 bis 96 Jahren. Das Ergebnis: Frauen mit einem hohen Maß an Dankbarkeit und Optimismus hatten eine deutlich geringere Sterblichkeit – vor allem bei Herz-Kreislauf-Erkrankungen. Diese Erkenntnis macht Mut: Dankbarkeit stärkt nicht nur das seelische Wohlbefinden – sie schützt nachweislich auch unser Herz und kann unsere Lebenszeit verlängern.

### *Diese Emotionen sind echte Kraftquellen*

Dankbarkeit scheint also schon einmal ein wirksamer emotionaler Treiber für das Thema Herzgesundheit zu sein. Lassen Sie uns nun in die weitere Umsetzung kommen. Sie wissen, wie wichtig mir die Praxis ist. Welche Emotionen stärken unser Herz noch, und wie können Sie sie bewusst in Ihr Leben integrieren? Um ein wenig Struktur in die Vielfalt unserer Empfindungen zu bringen, habe ich sie in drei übergeordnete Bereiche eingeteilt:

1. **innere Emotionen:** Gefühle, die in uns selbst entstehen und unser Herz von innen heraus stärken: Inspiration, Begeisterung und Gelassenheit
2. **gemeinschaftliche Emotionen:** Gefühle, die wir mit anderen teilen und die durch gemeinsames Erleben unser Herz nähren: Freude, Lachen, Zufriedenheit, Hoffnung und Dankbarkeit
3. **beziehungsbezogene Emotionen:** Gefühle, die in zwischenmenschlichen Beziehungen entstehen und unser Herz auf einer tiefen Ebene berühren: Liebe, Mitgefühl, Vertrauen und Geborgenheit

Jede dieser Emotionen hat eine ganz eigene Wirkung auf unser Herz – sie alle zusammen sind echte Kraftquellen für unsere Gesundheit, die Sie ganz bewusst nutzen können.

### *Inspiration – Quell der Energie*

Inspiration ist für mich eine der kraftvollsten Emotionen überhaupt. Ich liebe es, Menschen zu inspirieren – sei es in meinen Keynote-Vorträgen, in meinen Gesprächen mit Patienten und Angehörigen oder in den Momenten, in denen ich Menschen dazu bringe, ihre eigene innere Kraft zu erkennen.

Doch was genau ist Inspiration? Inspiration ist die Bereitschaft, das Leben mit offenen Augen und einem offenen Herzen zu sehen. Es ist die Fähigkeit, sich für neue Gedanken, Ideen und Perspektiven zu öffnen. Es ist die innere Flamme, die uns antreibt, weiterzumachen, uns weiterzuentwickeln und unser Leben bewusst zu gestalten. Können Sie sich noch an einen Moment erinnern, in dem Sie von etwas oder jemandem wirklich inspiriert wurden? Vielleicht ein Buch, das Sie nicht mehr aus der Hand legen konnten? Ein Vortrag, der Sie tief berührt hat? Eine Begegnung, die Ihre Sicht auf die Welt verändert hat? Inspiration bringt unser Herz zum Leuchten. Sie setzt positive Energie frei und schenkt uns Freude, Neugierde und Lebenslust. Und genau das kann unser Herz langfristig schützen!

### *Begeisterung – Motor von Lebendigkeit*

Wenn Inspiration der Funke ist, dann ist Begeisterung das Feuer. Begeisterung ist die pure, ungebremste Freude an einer Sache. Sie ist dieses funkelnde Leuchten in den Augen, wenn wir etwas tun, das uns von Herzen erfüllt. Und wissen Sie, was das Schöne daran ist? Begeisterung ist ansteckend! Haben Sie schon einmal bemerkt, wie energiegeladen und lebendig ein Raum wird, wenn jemand mit echter Begeisterung spricht? Diese Energie überträgt sich auf andere – und auf das eigene Herz. Begeisterung setzt Glückshormone frei, die unseren Blutdruck stabilisieren, den Stresslevel senken und unser Herz in einen harmonischen Rhythmus bringen. Begeisterung hält das Herz jung!

### *Gelassenheit – gesunder Schutzschild*

Wenn Inspiration und Begeisterung Funke und Feuer sind, dann ist Gelassenheit das Wasser, das alles in Balance hält. Gelassenheit ist die Fähigkeit, Ruhe zu bewahren, selbst wenn das Leben stürmisch wird. Sie bewahrt unser Herz vor unnötigem Stress und hilft uns, Herausforderungen entspannter, klarer und mit einem gesunden Maß an innerer Ruhe zu begegnen. Ein ruhiges Herz schlägt gleichmäßiger, der Blutdruck bleibt stabiler, und das gesamte Nervensystem entspannt sich. Gelassenheit ist eine innere Haltung, die uns langfristig leistungsfähig hält und gleichzeitig unser Herz schützt.

### *Freude, Lachen und die Magie der Gemeinschaft*

Lachen ist eines der besten »Herzmedikamente«. Eine norwegische Studie der Universität Bergen (*Sense of Humor and Mortality*[37]), veröffentlicht im April 2016, untersuchte über 50 000 Menschen über einen Zeitraum von 15 Jahren. Das Ergebnis: Menschen mit ausgeprägtem Humor hatten ein bis zu 73 Prozent geringeres Risiko für tödliche Herz-Kreislauf-Erkrankungen. Lachen entspannt, schützt die Gefäße – und lässt das Herz im idealen Takt schlagen. Und das Beste daran? Ihr Gehirn unterscheidet nicht zwischen echtem und erzwungenem Lachen! Ja, Sie haben richtig gelesen! Selbst wenn Sie nur so tun, als würden Sie lächeln, schüttet Ihr Körper Glückshormone aus, die Stress abbauen und Ihr Herz schützen. Also, probieren Sie es aus! Lächeln Sie – jetzt, in diesem Moment. Spüren Sie den Effekt? Aktives Lächeln führt immer zu einer positiven Reaktion. Es ist eine der einfachsten und gleichzeitig wirksamsten Methoden, um Ihr Herz langfristig gesund zu halten.

### *Vertrauen und Geborgenheit für mehr innere Ruhe*

Vertrauen ist eine der stärksten Emotionen, wenn es um das Wohlbefinden unseres Herzens geht. Es schenkt uns innere Ruhe, reduziert Stress und schafft eine tiefe Sicherheit. Ein Herz, das sich geborgen fühlt, schlägt ruhiger und harmonischer. Mitgefühl verbindet Menschen, stärkt soziale Beziehungen und lässt das Herz im wahrsten Sinne des Wortes warm werden. Nicht umsonst heißt mein Podcast *Leben auf Pump – Deine Sprechstunde mit Empathie*. Denn genau darum geht es mir: empathisch sein, mitfühlen, anderen dienen. Wann fühlen wir uns eigentlich geborgen? Dann, wenn wir Nähe geben und von anderen Nähe erfahren. Wenn wir wissen, dass wir nicht allein sind. Diese Geborgenheit entspannt das Herz – und genau das ist es, was wir für ein langes, gesundes Leben brauchen.

### *Liebe – die stärkste Kraft*

Die Liebe ist die wirkungsvollste Heilkraft für unser Herz. Sie verbindet uns, schenkt Geborgenheit und Harmonie. Sie verzeiht, sie trägt – sie macht unser Herz stark. Die Bibel beschreibt Liebe als das höchste Gut: geduldig, freundlich, nicht neidisch, nicht selbstsüchtig. Sie hofft, sie glaubt, sie hält allem stand. Und genau das ist es, was unser Herz gesund hält: ein Leben mit Liebe. Denn am Ende geht es nicht nur darum, wie lange unser Herz schlägt – sondern darum, wie sehr es dabei leuchtet.

### *Ihr Herz, Ihre Emotionen – Ihr Leben*

Ich freue mich sehr, dass Sie dieses Kapitel gelesen haben – denn das Thema ist mir ein besonderes Anliegen. Vielleicht sogar meine persönliche Mission. Wahre Herzgesundheit bedeutet eben nicht nur, sich um die beeindruckende Pumpe zu kümmern, die uns am Leben hält. Wahre Herzgesundheit schließt auch die Seele mit ein. Unser Herz ist nicht nur ein anatomisches Wunderwerk – es ist das Zentrum, die Quelle unserer Lebensenergie und der Spiegel unserer Emotionen. Jetzt, wo wir verstanden haben, wie heilsam sich positive Gefühlsempfindungen auf unser Herz auswirken können, stellt sich natürlich die nächste Frage: Was passiert eigentlich, wenn es nicht so gut läuft?

Wie wirkt sich Liebeskummer auf das Herz aus? Wie gehen wir mit Angst und Sorgen um? Was passiert, wenn unsere Seele leidet und unser Herz das spürt? Auch das gehört zum Leben – deshalb werden wir uns im nächsten Kapitel auch genau mit diesen Fragen beschäftigen. Lassen Sie uns gemeinsam erkunden, wie unser Herz mit Belastungssituationen umgeht und wie wir es in schwierigen Zeiten schützen können. Denn egal, welche Herausforderungen auf uns zukommen – es bleibt immer an unserer Seite. Lernen wir also, es in jedem Moment bestmöglich zu unterstützen!

## Kapitel 10

# Wut, Angst, Trauer, Sorge

*Warum sie das Herz schwächen – und was Sie dagegen tun können!*

Es gibt kaum einen Tag in meiner ärztlichen Praxis, an dem ich nicht erlebe, wie sehr das Herz auf unsere Emotionen reagiert. Viele Menschen berichten von Herzstolpern, einem Engegefühl in der Brust oder einem diffusen Unwohlsein – vor allem in Phasen, in denen sie mit negativen Emotionen kämpfen. Sorgen und Kummer schlagen sich auf das Herz nieder. Seine Gesundheit ist untrennbar mit unserem emotionalen Zustand verbunden. Aus meiner Sicht – dem Blick eines Kardiologen – ist es damit das zentrale Organ unseres Körpers. Ja, ich weiß, jetzt könnten Neurologen natürlich einwerfen: »Moment mal, was ist mit dem Gehirn?« Aber da kann ich nur sagen: Das Herz kann auch ohne das Gehirn eine ganze Zeit lang schlagen, aber das Gehirn ohne Herz? Keine Chance! Natürlich – jetzt mal Spaß beiseite – sind beide Organe entscheidend. Aber gerade wenn es um Emotionen geht, ist es das Herz, das als Erstes reagiert. Man spricht schließlich nicht umsonst von »Herzklopfen vor Aufregung« oder davon, dass einem etwas »das Herz schwer macht«.

## *Wie negative Emotionen auf unser Herz wirken*

Mit diesem Mechanismus sind Sie inzwischen bestens vertraut: Auf negative Emotionen reagiert unser Körper mit der Ausschüttung von Stresshormonen wie Adrenalin und Cortisol. Diese Hormone sind Teil der natürlichen »Kampf-oder-Flucht«-Reaktion und befähigen uns, in bedrohlichen Situationen schnell zu handeln. Kurzfristig ist dieser Automatismus hilfreich und notwendig. Wir alle wissen inzwischen jedoch, wie problematisch es wird, wenn dieser Stressstatus dauerhaft aktiviert bleibt. Hinzu kommt: Negative Emotionen beeinflussen messbar unsere Blutfettwerte. Bei dauerhaftem Stress steigt das »schlechte« Cholesterin (LDL-Cholesterin) an. Ein kritischer Faktor, da erhöhte LDL-Werte die Bildung von Ablagerungen in den Blutgefäßen begünstigen – der Beginn einer gefährlichen Verkalkung, der Arteriosklerose. Doch das ist nicht alles. Stress löst im Körper dauerhafte Entzündungsprozesse aus. Diese chronischen Entzündungen schädigen die Blutgefäße zusätzlich, was ihre Elastizität verringert und langfristig zu Bluthochdruck führen kann. Wie wir bereits gesehen haben, ist ein dauerhaft erhöhter Blutdruck wiederum einer der größten Risikofaktoren für einen Herzinfarkt und Schlaganfall.

### *Herz in Daueralarm*

Das Herz ist direkt mit unserem vegetativen Nervensystem verbunden, das unbewusste Körperfunktionen steuert. Negative Emotionen wie Angst oder Stress aktivieren dabei besonders den sympathischen Anteil, der den Körper in Leistungsbereitschaft versetzt. Und genau hier beginnt der Teufelskreis:

1. Das sympathische Nervensystem wird überaktiviert.
2. Die Ausschüttung von Stresshormonen wie Adrenalin und Cortisol steigt.
3. Die Blutgefäße verengen sich, der Blutdruck erhöht sich.
4. Das Herz muss gegen einen höheren Widerstand arbeiten und wird langfristig belastet.
5. Dieser Zustand kann chronisch werden und zu ernsthaften Herzerkrankungen führen.

Das bedeutet: Je länger wir negativen Emotionen ausgesetzt sind, desto stärker leidet unser gesamtes Herz-Kreislauf-System. Was als natürliche Stressreaktion beginnt, kann sich mit der Zeit in eine chronische Überforderung unseres Körpers verwandeln – mit fatalen Folgen.

### *Erhöhte Herzfrequenz*

Negative Emotionen wie Angst, Wut oder Stress münden oftmals in einer erhöhten Herzfrequenz. Während wir im Ruhezustand unser Herz kaum wahrnehmen, macht es sich in stressigen Situationen plötzlich deutlich bemerkbar. Es schlägt schneller, kräftiger – als würde es sagen: »Ich bin da! Ich arbeite für dich!« Doch was passiert, wenn diese Belastung dauerhaft anhält? Ein ständig erhöhter Puls kann das Herz erschöpfen. Das Herz ist ein Muskel – und wie jeder Muskel kann er ermüden, wenn er über lange Zeiträume über die Maßen beansprucht wird. Eine dauerhaft erhöhte Herzfrequenz birgt zudem ein erhöhtes Risiko für Herzrhythmusstörungen, die im schlimmsten Fall zu lebensbedrohlichen Zuständen führen können.

### *Depressionen mit Folgen*

Depressionen sind mehr als nur anhaltende Traurigkeit, sie beeinflussen den gesamten Organismus. Diese Erkenntnis stammt aus der sogenannten *DEPRESS-Studie,*[38] einer groß angelegten Auswertung, veröffentlicht im Jahre 2009, bei der über 63 000 Frauen über mehrere Jahre begleitet wurden. Die Datengrundlage stammt aus der *Nurses' Health Study*, einer der weltweit größten und renommiertesten Langzeitstudien, die bereits seit 1976 Gesundheitsdaten von über 100 000 US-amerikanischen Krankenschwestern erhebt. Die Ergebnisse dieser spezifischen Auswertung zeigten: Teilnehmende mit depressiven Symptomen hatten ein rund 50 Prozent höheres Risiko für Herz-Kreislauf-Erkrankungen – und zwar unabhängig von klassischen Risikofaktoren wie Gewicht oder Cholesterin und Diabetes. Besonders eindrücklich dabei: Bewegungsmangel, schlechte Ernährung und eine geringere Stressresistenz kamen bei Depressiven in dieser Kombination gehäuft vor – ein Zusammenspiel, das das Herz auf Dauer massiv belasten kann. Und ein klares Zeichen dafür, dass wir Herzgesundheit und seelische Gesundheit aus meiner Sicht niemals getrennt voneinander betrachten sollten. Denn hier kommt es: Das Gefahrenpotenzial war nicht nur theoretisch messbar. Bei Frauen mit starker, depressiver Symptomatik verdoppelte sich das Risiko für einen plötzlichen Herztod sogar. Ein weiterer Beweis – das Herz fühlt und leidet mit.

### *Langfristige Auswirkungen*

Intensive und anhaltend negative Emotionen sind in der Lage, langfristig die Morbidität (Krankheitshäufigkeit) und Mortalität (Sterblichkeit) der Betroffenen zu erhöhen. Ihr Herz befindet sich durch den ständigen Stress in einem Überlastungszustand und kann mit der Zeit schwächer werden. Die mögliche Folge: eine Herzinsuffizienz, das Herz ist nicht mehr in der Lage, den Körper ausreichend mit Sauerstoff zu versorgen.

## *Können Emotionen wirklich »schlecht« sein?*

Nach dem eben Gehörten mag es fast schon paradox oder zumindest provokant klingen. Trotzdem stelle ich einmal diese Frage: Gibt es »schlechte« Emotionen überhaupt? Oder können wir lernen, auch mit negativen Gefühlen so umzugehen, dass sie uns nicht schaden? Das ist genau der Punkt, auf den ich in diesem Kapitel hinauswill. Denn auch wenn wir negative Emotionen nicht immer vermeiden können, können wir lernen, sie so zu steuern, dass sie unser Herz nicht belasten. Mehr noch, wir können sie sogar für uns nutzen. Und genau darin liegt das Geheimnis echter, stabiler Herzensgesundheit!

Gehen wir zuerst noch einmal einen Schritt zurück: Haben Sie sich schon einmal gefragt, warum wir überhaupt negative Emotionen empfinden? Warum gibt es Angst, Stress, Trauer oder Wut? Wäre es nicht viel einfacher, nur Freude, Glück und Gelassenheit zu spüren? Diese Frage ist tief menschlich – wenn wir jedoch einen Blick in die Evolutionsgeschichte werfen, wird schnell klar: Jede Emotion hat eine Funktion. Und gerade die scheinbar negativen Gefühle haben uns über Jahrtausende das Überleben gesichert.

### *Angst – ein uralter Schutzmechanismus*

Angst ist wohl die bekannteste aller negativen Emotionen. Doch sie ist nicht nur ein Gefühl, sondern ein hochintelligentes Warnsystem. Sie bereitet uns auf das vor, was da kommen könnte, und lenkt unsere Aufmerksamkeit auf mögliche Risiken. Reale Gefahren können sie auslösen – zum Beispiel, wenn Sie plötzlich vor einem hungrigen Säbelzahntiger stehen würden (zugegeben, das kommt heutzutage eher selten vor). Zum anderen aber auch imaginäre Bedrohungen – Gedanken an die Zukunft, Sorgen um die Gesundheit, finanzielle Unsicherheit oder die Angst vor Veränderung.

Hier kommt ein feiner Unterschied ins Spiel: Angst basiert auf etwas Konkretem, während Ängstlichkeit unserer Vorstellung entspringt. Beides fühlt sich unangenehm an, während Angst uns jedoch vor einer realen Gefahr schützt und uns in die Lage versetzt zu handeln, ist Ängstlichkeit oft ein ständiger Begleiter, der unser Herz unnötig belastet.

### *Stress – Motor von Flucht oder Kampf*

Stellen Sie sich vor: Sie stehen allein im Wald und hören plötzlich ein lautes Rascheln hinter sich. Ihr Körper reagiert, noch bevor Sie überhaupt nachgedacht haben:

- Ihr Herz beginnt, schneller zu schlagen. Die Pumpe fährt hoch, um Ihre Muskeln mit Sauerstoff zu versorgen – schließlich müssen Sie gleich rennen oder kämpfen!
- Ihr Blutdruck steigt an. Sie brauchen mehr Kraft, mehr Energie, um auf das, was kommt, vorbereitet zu sein.

- Ihre Atmung beschleunigt sich – tief ein, schnell aus –, um das Blut mit frischem Sauerstoff zu versorgen.
- Ihre Muskeln spannen sich an. Bereit zum Sprint, bereit zum Schlag, bereit zur Flucht.

Können Sie es spüren? Dieser Moment ist purer Überlebensmodus! Und all das passiert innerhalb von Sekundenbruchteilen, gesteuert vom sympathischen Nervensystem. Situativ und punktuell eine gesunde Reaktion. Nur in seiner chronischen Form wird Stress schädlich.

### *Trauer – das Tor zur emotionalen Heilung*

Trauer fühlt sich oft schwer an, sie macht uns verletzlich. Und doch ist sie ein unglaublich wertvolles Geschenk der Natur – denn sie ist ein Mechanismus der Verarbeitung. Trauer hilft uns, Verluste zu akzeptieren. Sie zwingt uns, innezuhalten, zu reflektieren und eine neue Realität anzunehmen. Doch sie hat noch eine weitere wichtige Funktion: Sie stärkt soziale Bindungen. Ich erinnere mich an die Beerdigung meiner Großmutter im Jahr 2009. Sie war in den USA verstorben und wurde nach Accra in Ghana überführt, um dort beigesetzt zu werden. Ich werde dieses Bild niemals vergessen: Über 1500 Menschen hatten sich versammelt, um gemeinsam von ihr Abschied zu nehmen. Eine Flut von weiß gekleideten Menschen, denn in Ghana tragen wir zu Beerdigungen nicht Schwarz. Weiß ist dort ein Zeichen der Ehrung und des friedlichen Übergangs. Es war kein stiller, bedrückender Moment, sondern eine Gedenkfeier voller Wärme und Gemeinschaft. Wir erinnerten uns mit Liebe an sie, erzählten Geschichten, feierten ihr Leben. Ich stand vor der Kirche und sah all diese Menschen – vereint in Trauer, aber gleichzeitig in Dankbarkeit verbunden. Das war der Moment, in dem ich verstand, dass Trauer nicht nur Schmerz ist. Trauer baut Brücken. Sie stärkt unsere Beziehungen. Sie lässt uns innehalten und rückt die Essenz unseres Lebens in den Mittelpunkt.

### *Wut – eine Kraft, die unsere Grenzen schützt*

Viele sehen Wut als destruktive Emotion. Doch sie hat eine ganz klare Funktion: Wut ist der Motor für Veränderung. Sie entsteht dann, wenn wir Ungerechtigkeit empfinden – wenn wir das Gefühl haben, dass bei uns oder jemand anderem eine Grenze überschritten wurde. Und was tut Wut? Sie gibt uns die Kraft, für uns selbst einzustehen. Sie sorgt dafür, dass wir unseren persönlichen Raum schützen. Sie treibt uns an, Unrecht nicht einfach hinzunehmen.

In ihrer unkontrollierten Form kann sie natürlich auch zerstörerisch sein. Doch wenn wir lernen, sie zu lenken, ist sie eine der stärksten Energien, um Dinge zu verändern, die uns am Herzen liegen.

### *Warum all diese Emotionen überlebenswichtig sind*

Schauen wir einmal von oben auf alles, wird klar: Angst, Stress, Trauer und Wut haben eine gemeinsame Mission – sie sichern unser Überleben.

- Angst schützt uns vor Gefahren.
- Stress versetzt uns in die Lage, zu kämpfen oder zu fliehen.
- Trauer hilft uns, Verluste zu verarbeiten und soziale Bindungen zu stärken.
- Wut gibt uns die Kraft, für uns selbst einzustehen und Veränderung zu bewirken.

Ja, negative Emotionen fühlen sich oft unangenehm an. Aber sie haben uns Menschen über Millionen von Jahren begleitet – und das aus gutem Grund. Der Schlüssel liegt darin, diese Emotionen nicht zu verdrängen, sondern zu verstehen, zu akzeptieren und sie in die richtigen Bahnen zu lenken. Denn wer seine Emotionen steuern kann, der steuert auch seine Herzgesundheit. Und genau das werden wir im weiteren Verlauf dieses Kapitels lernen. Bleiben Sie dran – es wird spannend!

## *Wie wir negative Emotionen nutzen können – statt uns von ihnen beherrschen zu lassen*

Lassen Sie uns gemeinsam weiterdenken und noch tiefer eintauchen. Wie können wir negative Emotionen aus einem anderen Blickwinkel betrachten? Wie können wir lernen, sie als etwas zu sehen, das uns am Ende sogar nützt? Vor einigen Jahren hätte ich nie gedacht, dass das möglich ist – aus negativen Emotionen auch Positives zu ziehen. Doch unzählige Gespräche mit meinen Patienten und meine eigenen Erfahrungen haben mir immer wieder gezeigt: Negative Emotionen haben Potenzial!

Das klingt im ersten Moment vielleicht paradox, oder? Schließlich fühlt es sich nicht gerade angenehm an, wenn Angst, Wut oder Trauer unser Herz belasten. Doch ich bin überzeugt: Jede Situation, richtig betrachtet, kann uns helfen, auch das Positive zu erkennen. Wie gesagt, es gibt immer zwei Seiten – eine negative und eine positive. Die Frage ist: Worauf richten wir unseren Fokus?

### *Schritt eins: Akzeptanz*

Ehe wir lernen, mit negativen Emotionen umzugehen, müssen wir sie erst einmal annehmen. Denn eines steht fest: Negative Emotionen sind nicht unser Feind. Wir haben bereits gesehen, dass Angst, Trauer, Wut oder Stress evolutionär bedingte Funktionen haben. Sie sind keine zufälligen Erscheinungen – unser Körper hat sie aus gutem Grund entwickelt. Sie schützen uns, helfen uns, Bedrohungen zu erkennen, und geben uns wertvolle Informationen darüber, was uns belastet. Oft versuchen wir, sie zu verdrängen. Wir wollen sie nicht fühlen. Doch genau das macht sie oft nur stärker. Sie sind wie eine Signallampe des Körpers, die so lange blinkt, bis wir hinschauen. Deshalb ist Akzeptanz immer der erste Schritt. Anstatt gegen sie anzukämpfen, können wir lernen, sie in unseren menschlichen Erfahrungshorizont zu integrieren – so wie Wellen im Meer, die kommen und gehen.

### *Schritt zwei: bewusstes Erleben*

Emotionen sind nicht nur ein geistiges Phänomen – sie beeinflussen unser gesamtes System. Besonders unser Herz reagiert auf starke Gefühle. Denken Sie an einen Moment, in dem Sie richtig wütend waren. Was ist passiert? Wahrscheinlich haben Sie gespürt, wie Ihr Puls sich beschleunigte, Ihr Körper heiß, Ihre Atmung flacher wurde.

Oder erinnern Sie sich an tiefe Trauer – vielleicht nach einem Verlust. Wie fühlte sich Ihr Körper an? Möglicherweise schwer, müde, mit einem Gefühl von Enge in der Brust. Unsere Emotionen sind keine abstrakten Konzepte – sie manifestieren sich in physischen Reaktionen. Sie sind Ausdruck dessen, dass unser Nervensystem aktiv ist und unser ganzer Organismus sich auf eine neue äußere und innere Situation einstellt.

### *Schritt drei: Perspektivenwechsel*

So unangenehm sie auch sein mögen – negative Emotionen sind oft der Motor für Wachstum und Veränderung. Sie fordern uns heraus. Sie drängen uns fast schon dazu, nach Lösungen zu suchen, unsere Perspektiven zu hinterfragen und unsere Denkweise neu zu formen.

Ich erinnere mich an meine Zeit als Assistenzarzt. Natürlich wollte ich niemals Fehler machen – besonders nicht in einem Beruf, in dem es oft um Leben und Tod geht. Entscheidungen mussten sitzen, die Verantwortung war enorm. Und trotzdem: Gerade die Fehler, die mich am meisten gestresst haben, waren die, aus denen ich am meisten gelernt habe. Denn was passiert, wenn wir unangenehme Situationen erleben? Wir reflektieren, wir passen uns an, wir lernen. Und genau das ist der Kern der menschlichen Entwicklung: Evolution ist das Ergebnis von Emotionen.

### *Ergebnis: Selbstbewusstsein und Selbstachtung durch emotionale Klarheit*

Wenn wir beginnen, unsere eigenen Emotionen anzunehmen, zu reflektieren und aktiv mit ihnen umzugehen, passiert noch etwas Erstaunliches: Unser Selbstbewusstsein wächst. Denn wer seine

Gefühle versteht, versteht sich selbst besser. Wir lernen, auf unser Herz zu hören. Wir lernen, unsere Bedürfnisse zu erkennen und für sie einzustehen. Wir erkennen, dass wir nicht perfekt sein müssen, um wertvoll zu sein – und dass auch die herausfordernden Momente des Lebens uns weiterbringen. Negative Emotionen sind Lehrer. Hören wir ihnen zu, können wir nicht nur unser emotionales Wohlbefinden, sondern auch unsere Herzgesundheit verbessern.

## *Wie unterdrückte Emotionen unser Herz belasten*

Im letzten Abschnitt haben wir gesehen, wie wichtig es ist, unsere Emotionen zu akzeptieren und zu verarbeiten, um daraus positive Energie zu schöpfen. Doch was passiert, wenn wir genau das nicht tun? Oft entsteht ein massiver innerer Druck, der als permanente Anspannung zu ständig erhöhtem Blutdruck führen kann, was wiederum die Blutgefäße belastet und das Risiko für Herz-Kreislauf-Erkrankungen wie Schlaganfälle und Herzinfarkte erhöht. Außerdem verschwinden Emotionen nicht einfach. Sie können sich in unserem Körper festsetzen und zu verschiedenen physischen Beschwerden führen, ein Phänomen, das als Somatisierung bekannt ist. Dazu zählen Symptome wie Kopfschmerzen, Magenbeschwerden, Muskelverspannungen und sogar Brustschmerzen. Diese greifbaren Manifestationen sind Ausdruck innerer emotionaler Konflikte, die nicht verarbeitet wurden. Auch ernsthafte gesundheitliche Probleme können die Folge sein. Eine bekannte Studie der University of Rochester, basierend auf den Daten der sogenannten *MIDUS-II-Studie* (*Midlife in the United States*)[39] aus dem Jahre 2022, untersuchte den Zusammenhang zwischen Emotionsverarbeitung und Entzündungswerten im Blut. Dabei zeigte sich: Menschen, die ihre Gefühle regelmäßig unterdrücken, wiesen veränderte Werte bestimmter Entzündungsmarker im Blut auf. Diese Marker stehen im Verdacht, langfristig das Risiko für Bluthochdruck, Herzerkrankungen und Diabetes zu erhöhen. Ein weiteres deutliches Zeichen dafür, wie sehr unsere emotionale Gesundheit mit unserem Herzen verbunden ist.

Auf der mentalen Seite fällt das Fazit nicht weniger bedenklich aus: Unsere Emotionen sind wertvolle Indikatoren dafür, was in unserem Inneren vor sich geht. Sie helfen uns, auf unsere Bedürfnisse zu achten und entsprechend zu handeln. Wenn wir jedoch versuchen, negative Gefühle zu unterdrücken, berauben wir uns dieser wichtigen Signale. Langfristig kann dies zu emotionaler Erschöpfung und Selbstentfremdung führen. Es ist daher essenziell, einen gesunden Umgang mit unseren Gefühlen zu pflegen. Das bedeutet, sie wahrzunehmen, zu akzeptieren und konstruktive Wege zu finden, sie auszudrücken. Nur so können wir verhindern, dass sie sich negativ auf unsere seelische und in der Folge dann auch körperliche Gesundheit auswirken.

## *Von inneren Stürmen zu emotionaler Resilienz*

Unter den emotionalen Belastungen, die intensive negative Gefühle wie Trauer, Wut und Angst hervorrufen, führen Liebeskummer, Trennung und Verlusterfahrungen im Allgemeinen die Liste an. Diese Gefühle haben eine massive Ausschüttung von Stresshormonen zur Folge, die das Herz akut belasten. Wir haben es bereits gehört: In extremen Fällen kann dies zum sogenannten Broken-Heart-Syndrom führen, einer vorübergehenden, aber schweren Herzschwäche, die oft Symptome eines Herzinfarkts imitiert.

Das Wissen um die Verbindung zwischen negativen Emotionen und Herzgesundheit bietet jedoch eine wertvolle Chance: Sie können aktiv gegensteuern! Indem Sie Techniken erlernen, die Ihnen helfen, mit Stress, Angst und Trauer konstruktiv umzugehen, schützen Sie Ihr Herz und fördern Ihr Wohlbefinden. Positive

Emotionen und ein gesunder Lebensstil wirken sich direkt stärkend aus. Und jetzt? Zeit für die Umsetzung!

### *Ihr Schlüssel zu innerer Stärke*

Was bedeutet es eigentlich, mit negativen Emotionen umgehen zu können? Es bedeutet, emotionale Resilienz zu entwickeln – die Fähigkeit, auch in schwierigen Zeiten standhaft zu bleiben, sich nicht aus der Bahn werfen zu lassen, sondern immer wieder aufzustehen. Und hier kommt das Herz ins Spiel: Das Herz ist das resilienteste Organ unseres Körpers. Es schlägt unermüdlich, Tag für Tag, unabhängig davon, was wir erleben. Es gibt nicht auf. Selbst wenn es einmal aus dem Rhythmus gerät, versucht es, sich selbst wieder zu stabilisieren. Lassen Sie sich von dieser Kraft inspirieren, die in Ihrer Brust wohnt.

In diesem Zusammenhang möchte ich Sie mit einem faszinierenden Konzept bekannt machen: der Herzkohärenz. Sie beschreibt einen Zustand, in dem Herz und Nervensystem in Balance sind. Diese Erkenntnis stammt aus der *EmWave-Studie*[40] des HeartMath Institute, das sich seit über 30 Jahren auf die Erforschung der Verbindung zwischen Emotionen, Herz und Gesundheit spezialisiert hat. In dieser Studie wurden über 5500 Personen untersucht. Die Forscher fanden heraus, dass Menschen mit hoher emotionaler Resilienz eine deutlich harmonischere und stabilere Herzratenvariabilität (HRV) aufweisen – also eine ausgeprägte Fähigkeit ihres Herzens, sich flexibel an Belastungen anzupassen. Besonders beeindruckend war: Je bewusster Menschen mit Stress und Emotionen umgingen, desto ruhiger und rhythmischer schlug es – ein faszinierender Beweis dafür, wie eng unsere Gefühlswelt mit diesem Organ verbunden ist.

Und hier wird es spannend: Wir können bewusst trainieren, unser Inneres und damit gleichzeitig unser Herz zu stärken. Es lohnt sich definitiv: Eine hohe emotionale Resilienz kann das Risiko für Herzkrankheiten deutlich senken. Wenn unser Stresspegel stabil bleibt und wir unser parasympathisches Nervensystem aktivieren, das Ruhephasen einleitet, fördert das Entspannung und Erholung – selbst in belastenden Situationen.

### *Wie Sie negative Emotionen in positive Energie verwandeln*

Ein wesentlicher Teil emotionaler Resilienz ist die Fähigkeit, negative Emotionen in etwas Positives umzuwandeln. Und ja – das ist möglich! Hier kommen einige Impulse, wie Sie negative Emotionen neu bewerten können:

- **Angst wird zu Mut:** Angst zeigt Ihnen, dass Sie sich außerhalb Ihrer Komfortzone befinden. Sie ist ein Zeichen dafür, dass Sie wachsen! Statt Angst als Blockade zu sehen, können Sie sie als Antrieb nutzen, mutige Schritte zu wagen.
- **Trauer aktiviert Mitgefühl:** Trauer zeigt Ihnen, wie tief Sie fühlen können. Sie kann Ihr Herz für andere öffnen, Ihr Mitgefühl stärken und Sie dazu inspirieren, für andere da zu sein.
- **Wut befördert Entschlossenheit:** Wut ist eine Energiequelle. Nutzen Sie sie, um Veränderungen zu bewirken, für Ihre Werte einzustehen und Dinge anzupacken, die Ihnen wichtig sind.

Es mag etwas Übung erfordern, aber mit der Zeit können Sie sich selbst beim »Fühlen« beobachten und bewusst entscheiden: Welches Potenzial steckt in dieser Emotion? Wie kann ich sie für mich nutzen? Und weil das Fühlen manchmal sehr schmerzen kann, habe ich zum Schluss noch einige bewährte Techniken für Sie, wie Sie heftige Emotionen in ruhigere Bahnen lenken können, um sie auf ein Level zu bringen, das Ihnen erlaubt, sich positiv mit ihnen auseinanderzusetzen.

- **Atemtechniken:** Bewusstes, tiefes Atmen aktiviert das parasympathische Nervensystem und beruhigt Ihr Herz. Eine einfache Übung: Atmen Sie drei Sekunden ein, halten Sie den Atem drei Sekunden und atmen Sie drei Sekunden aus.

- **Bewegung:** Sport hilft, Stresshormone abzubauen, und bringt Ihr Nervensystem wieder ins Gleichgewicht.
- **Gespräche:** Reden Sie mit jemandem, dem Sie vertrauen. Gefühle zu teilen, kann entlasten.
- **Meditation & Gebet:** Achtsamkeit und spirituelle Praktiken helfen, sich zu zentrieren und emotionalen Stress zu reduzieren.
- **Bewusstheit im Emotionsmanagement:** Je besser Sie sich innerlich auf herausfordernde Emotionen vorbereiten, desto weniger überraschen sie Sie. Genau das tun Sie gerade mit diesem Buch!

### *Ihr Herz – Ihr stärkster Verbündeter*

Bei allen Herausforderungen, Learnings und persönlichen Entwicklungsprozessen möchte ich Sie an eines erinnern: Ihr Herz ist Ihr stärkster Verbündeter. Es schlägt unermüdlich für Sie, Tag für Tag, Jahr für Jahr. Und es sendet Ihnen laufend Signale – Sie müssen nur lernen, sie zu verstehen. Wenn Sie die Weisheit Ihres Herzens anerkennen, wenn Sie beginnen, Ihre Emotionen zu steuern, anstatt sich von ihnen überwältigen zu lassen, dann haben Sie einen entscheidenden Schritt in Richtung eines gesunden, starken und erfüllten Lebens gemacht.

Veränderung beginnt mit Bewusstheit und kleinen Schritten. Jetzt liegt es in Ihrer Hand: Nehmen Sie dieses Wissen mit und setzen Sie es in die Praxis um. Jeder kleine Step in die richtige Richtung zählt.

Kapitel 11

# Das Broken-Heart-Syndrom

*Wenn Gefühle das Herz brechen*

Ich erinnere mich an einen Notfall im Oktober 2024. Ich bin zu Hause, als mein Notfalldienst-Telefon klingelt. Ein 37-jähriger Patient mit akuter Atemnot und auffälligen EKG-Veränderungen, die für einen akuten Herzinfarkt sprechen. Wie bitte?! Ein Herzinfarkt bei einem 37-Jährigen? Ich halte kurz inne. Mein erster Verdacht steht, aber alles ist möglich. Ich beeile mich, ins Krankenhaus zu kommen. Dort finde ich ihn bereits intubiert und beatmet vor. Der Notarzt hat ihn aus Sicherheitsgründen stabilisiert – Schutzintubation nennt man das. Der Patient hatte zu starke Schmerzen, die Luftnot war eskaliert.

Wir verlieren keine Sekunde. Die Linksherz-Katheteruntersuchung beginnt sofort. Unser Ziel? Einen Gefäßverschluss finden, das Gefäß mit einem Stent wieder eröffnen und das Leben dieses jungen Mannes retten. Ich bin mir sicher: Hier muss ein akuter Herzinfarkt vorliegen. Risikofaktoren? Kaum vorhanden. Aber das EKG war eindeutig, also handeln wir.

Während ich mich auf den Eingriff vorbereite, sehe ich vor der Tür den Notarzt und mehrere Feuerwehrleute stehen. Sie haben den Patienten gebracht – und jetzt warten sie, genau wie ich, gespannt auf die Diagnose. Was steckt hinter diesen dramatischen Symptomen? Ist es wirklich ein Herzinfarkt, oder gibt es eine andere Erklärung? Der Katheter sitzt. Jetzt kommt der Moment der Wahrheit. Ich appliziere das Kontrastmittel, das mir die Antwort liefern wird. Wenige Millisekunden vergehen. Dann erscheinen die Bilder auf dem Bildschirm, und ich sehe es.

Die Herzkranzgefäße sind vollkommen normal. Keine Engstellen, kein Verschluss. Ich bin nicht überrascht, sondern erleichtert. Doch wenn kein Infarkt vorliegt, warum dann diese massiven Beschwerden? Mein Blick fällt auf das Herz selbst. Im Ultraschall wird es deutlich: eine ausgeprägte Herzschwäche. Ein junger, gesunder Mann mit plötzlichem Herzversagen? Wir müssen weiterdenken. Am nächsten Tag ist der Patient stabil genug, um extubiert zu werden. Jetzt folgt die ausführliche Anamnese. Ich setze mich zu ihm, höre bewusst hin, stelle Fragen. Und dann kommt die Antwort: Der plötzliche Tod eines engen Verwandten hatte ihn schwer getroffen. Wenige Stunden später setzten Luftnot, Panikattacken und stärkste Brustschmerzen ein. Sein Herz hatte buchstäblich auf den emotionalen Schock reagiert – bis hin zur akuten Lebensgefahr. Die Diagnose ist nun eindeutig: Broken-Heart-Syndrom.

## *Kann ein Herz wirklich brechen?*

Die Vorstellung, dass Trauer den Tod bringen kann, begleitet uns seit Jahrhunderten. In Shakespeares *Romeo und Julia* verfällt Julia in einen todesähnlichen Zustand, als sie Romeo leblos auffindet. In der griechischen Mythologie stirbt Orpheus aus Kummer, nachdem er seine Frau Eurydike zum zweiten Mal verliert. Geschichten der Weltliteratur erzählen von Liebe, die so tief geht, dass der Körper ihr nicht mehr standhält. Aber ist das wirklich nur Fiktion? Interessanterweise verfasste man bereits im 18. und 19. Jahrhundert Berichte über Menschen, die nach dem Verlust einer geliebten Person an Herzversagen oder »Nervenzusammenbrüchen« starben. Damals sprach man von Trauerherz, Nervenschwäche oder gebrochenem Geist. Heute wissen wir: Es war wahrscheinlich genau das, was wir inzwischen als Broken-Heart-Syndrom kennen.

Tatsächlich gibt es auch heute Menschen, die nach dem Tod ihres Partners innerhalb weniger Monate versterben – ein Phänomen, das die Wissenschaft als Witwensterblichkeit bezeichnet.

Besonders eindrücklich belegt das eine Studie der Harvard School of Public Health aus dem Jahr 2014 (*Increased Risk of Acute Cardiovascular Events after Partner Bereavement*[41]), bei der über 30 000 ältere Menschen untersucht wurden. Die Forscher fanden heraus, dass das Risiko für einen Herzinfarkt oder plötzlichen Herztod in den ersten 30 Tagen nach dem Verlust des Partners um mehr als das Doppelte anstieg – bei ohnehin herzkranken Menschen lag das Risiko sogar noch höher. Es ist, als ob das Herz sich weigert, ohne den geliebten Menschen weiterzuschlagen – als ob es mit ihm gemeinsam gehen will.

### *Was passiert beim Broken-Heart-Syndrom?*

Das Broken-Heart-Syndrom ist eine besondere Form der Herzmuskelerkrankung, die durch starken seelischen Stress oder eine schwere innere Belastung ausgelöst wird. Es ist erst seit wenigen Jahrzehnten bekannt – genauer gesagt, seit den 1990er-Jahren – und stellt eine der faszinierendsten Verbindungen zwischen Psyche und Herz dar, die die Medizin je entdeckt hat. Der Herzmuskel bläht sich in einer akuten Stresssituation ballonartig auf und verliert vorübergehend seine Pumpkraft. Dieses charakteristische Bild zeigt sich in der Herzkatheteruntersuchung, wenn wir Kontrastmittel in die Herzkammer geben: Der linke Ventrikel nimmt die Form einer japanischen Tintenfischfalle an – einer sogenannten Takotsubo. Der Begriff beschreibt eigentlich ein traditionelles Gefäß mit schmalem Hals und bauchiger Form: Die Tintenfische schwimmen hinein, können aber nicht mehr entkommen – genauso, wie das Herz in diesem Zustand gefangen zu sein scheint, unfähig, richtig zu pumpen. Daher trägt die Erkrankung auch den wissenschaftlichen Namen Takotsubo-Kardiomyopathie.

### *Ein medizinisches Paradoxon – und ein kleines Wunder*

Doch das wirklich Faszinierende – ja, fast Unglaubliche – ist: Diese Erkrankung sieht auf den ersten Blick aus wie ein klassischer Herzinfarkt. Im EKG zeigt sich eine ST-Streckenhebung – genau die

Veränderung, die typischerweise auch bei einem klassischen Herzinfarkt auftritt, wenn ein Herzkranzgefäß verschlossen ist und der Herzmuskel nicht mehr ausreichend mit Sauerstoff versorgt wird. Doch beim Broken-Heart-Syndrom ist es anders. Wir sehen die gleichen alarmierenden EKG-Veränderungen, wir sehen eine massiv eingeschränkte Pumpfunktion im Ultraschall, wir sehen erhöhte Herzmuskelenzyme im Blut – und dennoch sind die Herzkranzgefäße offen. Das ist ein Widerspruch in sich. Ein Paradoxon der Kardiologie. Ein Moment, in dem die Medizin uns zeigt, dass das Herz weit mehr ist als nur eine Pumpe. Denn obwohl es strukturell unversehrt ist, verhält es sich, als hätte es einen schweren Infarkt erlitten. Es ist, als wäre es auf einen Schlag um Jahrzehnte gealtert – und das innerhalb weniger Stunden. Dieser Befund ist nicht nur medizinisch verblüffend, sondern auch ein eindrückliches Spiegelbild unserer Emotionen.

### *Symptome, Risiken und Langzeitfolgen*

Das Broken-Heart-Syndrom kündigt sich mit denselben dramatischen Symptomen an wie ein klassischer Herzinfarkt: plötzliche Luftnot, massive Brustschmerzen, ein Gefühl, als würde das Herz zerquetscht. Viele Betroffene beschreiben es als eine der schlimmsten Erfahrungen ihres Lebens – als würde ihnen buchstäblich das Herz brechen. Rund 90 Prozent der Betroffenen sind Frauen nach den Wechseljahren, erkranken jedoch Männer daran, haben sie vergleichsweise oft schwerere Verläufe. Kritisch wird es, wenn Vorerkrankungen vorliegen: Besonders gefährdet sind Patienten, die bereits an Vorhofflimmern leiden – bei ihnen ist die Sterblichkeitsrate im Vergleich zu gesunden Personen deutlich erhöht. Zudem ist das Risiko für tödliche Komplikationen höher, wenn das Syndrom durch körperliche Stressoren wie einen Unfall oder eine Operation ausgelöst wurde.

Lange Zeit galt das Broken-Heart-Syndrom als vorübergehende, eher harmlose Erkrankung. Doch neuere Studien zeigen, dass die

Realität etwas anders aussieht. Auch wenn sich das Herz oft vollständig regeneriert, gibt es Fälle, in denen sein Funktionslevel nicht mehr den Ausgangszustand erreicht. Eine chronische Herzschwäche kann die Folge sein, die wiederum das Risiko für weitere kardiovaskuläre Ereignisse wie Schlaganfälle oder plötzliche Herzrhythmusstörungen erhöht. Besonders gefährdet sind Patienten, die zusätzlich unter schweren Erkrankungen leiden, wie Krebs oder neurologischen Störungen. Ganz grundsätzlich verdient die langfristige Prognose eine genauere Betrachtung. Zentrale Erkenntnisse hierzu liefert die Studie *Clinical Features and Outcomes of Takotsubo (Stress) Cardiomyopathy*[42] aus dem Jahr 2015. In dieser international angelegten Arbeit wurden 1750 Patientendaten aus der *InterTAK Registry* ausgewertet, einer internationalen Datenbank, die speziell zur Erforschung des Broken-Heart-Syndroms eingerichtet wurde – mit überraschendem Ergebnis: Die Langzeitsterblichkeit der Betroffenen war ähnlich hoch wie bei klassischen Herzinfarkten. Diese Erkenntnis hat das Bild vom Broken-Heart-Syndrom grundlegend verändert – und zeigt eindrucksvoll, wie wichtig es ist, auch seelisch ausgelöste Herzkrankheiten ernst zu nehmen. Die jährliche Sterblichkeitsrate liegt bei etwa 3,5 Prozent. Das klingt zunächst nicht dramatisch, doch auf lange Sicht zeigt sich eine besorgniserregende Entwicklung: Nach zehn Jahren sind über 20 Prozent der Betroffenen verstorben. Warum das so ist, wird derzeit intensiv erforscht. Eine mögliche Erklärung liegt in den langfristigen Folgen für das Herz-Kreislauf-System, die das Broken-Heart-Syndrom nach sich ziehen kann.

Ein besonders alarmierender Befund ist in jedem Fall das erhöhte Schlaganfallrisiko. Studien zeigen, dass Patienten mit Broken-Heart-Syndrom innerhalb von fünf Jahren doppelt so häufig einen Schlaganfall erleiden wie Patienten mit einem klassischen Herzinfarkt. Die genauen Mechanismen dahinter sind noch nicht vollständig erschlossen, aber man vermutet, dass die wiederholte Überflutung mit Stresshormonen eine entscheidende Rolle spielt. Besonders deutlich wurde dies in der Studie *Short- and Long-term*

*Incidence of Stroke in Takotsubo Syndrome*[43], die 2018 auf der Jahrestagung der Deutschen Gesellschaft für Kardiologie vorgestellt wurde. Die Forschenden der Universitätsmedizin Mannheim beobachteten über fünf Jahre hinweg Patienten mit Broken-Heart-Syndrom und verglichen sie mit Herzinfarktpatienten. Das Ergebnis: Die Schlaganfallrate lag in der Takotsubo-Gruppe bei 6,5 Prozent, im Vergleich zu nur 3,2 Prozent bei der Herzinfarktgruppe – also mehr als doppelt so hoch.

### *Pathophysiologie – was passiert im Körper?*

Was genau passiert nun physiologisch, wenn das Herz unter emotionalem Stress regelrecht zusammenbricht? Wenn der Körper auf einen äußeren Schock mit einer extremen Stressreaktion reagiert? Übrigens, Schock kann ein schwerer emotionaler Verlust sein, wie der plötzliche Tod eines geliebten Menschen, aber auch übermäßige Freude – etwa ein Jackpotgewinn von 50 Millionen Euro – oder starke physische Belastungen wie eine Operation oder ein Unfall. Der Körper reagiert auf diese Extremsituationen mit einer explosionsartigen Ausschüttung von Stresshormonen. Forschungsarbeiten zeigten, dass der Adrenalinspiegel in solchen Momenten bis auf das 30-Fache ansteigen kann – ein wahrer Hormontsunami. Man geht davon aus, dass eine Fehlsteuerung im Gehirn diese übermäßige Hormonreaktion auslöst. Das Herz wird von der Adrenalinflut regelrecht überrannt. Die Muskelzellen geraten in einen Schockzustand, die Pumpkraft nimmt rapide ab, und es kommt zu einer schweren Herzschwäche. Gleichzeitig kann sich Blut in der Lunge stauen, was zu massiver Atemnot führt. In schweren Fällen gerät das Herz in einen sogenannten kardiogenen Schock – es ist daraufhin nicht mehr in der Lage, den Körper mit ausreichend Sauerstoff zu versorgen. Noch dramatischer wird es, wenn der Stress Kammerflimmern auslöst. In diesem Zustand bewegt sich das Herz nur noch chaotisch, es pumpt kein Blut mehr, der Sauerstofffluss stoppt abrupt – ein hochgefährlicher Zustand, der ohne sofortige Wiederbelebungsmaßnahmen tödlich enden kann. Manche Patienten benötigen in dieser Phase eine Herz-Lungen-Maschine, um ihr Überleben zu sichern, so lange, bis sich das Herz wieder erholt.

Ein neuer Forschungsansatz zeigt, dass Stresshormone das Herz nicht nur direkt schwächen, sondern auch Entzündungsprozesse aktivieren können, die es zusätzlich schädigen. Diese Erkenntnis eröffnet gleichzeitig neue Perspektiven: In Zukunft wird es nicht mehr nur darum gehen, das Herz zu beruhigen, sondern parallel die Entzündungsreaktion zu hemmen, um die Heilung zu unterstützen. Ein faszinierender Blick in die Herzmedizin von morgen.

### *Risikogruppen und Geschlechterunterschiede – wer ist besonders betroffen?*

Warum sind manche Menschen anfälliger für das Broken-Heart-Syndrom als andere? Wie gesagt: Besonders häufig entwickeln Frauen es nach der Menopause. Sind Männer betroffen, haben sie oft schwerere Verläufe. Die genaue Ursache für diese Unterschiede ist noch nicht vollständig geklärt. Vermutlich spielen genetische Faktoren und individuelle Vorerkrankungen eine Rolle. Interessanterweise zeigen Studien, dass Patienten mit Broken-Heart-Syndrom häufiger an Krebs erkranken als Patienten mit einem klassischen Herzinfarkt. Einen besonders eindrucksvollen Beleg liefert die internationale Registrierstudie *Cancer and Takotsubo Syndrome: Observations From the International Takotsubo Registry*[44], die über 1600 Patienten aus 26 Herzzentren weltweit untersuchte. Die Forschenden fanden heraus, dass etwa jeder sechste Patient mit Broken-Heart-Syndrom gleichzeitig oder kurz nach der Diagnose an Krebs erkrankte – deutlich häufiger als in der Vergleichsgruppe mit Herzinfarkt. Diese Erkenntnis wirft wichtige Fragen auf: Könnte eine gemeinsame biologische Grundlage existieren? Oder beeinflussen unerkannte Tumorerkrankungen das Herz über hormonelle oder immunologische Wege? So oder so zeigt diese Untersuchung, wie eng die großen Erkrankungen unserer Zeit miteinander verwoben sein können – und wie wichtig es ist, genau hinzusehen.

## *Was hilft, wenn das Herz bricht?*

Nachdem wir nun genau verstanden haben, was das Broken-Heart-Syndrom ist, wie es entsteht und welche Symptome es verursacht, stellt sich die große Frage: Wie kann man es behandeln? Jetzt erwarten Sie wahrscheinlich eine hochmoderne, bahnbrechende Therapie aus der hoch spezialisierten Kardiologie. Eine Pille, ein Eingriff, eine revolutionäre Methode. Tja, und jetzt muss ich Sie enttäuschen. Es gibt keine spezifische Soforttherapie alleinig für das Broken-Heart-Syndrom. Ja, richtig gelesen! Aber keine Sorge – das bedeutet nicht, dass wir nichts tun können.

### *Akutversorgung im Krankenhaus – erst mal das Schlimmste ausschließen*

Die Behandlung beginnt genau dort, wo wir das Broken-Heart-Syndrom oft entdecken: in der Notaufnahme oder auf der Intensivstation. Zuerst müssen die dringendsten Fragen geklärt werden: Liegt ein akuter Gefäßverschluss vor? Ist der Patient in Lebensgefahr? Dazu gehören eine Ultraschalluntersuchung des Herzens und vor allem eine Koronarangiografie – eine bildgebende Untersuchung, bei der die Herzkranzgefäße mit Kontrastmittel sichtbar gemacht werden. Erst wenn klar ist, dass keine Verstopfung der Herzkranzgefäße vorliegt, können wir sicher sein: Es handelt sich nicht um einen klassischen Infarkt, sondern um das Broken-Heart-Syndrom.

### *Symptomatische Behandlung – den Körper stabilisieren*

Da die Symptome denen eines Herzinfarkts ähneln, behandeln wir sie zunächst genauso. Atemnot, Brustschmerzen, Kreislaufprobleme – all das muss versorgt werden. Je nach Schwere des Falles können folgende Maßnahmen notwendig sein:

- Sauerstoffgabe bei schwerer Atemnot
- Schmerzmedikamente gegen den massiven Brustschmerz

- Beruhigungsmittel bei starken Angstzuständen
- Flüssigkeitsgabe oder kreislaufstabilisierende Medikamente, falls ein Schockzustand droht

In extremen Fällen, wenn das Herz so stark geschwächt ist, dass es den Körper nicht mehr ausreichend mit Blut versorgen kann, kommt eine Herz-Lungen-Maschine zum Einsatz. Doch das sind absolute Ausnahmefälle.

### *Medikamente – Altbewährtes hilft auch hier*

Da es keine spezifische Therapie für das Broken-Heart-Syndrom selbst gibt, bedienen wir uns bewährter Medikamente, die wir auch bei anderen Herzkrankheiten einsetzen. Besonders wichtig sind hier ACE-Hemmer und Betablocker.

ACE-Hemmer helfen, den Blutdruck zu senken und das Herz zu entlasten. Sie verhindern zudem Umbauprozesse im Herzmuskel, die die Erholung des Organs verzögern könnten. Betablocker wiederum reduzieren die Wirkung von Stresshormonen und schützen das Herz davor, erneut in einen Ausnahmezustand zu geraten.

Neue Forschungsansätze beschäftigen sich mit Immunsuppressiva – also mit Medikamenten, die das Immunsystem dämpfen. Warum? Weil sich Hinweise verdichten, dass entzündliche Prozesse an der Entstehung dieser Erkrankung beteiligt sind, wie wir oben bereits gesehen haben. Erste Tierversuche zeigen, dass diese Arzneimittel das Herz möglicherweise schützen könnten. Doch bevor wir das in der klinischen Praxis einsetzen, bedarf es noch vieler weiterer Studien.

### *Die Psyche nicht vergessen – emotionale Heilung ist essenziell*

Ein ganz entscheidender Punkt in der Therapie des Broken-Heart-Syndroms ist die Behandlung der Ursache – also der psychischen Belastung, die das Herz in diesen Ausnahmezustand gebracht hat. Psychologische Begleitung kann Betroffenen helfen, mit dem auslösenden Ereignis besser umzugehen und Strategien zu entwickeln, um zukünftige emotionale Belastungen anders zu verarbeiten. Studien zeigen, dass Menschen, die nach einem schweren emotionalen Ereignis psychologische Hilfe in Anspruch nehmen, ein geringeres Risiko für ein erneutes Broken-Heart-Syndrom haben. Diese Erkenntnis macht Mut – denn sie zeigt, dass wir durch emotionale Begleitung nicht nur unsere Seele stärken, sondern auch unser Herz schützen können.

### *Regelmäßige kardiologische Kontrolle – das Herz im Blick behalten*

Nach der akuten Phase ist eine enge medizinische Nachsorge wichtig. Ein Kardiologe sollte regelmäßig kontrollieren, wie sich das Herz erholt. In den ersten Wochen können Kontrolluntersuchungen wie EKGs, Ultraschall oder Belastungstests notwendig sein. Ein entscheidender Punkt ist, den richtigen Moment für eine sogenannte Deeskalation der Therapie zu finden. Denn sobald sich die Herzfunktion stabilisiert, können Medikamente wie ACE-Hemmer und Betablocker schrittweise reduziert oder abgesetzt werden.

### *Gute Nachricht: Das Herz kann heilen*

Und jetzt kommt die gute Nachricht, auf die wir alle gewartet haben: In den meisten Fällen erholt sich das Herz vollständig! Die Zeitspanne kann variieren – bei manchen geht es innerhalb weniger Wochen, bei anderen dauert es einige Monate. Doch die Prognose ist grundsätzlich gut. Das Wichtigste ist, dass Betroffene sich in dieser Zeit schonen und gut auf ihren Körper hören. Wer zu früh wieder zu viel Stress aufbaut oder sich körperlich überfordert, riskiert eine verzögerte Heilung. Deshalb ist es entscheidend, dem Herzen die nötige Zeit zu geben, sich zu regenerieren.

### *Neue Therapieansätze – ein Blick in die Zukunft*

Neben der Erforschung von Immunsuppressiva gibt es noch andere interessante Therapieansätze, die derzeit untersucht werden.

Ein Beispiel sind Medikamente, die gezielt auf die Stresshormonrezeptoren im Herzmuskel wirken und so die schädlichen Effekte der überschießenden Adrenalinausschüttung abmildern könnten. Auch alternative Ansätze wie Achtsamkeitstraining, Stressbewältigungsprogramme und sogar Musik- oder Atemtherapien werden erforscht, um herauszufinden, wie man den Körper auf natürliche Weise vor extremen Stressreaktionen schützen kann.

### *Prävention – wie Sie Ihr Herz langfristig schützen können*

Auch wenn sich das Broken-Heart-Syndrom nicht immer vermeiden lässt, gibt es Maßnahmen, die das Risiko reduzieren und das Herz widerstandsfähiger machen. Eine der wichtigsten Strategien ist ein bewusster Umgang mit Stress. Chronische Anspannung kann das Nervensystem und den Hormonhaushalt langfristig aus dem Gleichgewicht bringen, was das Risiko für ein erneutes Broken-Heart-Syndrom potenziell erhöht. Entspannungstechniken wie Meditation, Atemübungen oder Yoga helfen dabei, den Körper besser auf emotionale Belastungen vorzubereiten.

Ein weiterer wichtiger Faktor ist eine gesunde Lebensweise. Eine ausgewogene Ernährung mit viel frischem Gemüse, gesunden Fetten und wenig Zucker stärkt das Herz-Kreislauf-System und trägt dazu bei, Entzündungsprozesse im Körper zu reduzieren. Regelmäßige Bewegung, angepasst an die individuelle Belastbarkeit, sorgt dafür, dass das Herz trainiert bleibt und widerstandsfähiger auf Stresssituationen reagiert.

Auch das soziale Umfeld spielt eine entscheidende Rolle. Menschen, die starke soziale Bindungen haben und sich in einem unterstützenden Netzwerk bewegen, können mit emotionalen Belastungen oft besser umgehen. Gespräche mit Familie, Freunden oder sogar professionelle psychologische Unterstützung helfen dabei, schwere emotionale Krisen zu bewältigen, bevor sie das Herz belasten. Dass das nicht nur schön klingt, sondern auch wissenschaftlich belegt ist, zeigt eindrucksvoll die *Alameda County Study*[45] aus Kalifornien. Über einen Zeitraum von neun Jahren wurden mehr als 7000 Menschen begleitet – das Ergebnis: Personen mit gering ausgeprägten sozialen Kontakten hatten ein deutlich höheres Risiko, an einer Herz-Kreislauf-Erkrankung zu sterben, als jene mit einem starken sozialen Netzwerk. Interaktion und Unterstützung von Mensch zu Mensch ist damit nicht nur ein schönes Extra im Leben, sondern eine der stärksten Präventionsmaßnahmen für ein gesundes Herz.

Und wenn all das nicht ausreicht? Dann kann die moderne Medizin helfen. In schweren Fällen unterstützen Medikamente wie Betablocker das Herz, indem sie es vor einer Adrenalinüberflutung bewahren. Steht das Herz zu lange unter Hochspannung, kann es irgendwann nicht mehr mithalten. Deshalb setzen moderne Therapien genau dort an, wo Stress beginnt – im Kopf. Nicht zuletzt deshalb ist es wichtig, regelmäßige ärztliche Kontrollen wahrzunehmen. Ein Kardiologe kann frühzeitig Anzeichen für eine mögliche Herzschwäche erkennen und entsprechende Maßnahmen einleiten. Besonders nach einem Broken-Heart-Syndrom ist eine engmaschige Nachsorge essenziell, um Langzeitfolgen zu vermeiden.

## Kapitel 12

# Der innere Schweinehund ist Ihr Freund!

*Wie Sie alte Muster durchbrechen und zu herzgesunden Gewohnheiten kommen*

In diesem Kapitel dreht sich alles um einen ganz besonderen Begleiter – Ihren inneren Freund. Ja, Sie haben richtig gehört: Freund! Ich weiß genau, was Sie jetzt denken: »Moment mal … Mein innerer Schweinehund soll mein Freund sein? Der Typ, der mich jeden Morgen davon abhält, aus dem Bett zu kommen? Der mich überzeugt, dass die Couch viel gemütlicher ist als die Laufschuhe?« Ja, genau der! Ich verspreche Ihnen, am Ende dieses Kapitels werden Sie ihn nicht nur besser verstehen, sondern vielleicht sogar anfangen, ihn zu mögen. Denn der innere Schweinehund – oder für die Damen die Schweinehündin (denn auch sie ist sehr einfallsreich, wenn es um Ausreden geht!) – hat eine wichtige Funktion. Er ist nicht einfach nur da, um Sie zu ärgern. Im Gegenteil, Sie können seine Kraft sogar für sich nutzen.

Jetzt mal Hand aufs Herz: Ich kenne das doch selbst nur zu gut! Auch ich bin nicht perfekt, auch ich bin nur ein Mensch. Fast jeden Morgen meldet er sich bei mir. Sobald der Wecker klingelt und ich aus meinem warmen, bequemen Bett in die Kälte aufbrechen soll, flüstert er mir zu: »Bleib doch noch ein bisschen liegen, fünf Minuten mehr Schlaf sind doch gesund!« – »Du hast gestern hart gearbeitet, heute kannst du dir eine Pause gönnen.« – »Eigentlich tut es deinem Herzen doch gut, mal ein bisschen Ruhe zu finden.« Na großartig! Er hat sogar medizinische Argumente auf Lager! Und genau das ist das Gemeine: Dieser Schweinehund ist ein Meister der

Manipulation. Er kennt uns in- und auswendig. Er weiß genau, mit welchen Argumenten er uns kriegt. Und er ist charmant, verdammt charmant! Doch wenn wir ihm jedes Mal nachgeben, dann kommen wir keinen Schritt weiter. Haben Sie sich auch schon einmal gefragt, warum wir immer wieder sagen:

»Morgen fange ich an.«

»Heute gönne ich mir noch etwas, aber ab Montag geht es wirklich los!«

»Nach dem Urlaub starte ich – versprochen!«

Und dann? Dann kommt das nächste Hindernis, die nächste Ausrede – und wir bleiben genau da stehen, wo wir sind. Ob es die Neujahrsvorsätze sind, die spätestens im Februar verpuffen, oder der Plan, endlich regelmäßig Sport zu treiben – wir wissen, dass es uns guttut, aber wir setzen es nicht in die Tat um. Warum? Weil unser Gehirn ein kleiner Energiesparer ist! Es liebt das Bequeme, das Vertraute, das Gewohnte. Veränderung? Ist anstrengend. Und genau da kommt der Schweinehund ins Spiel: Er flüstert uns zu, dass alles so bleiben darf, wie es ist. Und jetzt kommt die entscheidende Erkenntnis: Sie sind ihm nicht ausgeliefert! Stimmt, denken Sie jetzt vielleicht, ich brauche einfach mehr Disziplin. Doch das ist ein Trugschluss. Warum? Weil Disziplin eine begrenzte Ressource ist. Sie können nicht jeden Tag aufs Neue gegen den inneren Schweinehund ankämpfen, nur mit purer Willenskraft. Das hält niemand durch. Und es kostet auf Dauer Herzensenergie! Stattdessen müssen Sie lernen, ihn liebevoll mit seinen eigenen Tricks zu schlagen! Was Sie brauchen, sind clevere Strategien, die dafür sorgen, dass Sie trotzdem ins Handeln kommen – auch wenn Sie keine Lust haben!

In diesem Kapitel werden Sie erfahren: Wie Sie Ihren Schweinehund erkennen und verstehen. Wie Sie ihn (liebevoll) austricksen, sodass er Ihnen nicht mehr im Weg steht. Welche einfachen Kniffe Sie anwenden können, um endlich ins Handeln zu kommen – und dranzubleiben! Denn am Ende zählt nur eines: die Umsetzung!

## *Der innere Schweinehund – ein Fahndungsprofil*

Was will dieses Wesen? Warum taucht es immer wieder auf? Und vor allem: Warum hält es uns so oft davon ab, das Richtige zu tun?

Warum sorgt es dafür, dass wir regelmäßig in den Modus »Morgen ist auch noch ein Tag!« verfallen, dass wir unsere Gesundheitsthemen auf die Zukunft verschieben und uns immer wieder neue, kreative Ausreden einfallen lassen? Nennen wir das Kind beim Namen: Der innere Schweinehund ist der heimliche Strippenzieher in unserem Kopf, wenn es darum geht, Veränderungen auszubremsen.

Aber wissen Sie, was? Jeder hat ihn! Ja, wirklich jeder – auch die größten Macher und die erfolgreichsten Menschen dieser Welt. Keiner ist davor gefeit. Und genau das ist die erste wichtige Erkenntnis: Sie sind nicht allein! Der innere Schweinehund ist ein völlig normales Phänomen. Er ist nicht Ihr persönliches Versagen, kein Zeichen von Faulheit oder fehlender Disziplin. Er ist einfach ein Teil unserer emotionalen Struktur.

### *Überraschend, aber wahr: Er kommt in Frieden*

Jetzt kommt die vielleicht überraschendste Erkenntnis: Ihr innerer Schweinehund meint es eigentlich gut mit Ihnen! Ja, tatsächlich! Seine ursprüngliche Aufgabe ist es, Sie zu schützen – vor Überforderung, vor zu viel Anstrengung, vor Erschöpfung. Und das hat einen tief verwurzelten evolutionären Sinn: Unser Gehirn ist darauf programmiert, Energie zu sparen. Früher, in der Steinzeit, war das überlebenswichtig, denn Nahrung war knapp. Wer sich unnötig anstrengte, riskierte, seine Kräfte zu verschwenden. Heute haben wir dieses Problem nicht mehr – aber unser Gehirn tickt noch genauso. Der Schweinehund hält uns deshalb von »unnötiger Anstrengung« ab. Das ist seine wahre Mission. Er möchte nicht, dass Sie sich überarbeiten. Deshalb redet er Ihnen ein, dass Sie eine Pause brauchen, anstatt ins Handeln zu kommen. Er ist quasi Ihr persönlicher Sicherheitsbeauftragter. Außerdem will er Sie davor bewahren, enttäuscht zu werden. Er flüstert Ihnen ins Ohr: »Tu es lieber nicht, dann kannst du auch nicht scheitern.« Klingt erst mal nett, oder? Doch in Wirklichkeit verhindert er so, dass Sie überhaupt ins Handeln kommen.

Wo er noch andockt? An unserem Mangel an klaren Zielen. Wenn wir nicht genau wissen, wohin wir wollen, greifen wir lieber zu bequemeren Alternativen – unser innerer Schweinehund serviert sie uns nur allzu gerne auf dem Silbertablett. Doch dabei gibt es ein Problem: Er übertreibt maßlos! Statt eine gesunde Balance zwischen Anstrengung und Erholung zu finden, entscheidet er sich (fast) immer für die bequemste Lösung. Und damit schalten Sie nie um in den Aktionsmodus.

### *Woran Sie ihn erkennen*

Der innere Schweinehund tritt immer mit den gleichen Mustern auf. Und genau hier liegt der Schlüssel: Wenn Sie seine Tricks durchschauen, können Sie ihm den Wind aus den Segeln nehmen! Typische Sätze, die er Ihnen ins Ohr flüstert, sind zum Beispiel:

- »Ich habe einfach keine Zeit!«
- »Ich fange morgen an – dann aber wirklich!«
- »Heute ist nicht der richtige Tag …«
- »Das ist doch viel zu anstrengend!«
- »Einmal aussetzen ist doch nicht schlimm …«

Kennen Sie das? Natürlich! Jeder kennt es. Und genau das ist das Problem: Er klingt so vernünftig! Er arbeitet mit Selbsttäuschung, mit cleveren Argumenten, die sich in dem Moment richtig anfühlen – aber eigentlich nur ein Trick sind, um Sie an den Status quo zu fesseln. Und genau das ist der Moment, in dem wir uns fragen müssen: Lass ich mich weiter von ihm austricksen – oder übernehme ich die Kontrolle?

### *Markenzeichen »unbesiegbar« – und das ist eine gute Nachricht!*

Jetzt wird es spannend. Denn das, was ich Ihnen gleich sagen werde, könnte Ihre Sicht auf den inneren Schweinehund für immer verändern. Sind Sie bereit?

Sie können ihn nicht besiegen. Es ist unmöglich. Also geben Sie es am besten sofort auf!

Ja, wirklich! Ich meine das vollkommen ernst. Der Kampf ist längst verloren. Und wissen Sie, was? Das ist eine großartige Erkenntnis! Warum? Weil es bedeutet, dass Sie sich davon freimachen können, gegen sich selbst anzugehen. Sie können sich all die Energie sparen, die Sie bisher in dieses sinnlose Unterfangen gesteckt haben – und sie stattdessen in etwas viel Effektiveres investieren: einen neuen Umgang mit Ihrem inneren Schweinehund.

Sie denken immer noch, Sie könnten ihn kriegen? Dann sage ich Ihnen jetzt einmal etwas: Es gibt niemanden, der Sie so gut kennt wie er! Er kennt all Ihre Vorlieben und Schwächen. Er weiß, mit welchen Argumenten er Sie ködern kann. Er ist genau darüber im Bilde, welche Gedanken Sie am meisten verführen. Er versteht, welche Belohnungen Sie lieben und welche Strafen Sie hassen.

Kurz gesagt: Er ist Ihnen immer einen Schritt voraus. Jedes Mal, wenn Sie sich vornehmen, heute wirklich etwas zu ändern, hat er bereits eine clevere Ausrede parat. Und Sie fallen darauf herein – jedes Mal aufs Neue! Er sorgt dafür, dass Sie anstrengende Aufgaben umgehen, unangenehme Gefühle meiden und stattdessen kurzfristige Belohnungen bekommen. Der innere Schweinehund ist brillant in dem, was er tut! Er kennt Sie seit Ihrer Geburt. Er weiß, was Sie stresst, was Sie ängstigt und was Sie am liebsten tun würden. Und deshalb werden Sie ihn niemals besiegen können – weil er Sie einfach zu gut kennt.

## *Machen Sie Ihren inneren Schweinehund zu Ihrem Partner*

Vielleicht stellen Sie sich jetzt die Frage: »Ja, aber was soll ich denn dann tun? Wenn ich ihn nicht besiegen kann, bin ich ihm doch völlig ausgeliefert, oder?« Nein, ganz im Gegenteil. Sie müssen lernen, ihn für sich zu nutzen! Weil er nämlich nicht nur ein Hindernis, sondern auch ein treuer Begleiter ist. Und das kann ein Vorteil sein – wenn Sie ihn zu Ihrem Verbündeten machen. Wie das geht? Ich habe in den letzten Jahren – sowohl in meinem eigenen Leben, mit Familie und Freunden, als auch in meiner Arbeit mit Patienten, sogar auch in Kontakt mit hochrangigen Persönlichkeiten, die ich als Speaker kennenlernen durfte – eine Strategie entwickelt, die sich immer wieder bewährt hat. Genau die möchte ich heute mit Ihnen teilen. Es sind drei einfache, aber kraftvolle Schritte, die Ihnen dabei helfen, Ihren inneren Schweinehund zu durchschauen, ihn zu überlisten und letztlich zu Ihrem Partner zu machen.

1. **Mindset ändern:** Der Ursprung jeder Veränderung beginnt im Kopf.
2. **Ihrem inneren Schweinehund »richtig« antworten:** proaktiv reagieren, anstatt ihm nachzugeben
3. **ins Handeln kommen:** Wissen allein reicht nicht, es zählt die Umsetzung!

### *Erster Schritt: Mindset ändern*

Unser Mindset, unsere Einstellung, ist der Ausgangspunkt für jede Veränderung. Sie ist wie das Fundament eines Hauses – wenn es nicht stabil ist, gerät das ganze Gebäude ins Wanken. Sie wollen Ihren inneren Schweinehund wirklich in den Griff bekommen? Dann müssen Sie sich eine neue Denkweise aneignen. Dabei können Ihnen die folgenden Mentaltechniken helfen:

### *Handeln Sie unabhängig von Ihrer Lust zu handeln*

Eine der faszinierendsten Beobachtungen, die ich in den letzten Jahren gemacht habe, ist folgende: Die erfolgreichsten Menschen, egal ob im Beruf, im Sport oder im Privatleben, haben eine Fähigkeit, die sie eint: Sie handeln unabhängig davon, ob sie gerade Lust darauf haben oder nicht. Sie starten einfach. Sie lassen sich nicht von ihrer Laune oder ihrem aktuellen Energielevel leiten. Sie wissen: Wenn sie warten, bis sie »in der richtigen Stimmung« sind, werden sie niemals in die Umsetzung kommen.

Haben Sie schon einmal beobachtet, dass es Ihnen schwerfällt, sich aufzuraffen – aber sobald Sie angefangen haben, es plötzlich doch ganz leicht geht? Genau das ist der Trick! Warum wollen Sie Ihr Herz stärken? Nehmen Sie sich kurz Zeit, pausieren Sie an dieser Stelle und überlegen Sie sich drei ganz konkrete Gründe. Schreiben Sie sie am besten auf. Wenn Sie Ihr Warum kennen, fällt es Ihnen leichter zu starten. Und damit legen Sie am besten jetzt gleich los.

### *Erinnern Sie sich an vergangene Erfolge*

Denken Sie einmal an eine Situation zurück, in der Sie eine Herausforderung gemeistert haben. Vielleicht war es eine berufliche Aufgabe, eine sportliche Leistung oder die Realisierung eines persönlichen Ziels. Erinnern Sie sich, wie es sich angefühlt hat, als Sie es geschafft hatten. Dieses Gefühl – die Freude, der Stolz, die innere Zufriedenheit – kann ein enormer Motivator sein. Denn unser Gehirn liebt Belohnungen! Wenn wir uns bewusst machen, wie gut es sich anfühlt, eine Hürde zu überwinden, dann bekommen wir automatisch mehr Antrieb, es erneut zu tun.

Diese Methode nennt sich Antizipation – also Vorfreude auf den Erfolg. Und sie kann der letzte kleine Funke sein, der das Feuer der Motivation entfacht. Machen Sie sich bewusst: Je schwieriger der Weg, desto erfüllender das Gefühl, wenn Sie ihn gemeistert haben. Und das Beste daran? Sie schreiben Ihre eigene Erfolgsgeschichte – eine Geschichte, die nicht nur Sie selbst motiviert, sondern auch andere inspirieren kann.

### *Denken Sie an die langfristige Belohnung*

Der innere Schweinehund trickst uns oft mit dem Gefühl kurzfristiger Erfüllung aus. Er sagt uns: »Bleib auf der Couch, das fühlt sich jetzt gut an.« Oder: »Iss das Stück Kuchen, das gibt dir sofort ein gutes Gefühl.« Doch was wäre, wenn Sie sich stattdessen auf die langfristige Belohnung konzentrieren? Was wäre das im Fall Ihrer Herzgesundheit? Ein gesundes, langes Leben voller Freude, Energie und Vitalität. Die Fähigkeit, mit Ihren Kindern und Enkeln aktiv zu sein. Das Gefühl, voller Kraft in den Tag zu starten, ohne sich müde oder schlapp zu fühlen. Wenn Sie sich dieses große Bild vor Augen führen, werden die kurzfristigen Versuchungen plötzlich viel weniger reizvoll.

### *Vermeiden Sie langes Nachdenken – legen Sie einfach los*

Haben Sie sich schon einmal dabei ertappt, so lange über eine Sache nachzugrübeln, bis Sie sie am Ende gar nicht erst machen? Willkommen im Club. Unser Gehirn liebt es, Dinge zu zerdenken. Genau das ist oft unser größtes Hindernis. Je länger wir überlegen, desto mehr Argumente liefert uns der innere Schweinehund, warum wir lieber noch warten sollten. Deshalb mein Tipp: Handeln Sie einfach! Tun Sie es, ohne lange darüber nachzudenken, ob gerade der perfekte Moment dafür ist. Denn der wird ohnehin nie kommen.

### *Keeping things simple*

Vergessen Sie komplizierte Ernährungspläne und überambitionierte Sportprogramme, die nicht in Ihren Alltag passen. Machen Sie es sich so einfach wie möglich. Wenn Sie sich eine riesige To-do-Liste schreiben, anstatt mit einer einzigen kleinen Sache zu beginnen, werden Sie am Ende gar nichts machen. Und genau hier spielt der innere Schweinehund wieder seine Stärken aus. Er wird Ihnen zuflüstern: »Das ist doch alles viel zu kompliziert. Lass es lieber sein.«

Sagen Sie sich lieber: »Ich mache heute nur fünf Minuten Sport.« Fünf Minuten. Das klingt nicht nach viel, oder? Doch genau das ist der Trick! Denn wenn Sie erst einmal angefangen haben, werden Sie fast automatisch weitermachen. Der schwerste Schritt ist immer der erste – sobald Sie in Bewegung sind, fällt es Ihnen plötzlich ganz leicht. Setzen Sie sich also keine gigantischen, unüberschaubaren Ziele. Fangen Sie klein an. Machen Sie den ersten Schritt. Und lassen Sie sich überraschen, wie viel leichter der zweite wird.

### *Zweiter Schritt: Ihrem inneren Schweinehund »richtig« antworten*

Mittlerweile wissen Sie ja schon ganz gut, wie er so tickt. Er meldet sich nicht mit lautem Geschrei oder wilden Protesten – nein, er geht viel subtiler vor. Er spricht sanft mit Ihnen. Flüstert Ihnen etwas ins Herz, das Sie (kurzfristig) hören wollen. Meist startet er mit einer dieser Fragen: »Willst du das wirklich jetzt tun? Heute ist doch ein anstrengender Tag gewesen.« – »Du brauchst doch auch mal eine Pause. Selbstfürsorge ist wichtig!« – »Morgen ist auch noch ein Tag … Heute gönnst du dir einfach mal Ruhe!«

Er ist ein echtes Verkaufstalent. Immer wieder schafft er es, Ihnen Dinge schmackhaft zu machen, die Sie eigentlich gar nicht wollen. Was Sie jetzt tun können? Sich auf Ihre Autonomie besinnen. Denn es kommt nicht darauf an, ob sich der Schweinehund meldet (denn das wird er regelmäßig tun). Es kommt darauf an, wie Sie ihm daraufhin begegnen! Es sind nicht die äußeren Umstände, nicht der Stress, nicht der volle Terminkalender – es ist allein Ihre Reaktion, die entscheidet, ob Sie handeln oder aufgeben. Diese Erkenntnis ist ein absoluter Gamechanger! Denn das bedeutet: Sie haben die Kontrolle! Und jetzt verrate ich Ihnen noch etwas: Der beste Weg, Ihrem Schweinehund entgegenzutreten, ist nicht Kampf, nicht Frust, nicht Widerstand – sondern Dankbarkeit! Ich wusste, dass Sie staunen werden.

### *Warum Dankbarkeit der Schlüssel ist*

Jedes Mal, wenn Ihr innerer Schweinehund sich meldet, sendet er Ihnen eigentlich ein wertvolles Signal: Er möchte Sie schützen. Er will verhindern, dass Sie sich überfordern. Er möchte, dass Sie sich wohlfühlen. Schimpfen Sie also nicht mit ihm, sondern seien Sie dankbar, dass er da ist. Dankbarkeit öffnet das Herz – und wenn Ihr Herz offen ist, werden Sie viel leichter ins Handeln kommen. Doch das ist nicht alles. Der Moment, in dem sich Ihr innerer Schweinehund meldet, ist noch viel mehr als nur ein Schutzmechanismus. Er ist ein Zeichen, dass Sie an der Grenze Ihrer Komfortzone stehen.

Die Komfortzone ist unser gewohnter Bereich. Hier fühlen wir uns sicher, hier läuft alles routiniert, hier gibt es keine Überraschungen. Doch das Problem ist: In der Komfortzone findet kein Wachstum statt. Wenn Sie also spüren, dass Ihr innerer Schweinehund sich meldet, bedeutet das: Sie sind gerade dabei, sich über Ihre gewohnten Grenzen hinaus zu entwickeln! Das ist großartig! Doch – und das ist die Herausforderung – Wachstum fühlt sich nie bequem an.

### *Wachstum tut weh – und das ist gut so!*

Vielleicht haben Sie schon einmal den Begriff »Wachstumsschmerzen« gehört. In der Medizin spricht man davon, wenn Kinderknochen sich dehnen und dabei echte Schmerzen verursachen. Doch sind diese Schmerzen schlecht? Nein! Ohne sie würden wir nie größer werden. Stellen Sie sich vor, wir würden nicht wachsen. Wir würden unser Leben lang so klein bleiben wie bei unserer Geburt. Das wäre doch auch keine Lösung, oder? Genau das gleiche Prinzip gilt für unsere persönliche Entwicklung. Jedes Mal, wenn wir über unseren Status quo hinausgehen, fühlt es sich erst einmal unangenehm an. Es ist schwer. Es ist anstrengend. Es macht keinen Spaß. Aber wissen Sie, was? Es ist der einzige Weg echter Veränderung. Genau deshalb meldet sich der innere Schweinehund – weil er spürt, dass Sie kurz davor sind, Ihre Komfortzone zu verlassen. Doch was bekommen Sie im Gegenzug für diesen Schmerz? Erfolg! Fortschritt! Gesundheit! Und in diesem Fall: eine stärkere Herzgesundheit, die Ihnen ein besseres, längeres Leben schenkt. Das ist doch ein unschlagbarer Deal, oder?

*Der innere Schweinehund ist ein Wegweiser – kein Hindernis*

Nehmen Sie es künftig als positives Zeichen, wenn sich der innere Schweinehund meldet. Und zwar jedes Mal. Denn es bedeutet, dass Sie auf dem richtigen Weg sind. Deuten Sie seinen Widerstand nicht als Blockade, sondern als Beweis dafür, dass Sie gerade dabei sind, sich weiterzuentwickeln. Loben Sie sich dafür! Seien Sie stolz, dass Sie an diesem Punkt stehen! Anstatt ihn als Feind zu sehen, betrachten Sie ihn als Hinweisgeber. Er zeigt Ihnen unmissverständlich an, dass Fortschritt jetzt möglich ist.

*Jeder Fortschritt ist mit Widerstand verbunden – das kennen Sie seit Ihrer Kindheit!*

Denken Sie doch mal zurück. Konnten Sie von Geburt an sprechen? Nein. Konnten Sie von Geburt an gehen? Nein. Konnten Sie von Geburt an Ihre Schuhe binden? Nein.

Aber heute können Sie all das. Und warum? Weil Sie es gelernt haben. Wie war das noch mal, als Sie als Kleinkind Ihre ersten Schritte gemacht haben? Richtig, Sie sind hingefallen. Immer wieder. Aber hat es Sie gestört? Nein! Sie haben gelacht, sind aufgestanden und haben es erneut versucht. Haben Ihre Eltern Sie angeschrien, wenn Sie hingefallen sind? Natürlich nicht! Sie haben gelächelt, Sie ermutigt und gesagt: »Super, du schaffst das!« Genau dieses Mindset brauchen Sie auch heute noch! Erkennen Sie, dass jeder Widerstand, jedes Hadern, jedes Zweifeln nur ein Zeichen dafür ist, dass Sie sich gerade weiterentwickeln. Sie wachsen. Sie kommen voran. Und Ihr innerer Schweinehund? Er ist nicht Ihr Gegner – er ist Ihr Begleiter auf diesem Weg. Und Ihr treuster Weggefährte, wenn Sie jetzt damit beginnen, Ihre Herzgesundheit proaktiv zu schützen und zu stärken.

*Dritter Schritt: ins Handeln kommen*

Herzlichen Glückwunsch – Sie haben es bis hierhin geschafft! Und den letzten Step werden Sie auch noch meistern, da bin ich mir ganz sicher. Jetzt geht es ums Machen, ums Loslegen. Ganz entscheidend, das wissen Sie bereits: Warten Sie nicht auf den perfekten Moment. Er wird nie kommen. Es wird immer irgendetwas geben, das scheinbar »gerade nicht passt«. Ein voller Terminkalender, schlechtes Wetter, zu wenig Schlaf, ein stressiger Tag … das kennen Sie aus Ihrem eigenen Leben und ich aus meinem! Der perfekte Moment ist eine clevere Ausrede unseres Gehirns, um Dinge hinauszuzögern. Aber wenn Sie darauf warten, dann werden Sie nie starten. Also hören Sie auf zu warten – und fangen Sie einfach an!

### *Machen Sie sich den Start so leicht wie möglich*

Stellen Sie sich das Ganze wie einen Motor vor, der gezündet wird. Am Anfang braucht es vielleicht etwas mehr Kraft, aber sobald er einmal läuft, geht es fast wie von selbst. Deshalb mein Tipp: Setzen Sie auf Mini-Commitments. Diesen Dreh kennen Sie bereits. Sagen Sie sich also nicht: »Ich muss eine Stunde Sport machen.« Sondern: »Ich gehe jetzt nur fünf Minuten spazieren.« Fünf Minuten. Mehr nicht. Klingt harmlos, oder? Und jetzt kommt der nächste Trick: Kombinieren Sie die Aktion mit etwas, das Sie ohnehin gerne tun. Ich zum Beispiel liebe Musik. Deshalb verbinde ich mein Fitnesstraining immer mit meiner Lieblingsplaylist. Dadurch ist Sport für mich nicht nur »Pflicht«, sondern auch Vergnügen. Probieren Sie es aus! Vielleicht kombinieren Sie Bewegung künftig mit Ihrem Lieblingspodcast oder einem Hörbuch. So schlagen Sie zwei Fliegen mit einer Klappe – und Ihr Gehirn verbindet die Aktion mit einem positiven Gefühl. Beste Voraussetzung für eine baldige Wiederholung!

### *Der Schweinehund ist vergesslich – nutzen Sie das aus*

Hier kommt ein weiterer unschlagbarer Trick, den Sie feiern werden. Wenn Ihr innerer Schweinehund sich meldet und Sie überreden will, heute doch lieber nichts Gesundes zu essen oder doch keinen Sport zu treiben, sagen Sie ihm einfach: »Okay, ich mach mir nur heute einen Salat – morgen gönne ich mir eine Pause und esse einen Burger.« Und dann passiert das Magische: Ihr Schweinehund merkt sich das nicht! Ja, wirklich! Morgen können Sie ihm einfach das Gleiche sagen – und er fällt wieder darauf rein. Denn er speichert keine langfristigen Argumente ab, sondern nur das, was Sie ihm in diesem Moment vermitteln. Ist das nicht genial? Mit dieser »Nur-noch-heute«-Methode können Sie sich selbst ganz leicht überlisten – und plötzlich werden aus einem Tag zwei, aus zwei Tagen drei … und schon ist es eine Routine!

### *Gamechanger »Vorbereitung« – schaffen Sie Hindernisse aus dem Weg!*

Was oft unterschätzt wird: Je weniger Hindernisse Sie haben, desto weniger Angriffspunkte findet Ihr innerer Schweinehund. Ein einfaches Beispiel: Sie haben sich vorgenommen, morgens zum Sport zu gehen. Doch wenn Ihre Sporttasche noch nicht gepackt ist, wird er sofort Argumente finden: »Ach, das dauert jetzt zu lange … das ist zu aufwendig … zu viel Stress jetzt, und *so* möchten wir doch diesen Tag nicht beginnen, oder?«

Lösung? Packen Sie Ihre Tasche schon am Abend vorher! So stehen Sie morgens auf – und müssen nur noch losgehen. Kein Nachdenken, kein Überlegen, keine Argumente für den Schweinehund. Sie brauchen dann nur noch *ein* Hindernis überwinden anstatt gleich mehrere auf einmal.

### *Koppeln Sie neue Gewohnheiten an bestehende Routinen*

Eine der besten Methoden, um neue Verhaltensweisen langfristig zu etablieren, ist die Verknüpfung mit bereits bestehenden Routinen. Das nennt man Habit Stacking – und es ist extrem effektiv! Beispiel: Sie putzen sich jeden Morgen die Zähne. Warum nicht nach dem Zähneputzen direkt zehn Kniebeugen machen? Oder: Sie trinken morgens Ihren Kaffee? Warum damit nicht eine kurze Dehnübung kombinieren? Wenn Sie eine neue Gewohnheit an eine bestehende knüpfen, fühlt sie sich bald genauso selbstverständlich an wie Zähneputzen. Und das Beste daran? Es kostet Sie keine zusätzliche Willenskraft!

### *Der Trick mit den 15 Minuten – stoppen, wenn es am schönsten ist!*

Hier kommt noch eine Strategie, die Wunder wirkt: Wenn Sie sich vornehmen, Sport zu machen, dann setzen Sie sich eine klare Zeitgrenze – zum Beispiel 15 Minuten. Und dann? Dann hören Sie auf, selbst wenn Sie noch Lust hätten weiterzumachen! Das klingt verrückt? Ist aber genial. Denn wenn Sie über die geplante Zeit hinaus weitermachen und sich am Ende erschöpft fühlen, hat Ihr Schweinehund am nächsten Tag wieder eine Ausrede parat:

»Siehst du? Das war gestern viel zu anstrengend. Lass es lieber bleiben. Und nimm dir Zeit, dich zu erholen, damit das nicht wieder passiert … das ist langfristig besser für dein Herz … Die Ruhe heute hast du dir wirklich verdient …!« Kommen Ihnen diese Sätze bekannt vor? Ich bin ehrlich: mir schon!

Wenn Sie jedoch rechtzeitig aufhören, hier zum Beispiel mit dem Sport, und zwar bevor es unangenehm wird, bleibt in Ihrem Kopf ein positives Gefühl zurück – und Sie freuen sich am nächsten Tag darauf, wieder loszulegen und weiterzumachen! Im weiteren Prozess können Sie dann zusehends Ihre sportlichen Aktivitäten steigern: Schritt für Schritt – im wahrsten Sinne des Wortes!

### *Belohnen Sie sich – Ihr Gehirn liebt es!*

Und jetzt etwas Tolles: Vergessen Sie nicht, sich für Ihre Erfolge zu belohnen. Denn unser Gehirn funktioniert nach einem einfachen Prinzip: Positive Erfahrungen bedeuten mehr Motivation fürs nächste Mal! Ich zum Beispiel genieße nach dem Training eine Tasse leckeren Kaffee und lese dabei ein paar inspirierende Zeilen. Für mich die perfekte Kombination aus körperlicher und mentaler Erholung. Denken Sie sich eine kleine Belohnung aus, die Ihnen ganz persönlich Freude macht. Vielleicht eine warme Dusche, ein leckeres Frühstück oder einfach ein paar Minuten bewusstes Entspannen, Atmen und der Dankbarkeit nachspüren.

### *Jeder Schritt zählt!*

Zuletzt noch ein wichtiger Gedanke: Jeder kleine Fortschritt ist ein Schritt in die richtige Richtung. Ja, wirklich jeder! Egal, ob Sie heute nur fünf Minuten Bewegung geschafft haben oder 15 Minuten – alles bringt Sie Ihrem Ziel ein Stück näher. Und wenn Sie mal ins Straucheln geraten? Aufstehen und weitermachen. Denn solange Sie sich bewegen, geht es voran! Und genau das ist Ihr Weg zu einer langfristigen, stabilen Herzgesundheit.

### *Mein eigener Herzensweg*

Ich möchte Sie zum Abschluss gerne noch einmal mitnehmen in die Vergangenheit, in meine Vergangenheit. Ich bin in der zehnten Klasse. Ein Klassenausflug steht an – ins Berufsinformationszentrum. Kennen Sie das? Ja genau, das BIZ! Dieser Raum mit den alten Computern, in denen man seine Stärken und Interessen eingeben kann, um danach eine Liste mit passenden Berufen zu erhalten. Ich setze mich an einen dieser Rechner und gebe alles ein, was ich kann, was ich liebe, was mich fasziniert. Und dann erscheint die Liste: Von 20 Vorschlägen stehen dort 16-mal die Worte: »Werde Arzt!« In diesem Moment bekomme ich die Bestätigung quasi schwarz auf weiß: Das ist mein Traum. Das war 1996. Und heute, fast 30 Jahre später, bin ich interventioneller Kardiologe, Oberarzt – und lebe genau diesen Traum. Aber Moment mal – 30 Jahre? Ja, genau. Drei Jahrzehnte. Und wissen Sie, was das bedeutet? Die Zeit vergeht schneller, als man denkt! Natürlich ist das jetzt einfach gesagt – aber glauben Sie mir, in der Vorausschau fühlte es sich nicht so leicht an!

Sechs Jahre Studium. Fünf Jahre die erste Facharztausbildung. Weitere fünf bis sechs Jahre die zweite Facharztausbildung. Dazu noch die Notarztausbildung, die Spezialisierung in der interventionellen Kardiologie … Insgesamt habe ich 18 Jahre gebraucht, um diesen Traum wahr werden zu lassen. Und ja, es gab Momente, in denen ich dachte: Wie soll ich das alles schaffen? Aber hier kommt das Geheimnis: Der Weg ist das Ziel.

Das gilt nicht nur für den beruflichen Weg. Sondern für jeden einzelnen Schritt im Leben. Genießen Sie den Prozess! Seien Sie dankbar für Ihr Herz, für Ihre Fortschritte, für jeden noch so kleinen Schritt, den Sie für Ihre Gesundheit gehen. Denn das ist es, worum es wirklich geht. Nicht darum, dass Sie »perfekt« werden. Nicht darum, dass Sie sofort riesige Veränderungen schaffen. Sondern darum, dass Sie jeden Tag ein kleines Stück wachsen. Herauswachsen aus Ihrer Komfortzone. Ab wann? Ab heute. Ihrer Herzgesundheit zuliebe.

Kapitel 13

# Stärken Sie Ihren inneren Arzt

*Strategien, um Ihre Heilung zu befördern*

Gesundheit – das ist doch viel mehr als die bloße Abwesenheit von Krankheit. Doch was bedeutet wahre Gesundheit eigentlich? Ist es nur ein funktionierender Körper? Ein Herz, das schlägt? Eine Lunge, die atmet? Nein! Aus meiner Sicht ist es ein harmonisches Zusammenspiel – wie ein großartiges Orchester, in dem Körper, Geist, Seele und Herz perfekt aufeinander abgestimmt sind.

Denken Sie an Ihre Lieblingssinfonie. Wenn alle Instrumente miteinander harmonieren, entsteht ein wunderschöner Klang, der unser Herz berührt. Doch sobald ein Instrument verstimmt ist, gerät das ganze Orchester aus dem Gleichgewicht. Genau so ist es mit unserer Gesundheit. Wenn Körper, Geist, Seele und Herz nicht im Einklang sind, dann klingt das Leben schief. Und genau das beobachte ich immer wieder in meinem klinischen Alltag als Arzt. Seit fast 25 Jahren begleite ich Menschen auf ihrem Weg zur Heilung. Und wissen Sie, was mir immer wieder auffällt? Diejenigen, die gesund bleiben oder schneller gesund werden, sind nicht nur diejenigen mit den besten Medikamenten oder modernsten Therapien. Es sind die, die eine bestimmte innere Haltung haben. Die wissen, dass ihr Körper keine isolierte Maschine ist. Die verstehen, dass Heilung ein Zusammenspiel ist – dass Geist und Seele mit dem Körper tanzen müssen, damit wahre Gesundheit entstehen kann. Und das Fundament dieses gesamten Zusammenspiels? Ein gesundes Herz. Ich meine damit: ein ganzheitlich gesundes Herz. Dieses

Zentrum Ihrer Lebensenergie hat eine unglaubliche Fähigkeit: Es kann Sie heilen. Ja, Sie haben richtig gelesen.

### *Heilung beginnt im Kopf (und im Herzen!)*

Ich habe es nicht nur bei meinen Patienten beobachtet – ich habe es selbst erlebt. Wenn ich krank bin, aber innerlich ruhig bleibe, wenn ich auf mein Herz höre und mir selbst verspreche, dass ich bald wieder gesund werde, dann passiert etwas Faszinierendes: Mein Körper reagiert auf diese innere Haltung. Ich heile schneller.

Kennen Sie das? Sie haben eine stressige Phase, wenig Schlaf, zu viel um die Ohren – und plötzlich fangen Sie sich eine Erkältung ein. Doch dann gibt es auch diese anderen Momente: Sie sind voller Energie, fühlen sich leicht und lebendig – und selbst wenn ein Infekt in der Luft liegt, scheint Ihr Körper ihn einfach abzuwehren. Ist das Zufall? Nein! Da ist Ihr innerer Arzt am Werk. Genau das ist mein Punkt: Menschen, die die Verbindung zwischen Körper, Geist und Herz verstanden haben und bewusst damit arbeiten, leben nicht nur gesünder – sie leben auch glücklicher. Wie lange wir leben, das weiß nur »der da oben«. Aber wie wir leben – das liegt in unserer Hand. Wenn wir dieses ganzheitliche Zusammenspiel pflegen, dann können wir unser Leben nicht nur vielleicht verlängern, sondern es auch mit mehr Freude, Gesundheit und Energie füllen.

Deshalb dreht sich in diesem Kapitel alles um eine ganz besondere Kraft, die in Ihnen wohnt – jetzt, in genau diesem Moment. Eine Kraft, die sich nicht kaufen lässt, nicht verschrieben werden kann, aber jederzeit abrufbar ist: die Kraft der Selbstheilung. Jeder Mensch besitzt sie. Sie ist keine mystische Superpower, kein Geheimnis, das nur wenigen Auserwählten vorbehalten ist. Sie ist ein Teil von Ihnen – genauso wie Ihr Herz schlägt, genauso wie Ihre Lunge atmet. Und wissen Sie, was das Faszinierende ist? Sie wird stärker, sobald Sie sich ihrer bewusst werden. Bewusstsein ist der Schlüssel. Sobald Sie begreifen, dass Ihr Körper, Ihr Geist und Ihr

Herz in einer tiefen, untrennbaren Verbindung stehen, werden Sie in der Lage sein, Ihre Selbstheilungskräfte zu aktivieren. Sie werden Ihren inneren Arzt zum Leben erwecken – glauben Sie mir, er vermag mehr, als Sie jemals gedacht haben. Ihr Herz spielt dabei eine ganz entscheidende Rolle. Warum? Mit jedem Schlag schickt es Energie durch Ihren ganzen Körper. Je aufmerksamer Sie ihm zuhören, je empfänglicher Sie für seine Signale sind, desto besser kann Heilung funktionieren, desto stabiler wird Ihr Gesundheitszustand sein. Dieses Kapitel ist der Schlüssel dazu. Ich werde Ihnen zeigen, wie Sie Ihre Selbstheilungskräfte aktivieren, wie Sie sie bewusst einsetzen und wie Sie die beste Version eines vitalen Lebens kreieren können. Lassen Sie uns loslegen. Denn in Ihnen steckt mehr, als Sie bisher gedacht haben. Und jetzt ist der Moment, genau das zu entdecken.

## *Wunderwerk Körper*

Ist Selbstheilung nur ein Mythos, oder gibt es handfeste wissenschaftliche Beweise? Gibt es, das kann ich Ihnen schon einmal verraten. Unser genialer Körper selbst ist das beste Beispiel dafür. Er befindet sich in einem ständigen Erneuerungsprozess. Täglich regenerieren sich unsere Zellen, ersetzen beschädigte oder abgestorbene durch frisch gebildete. Zellregeneration nennt man diesen stetigen Refresh. Ein faszinierender Aspekt dabei: die sogenannte Apoptose, der programmierte Zelltod. Was das bedeutet? Unser Körper hat einen eingebauten Plan, um alte oder defekte Zellen gezielt zu entfernen und Platz für frische, gesunde zu schaffen. So bleibt Ihr inneres System stets im Gleichgewicht. Der Begriff »Regeneration« stammt übrigens aus dem Lateinischen, »regeneratio« bedeutet »Wiedererzeugung«. Bildlich gesprochen ist es, als würde Ihr Körper ständig an einem Selbstporträt arbeiten, alte Pinselstriche übermalen und neue hinzufügen, um das Bild Ihres gesunden Organismus strahlend und lebendig zu halten.

### *Unsere Hormone – Dirigenten eines inneren Orchesters*

Hormone sind die chemischen Botenstoffe unseres Körpers und spielen eine entscheidende Rolle im Heilungsprozess. Sie beeinflussen unser Immunsystem und unsere Regenerationsfähigkeit maßgeblich. Stresshormone wie Cortisol können, wenn sie chronisch erhöht sind, die Heilung beeinträchtigen. Stellen Sie sich Cortisol als den strengen Dirigenten vor, der das Orchester aus dem Takt bringt, wenn er zu dominant auftritt.

Auf der anderen Seite haben wir die Wohlfühlhormone wie Oxytocin und Serotonin. Diese fördern nicht nur unser Glücksempfinden, sondern helfen auch beim Gesundwerden. Oxytocin stärkt erwiesenermaßen unser Immunsystem. Ein einfacher Akt der Zuneigung, der einen Oxytocinschub auslöst, nützt Ihrer Gesundheit also enorm.

### *Unser Immunsystem – die persönliche Schutztruppe des Körpers*

Das Immunsystem ist unsere körpereigene Verteidigungsarmee gegen Krankheiten und spielt eine Schlüsselrolle bei der Heilung von Verletzungen. Es reguliert entzündliche Prozesse und repariert beschädigtes Gewebe. Faszinierend ist, dass unsere Gedanken und Emotionen direkten Einfluss darauf nehmen können. Die *Positive Emotion and Immune Function Study*[46] von Prof. Dr. Barbara Fredrickson, eine der weltweit führenden Wissenschaftlerinnen im Bereich der positiven Psychologie, zeigte, dass Menschen, die regelmäßig Liebe, Freude oder Dankbarkeit empfinden, eine stärkere Immunantwort zeigen. Ihre Antikörperbildung war messbar erhöht – ein echtes Ja-Wort der Wissenschaft zur Kraft positiver Gefühle.

### *Das Herz – der Schlüssel zur Heilung*

Sie sind mittlerweile bestens damit vertraut: Heilung ist nicht nur ein physischer Prozess, unsere Emotionen spielen dabei eine ganz zentrale Rolle. Das gilt insbesondere auch für unser Herz. Wissenschaftliche Untersuchungen, beispielsweise des HeartMath Institute in Kalifornien (USA), haben gezeigt, dass positive Empfindungen die Herzkohärenz fördern – einen harmonischen Zustand, in dem Herzschlag und Atmung synchron arbeiten. Besonders eindrucksvoll ist die *Emotions and Heart Rhythm Study*[47] aus dem Jahr 1995, bei der 45 Probanden gezielt Emotionen wie Wertschätzung oder Frustration erlebten. Das Ergebnis: Das Empfinden positiver Gefühle hatte einen klar geordneten, wellenförmigen Herzrhythmus zur Folge – ein Zeichen innerer Balance, die den Heilungsprozess spürbar unterstützt.

## *Neuroplastizität – Ihr Gehirn als Architekt der Heilung*

Herz und Gehirn sind ein Team. Das gilt auch für Heilungsprozesse im Körper. Ein ausgeglichener Herzrhythmus kann das Gehirn in einen Zustand der Ruhe versetzen, der die Gesundung begünstigt. Umgekehrt können positive Gedanken und Meditation den Herzrhythmus stabilisieren. Außerdem besitzt unser Gehirn die erstaunliche Fähigkeit, sich selbst zu verändern – diese Eigenschaft nennt man Neuroplastizität. Positive Gedanken und gezielte mentale Übungen können neuronale Netzwerke im Sinne der Heilung beeinflussen. Bewusste Imagination von Gesundheit und Wohlbefinden stimuliert die Ausschüttung heilungsfördernder sogenannter Neurotransmitter wie Dopamin und Serotonin. Es ist, als würden Sie Ihr Gehirn darauf trainieren, Ihr bester Verbündeter im Heilungsprozess zu sein.

### *Der Placeboeffekt oder die Macht des Glaubens*

Den Placeboeffekt kennen wir alle. Er steht synonym für die Tatsache, dass Glaube Berge versetzen kann. Oder eben eine entscheidende Wegmarke auf dem Pfad der Heilung ist. Eine der bekanntesten Studien hierzu ist die *Placebo and Pain Study: The mechanism of placebo analgesia*[48] aus dem Jahr 1978, bei der Patienten nach Zahnoperationen ein im Grunde wirkungsloses Mittel erhielten und dennoch deutlich weniger Schmerzen verspürten – allein durch das Vertrauen auf die Effektivität der Medikation. Diese Ergebnisse zeigten erstmals messbar, dass der Glaube an Heilung biochemische Prozesse im Körper aktiviert. Wenn wir fest von unserer Genesung ausgehen, setzen wir innere Heilungskräfte frei, die unseren Organismus signifikant unterstützen. Unsere Gedanken wirken – sie können, wenn wir ihnen vertrauen, echte Selbstheilung in Gang setzen.

## *Die drei Säulen der Selbstheilung*

Selbstheilung basiert auf drei Säulen. Es geht, wie bereits zu Beginn des Kapitels angesprochen, um die enge Verbindung zwischen Körper, Geist und Seele – und natürlich, Sie ahnen es schon, um das Herz als zentrales Element in diesem Netzwerk. Denn Heilung passiert nie isoliert auf einer Ebene, sondern ist immer das Ergebnis eines harmonischen Zusammenspiels. Lassen Sie uns gemeinsam tiefer eintauchen.

### *Der Körper – physische Regeneration*

In unserem Körper ist die Fähigkeit zur Selbstheilung bereits einprogrammiert. Er kann sich regenerieren, verletzte Zellen reparieren, neue Zellen bilden und sich anpassen – wenn wir ihn dabei unterstützen. Und das Fundament dieser Regeneration? Schlaf!

Schlaf ist die Reparaturwerkstatt unseres Körpers. In der Nacht passieren wahre Wunder: Zellen erneuern sich, das Immunsystem arbeitet auf Hochtouren – unser gesamter Organismus durchläuft einen Reset. Kein Medikament der Welt kann diese Regeneration ersetzen. Doch auch Bewegung, Ernährung und Stressbewältigung spielen eine entscheidende Rolle. All das sind Hebel, mit denen wir unsere körperliche Heilung bewusst steuern können. Und das Zentrum dieser gesamten Regeneration? Natürlich, das Herz! Warum? Ganz einfach: Dieses zentrale Organ transportiert Sauerstoff und Nährstoffe zu jeder einzelnen Zelle. Heilung braucht Versorgung, und ohne eine exzellente Durchblutung kann der Körper nicht regenerieren. Das bedeutet, ein starkes, gesundes Herz fördert Heilung auf allen Ebenen. Es pumpt Leben durch unsere Adern und sorgt dafür, dass jede noch so kleine Zelle das bekommt, was sie braucht. Doch es gibt noch etwas, das die körperliche Regeneration maßgeblich beeinflusst – und das bringt uns zur zweiten Säule.

### *Der Geist – mentale Stärke und Resilienz*

Unser Geist ist machtvoll. Wie wir denken, wie wir fühlen, wie wir Herausforderungen begegnen – all das beeinflusst unsere körperliche Gesundheit, und zwar ganz unmittelbar! Vielleicht kennen Sie das: An Tagen, an denen Sie sich kraftvoll und motiviert fühlen, scheint alles leichter zu sein. Sie sind belastbarer, leistungsfähiger – fühlen sich gesünder. Doch wenn der Stress überhandnimmt, wenn Sorgen und Ängste dominieren, kommt unser Körper uns auch plötzlich müde und schwer vor. Das ist kein Zufall.

Gedanken sind nicht nur Gedanken – sie sind Impulse, die unser Nervensystem, unser Immunsystem und sogar unseren Herzrhythmus beeinflussen. Genau hier können Sie ansetzen. Mentale Techniken wie Meditation, Achtsamkeit und Visualisierung sind in der Lage, Ihr Selbstheilungspotenzial zu aktivieren.

Ich lade Sie herzlich zu einer kleinen Übung ein. Schließen Sie dazu bitte die Augen und nehmen Sie Ihren Atem einmal bewusst wahr. Spüren Sie, wie jedes Ein- und Ausatmen eine sanfte, warme Welle in Ihnen auslöst – eine Welle, die sich vom Herzen aus in Ihrem gesamten Körper ausbreitet. Diese Welle trägt Ruhe, Kraft und Heilung in jede Zelle, wie eine strahlende, wärmende Energie. Und genau das geschieht tatsächlich: Ihre mentale Vorstellungskraft beeinflusst die physiologischen Prozesse im Körper. Sie können durch Ihre Gedanken Heilung stimulieren – indem Sie Ihr

Herz mit positiven Impulsen nähren. Achtsamkeit hilft, den Moment bewusst wahrzunehmen und sich mit dem Hier und Jetzt zu verbinden. Visualisierung unterstützt Sie dabei, sich Ihre eigene Heilung bildlich vor Augen zu führen – als Licht, Wärme oder eine kraftvolle Strömung, die durch Ihren Körper fließt. Stellen Sie sich vor, wie Ihr Herz mit jedem Schlag Energie durch Ihren Körper sendet und jede einzelne Zelle regeneriert. Stellen Sie sich vor, wie gesund, stark und vital Sie sind. Unser Gehirn kann nicht zwischen Realität und Vorstellung unterscheiden – Bilder, die wir imaginieren, haben eine nachweisbare Wirkung auf unseren Körper. Spitzensportler nutzen diese Technik vor Wettkämpfen, um Höchstleistungen zu erzielen. Warum sollten wir sie nicht auch für unsere Gesundheit einsetzen? Nutzen Sie Ihren Geist, um Ihr Gehirn regelrecht auf Heilung zu programmieren. Und setzen Sie auf die Atmung. Denn der Atem ist die Brücke zwischen allen Ebenen in Ihrem System.

### *Die Seele – Emotionen und innere Heilung*

Die Seele ist das Zentrum unserer Emotionen und spielt eine entscheidende Rolle für unsere innere Heilung. Sie kennen es von sich selbst: Unsere Gefühle sind vielfältig: Freude und Trauer, Wut und Begeisterung, Liebe und Angst. Dieses breite Spektrum beeinflusst unser Wohlbefinden maßgeblich, ein harmonisches Gleichgewicht unter ihnen ist essenziell für unsere seelische Gesundheit.

Nehmen negative Empfindungen wie Wut, Angst oder Trauer überhand, können sie den Heilungsprozess verlangsamen oder sogar blockieren. Die gute Nachricht aber ist: Es liegt in Ihrer Macht, positive Emotionen in Ihrem Leben zu kultivieren, zu pflegen und beständig wachsen zu lassen.

Ein zentraler Aspekt dabei ist die **Selbstliebe** – die liebevolle Hinwendung zu sich selbst und insbesondere zu Ihrem Herzen. Es schlägt unermüdlich für Sie, Tag für Tag. Nehmen Sie sich einen

Moment Zeit, um ihm Ihre tiefe Dankbarkeit auszudrücken. Dieses bewusste Innehalten kann wahre Wunder bewirken. Es harmonisiert Ihren ganzen Körper. Manchmal wird Selbstliebe mit Egoismus verwechselt. Doch es gibt einen klaren Unterschied: Während Egoismus nur das eigene Wohl im Blick hat, bedeutet Selbstliebe, sich selbst zu achten und zu pflegen, um im nächsten Schritt auch wieder für andere da sein zu können.

In meiner Praxis erlebe ich oft, dass Patienten schnell nach Hause möchten, um sich dort wieder um ihre Liebsten zu kümmern. Ich erinnere sie in diesem Fall immer daran, dass sie nur dann wirklich für andere da sein können, wenn sie auch selbst gesund und stark sind. Sich um sich selbst zu kümmern, ist ein Akt der Liebe. Und je mehr echte Liebe Sie sich selbst schenken, desto mehr haben Sie auch für andere übrig. Klingt einfach? Ist es auch. Und kraftvoll noch dazu.

**Selbstakzeptanz** ist ein weiterer wichtiger Baustein. Sich selbst mit all seinen Stärken und Schwächen anzunehmen, schafft inneren Frieden und aktiviert die Ressourcen des Körpers, um gesund zu werden und zu bleiben. Indem Sie Ihre eigenen Bedürfnisse erkennen und respektieren, legen Sie den Grundstein für wahre Heilung.

Ein weiteres Schlüsselelement lautet **Selbstfürsorge**. Sich selbst Gutes zu tun, sei es durch gesunde Gewohnheiten, regelmäßige Pausen oder bewusste Atemübungen, stärkt nicht nur den Körper, sondern auch Seele und Geist. Dieses Zusammenspiel ist essenziell für Ihre Herzgesundheit. Denken Sie daran: Nur wenn Sie selbst in Balance sind, können Sie wirklich heilen.

Empathie und Mitgefühl beginnen bei uns selbst. Indem wir unsere eigenen Empfindungen und Bedürfnisse ernst nehmen, öffnen wir unser Herz – für uns selbst und für andere. Eine solche innere Haltung kann emotionale Wunden heilen und den Weg für positive Veränderungen ebnen. Gefühle sind Botschafter unserer ureigenen Wahrheit. Wenn wir lernen, ihnen zuzuhören und sie zu verstehen, wachsen unsere Selbstheilungskräfte.

## *Selbstheilung in der Praxis*

Nun haben wir uns ausführlich mit der Theorie beschäftigt und die drei Säulen der Selbstheilung kennengelernt. Doch wie Sie wissen, ist mein Lieblingsthema nicht nur Wissen und Know-how, sondern vor allem die Umsetzung des Gelernten. Warum? Weil nur sie wirklich etwas verändert! Und zwar, wenn Sie gleich heute damit beginnen und Ihre neuen Gewohnheiten dabei so einfach und unkompliziert wie möglich halten.

### *Praktische Methoden körperlicher Regeneration*

Sie möchten zu mehr Energie und einer stabilen Herzgesundheit kommen? Meine klare Empfehlung lautet: Führen Sie eine Morgenroutine ein, die Sie und Ihren Körper stärkt. Warum diese Regelmäßigkeit? Weil Routinen unserem Gehirn helfen, Energie zu sparen. Wir haben jeden Tag nur eine begrenzte Ressource an Willenskraft und Entscheidungskapazität zur Verfügung. Automatisieren wir Abläufe, bleibt mehr mentale Energie für die wirklich wichtigen Dinge übrig. Und genau deshalb ist eine gute Morgenroutine so wertvoll.

#### *Kurzer Bewegungskick nach dem Aufstehen*

Ich habe es Ihnen bereits verraten: Ich stehe jeden Morgen zur gleichen Zeit auf und starte den Tag mit Bewegung. Früher hätte ich das für unmöglich gehalten! Mein innerer Schweinehund – übrigens ebenfalls Arzt – hat mir ausführlich erklärt, warum das alles gar keine gute Idee ist: »Morgens Sport? Der Körper ist doch noch gar nicht wach!« Doch irgendwann habe ich es einfach ausprobiert. Und siehe da: Es war großartig! Seitdem ist mein Energielevel höher, mein Körper fühlt sich vitaler an, und mein Herz liebt es. Bewegung – auch wenn es nur ein paar Minuten sind – bringt den Kreislauf in Schwung, setzt Glückshormone frei und unterstützt die Selbstheilungskräfte des Körpers.

### *Heilsam essen*

Dazu kombiniere ich mediterrane Ernährung, die wissenschaftlich nachgewiesen das Herz schützt. Nach der Bewegungseinheit also bitte nicht Bacon & Eggs, sondern einen gesunden Smoothie. Und im weiteren Verlauf des Tages viel Gemüse, Obst, gesunde Fette (wie Olivenöl) und Fisch. Ab und an auch Fleisch.

Ernährung ist keine Nebensache – sie ist Herzmedizin auf dem Teller. Aber – und das ist mir ganz wichtig – keep it simple, ansonsten fangen Sie nie an oder halten die guten Vorsätze nie durch. Essen Sie einfach mehr von dem Guten und weniger von dem Schlechten. Und wenn Sie mal Lust auf ein Stück Kuchen haben – genießen Sie es! Denn Gesundheit bedeutet nicht Verzicht, sondern Balance.

### *Schlaf – das unverzichtbare Fundament*

Guter Schlaf ist eine der stärksten Heilkräfte, über die wir verfügen. Wir haben bereits in einem separaten Kapitel ausführlich darüber gesprochen, aber das Thema ist so wichtig, dass ich es hier noch einmal betonen möchte. Ein regelmäßiger Schlafrhythmus und ein entspanntes Schlafumfeld sind essenziell für die nächtliche Regeneration. Während wir schlafen, erholt sich unser Körper, Zellreparaturprozesse laufen auf Hochtouren, das Immunsystem wird gestärkt, und unser Herz-Kreislauf-System kann sich entspannen. Unterstützen Sie Ihren Körper bei diesem wichtigen Job und sorgen Sie für ein kühles, dunkles und ruhiges Schlafzimmer, vermeiden Sie Bildschirmtätigkeit zu später Stunde, entwickeln Sie eine feste Abendroutine und testen Sie die für Sie beste Matratze.

### *Atmen – der heilsame Schlüssel*

Was tun wir den ganzen Tag, meist ohne darüber nachzudenken? Bewusstes Atmen ist ein mächtiges Werkzeug zur Regeneration. Ich selbst nutze es sogar während meiner Arbeit – etwa bei langen Herzkatheteruntersuchungen, die mehrere Stunden dauern können. In diesen Momenten habe ich weder Zeit für eine Pause noch für einen Snack, aber ich kann meine Atmung kontrollieren.

Meine Empfehlung? Die 3–3–3-Methode. Ganz einfach: Drei Sekunden einatmen, drei Sekunden halten, drei Sekunden ausatmen. Das hilft, das Nervensystem zu beruhigen, Stress abzubauen und den Kreislauf zu stabilisieren. Und das Beste daran? Sie können es nicht vergessen! Atmen tun Sie sowieso – warum also nicht bewusst und mit positiver Wirkung?

### *Musik – Heilkraft für Körper und Herz*

Musik ist ein weiteres großartiges Werkzeug im Heilungsprozess, und das ist wissenschaftlich erwiesen: Sie beruhigt das Nervensystem, senkt den Blutdruck und – jetzt kommt mein Lieblingsteil – harmonisiert den Herzrhythmus. Klingt logisch, oder? Musik hat einen Rhythmus, das Herz hat einen Rhythmus – und wenn beides im Einklang ist, kommt das Herz zur Ruhe und schöpft neue Energie. Ich persönlich liebe Musik. Ich spiele Schlagzeug, Klavier – und ja, ich habe in meiner Kindheit sogar Blockflöte gespielt. Und wissen Sie, was? Ich liebe es zu singen. Jetzt denken Sie vielleicht: »Oh, dann kann er das wahrscheinlich richtig gut!« Nun … nein. Ich kann zwar Herzkatheteruntersuchungen durchführen, aber singen zählt nicht zu meinen Toptalenten. Und das Beste daran? Es ist mir völlig egal! Denn es ist einfach eine Wohltat.

### *Praktische Methoden mentaler Regeneration*

Alles beginnt mit der richtigen Einstellung – mit dem richtigen Mindset. Und hier spielt eine ganz einfache, aber entscheidende Frage eine Rolle: Worauf fokussieren wir uns? Haben Sie schon einmal eine Münze gesehen, die nur eine Seite hat? Oder ein einseitiges Blatt Papier? Natürlich nicht! Alles hat zwei Seiten. Und genau hier kommt unser Fokus ins Spiel. Wir haben die Wahl, worauf wir unsere Aufmerksamkeit richten.

Wie Sie bereits wissen, glaube ich nicht an Multitasking. In meinen Augen ist das ein Mythos. Überlegen Sie mal: Können Sie gleichzeitig ein Buch lesen und schwimmen? Können Sie gleichzeitig einen Vortrag halten und in ein spannendes Gespräch vertieft sein? Oder können Sie in der gleichen Sekunde bewusst hinhören und gleichzeitig eine Antwort formulieren? Die Wahrheit ist: Nein, das können Sie nicht. Unser Gehirn ist darauf ausgelegt, sich auf eine Sache nach der anderen zu konzentrieren. Es wechselt zwar blitzschnell zwischen verschiedenen Aufgaben, aber es kann sich nicht gleichzeitig auf zwei Dinge mit voller Intensität fokussieren. Und genau deshalb ist bewusster Fokus so wertvoll. Wenn Sie sich wirklich auf eine Sache konzentrieren, sind Sie produktiver, entspannter und erzielen bessere Ergebnisse – ohne Stress.

Ein schönes Beispiel aus meiner Arbeit als Kardiologe: Bei einer Herzkatheteruntersuchung fokussiere ich mich immer nur auf einen Punkt. Wenn ich einen Stent setze, richte ich meine volle Aufmerksamkeit genau auf die Stelle des verengten Gefäßes. Selbst wenn mehrere Stents nötig sind, behandle ich immer nur eine Engstelle nach der anderen. Erst am Ende ergibt sich das Gesamtbild. Und genauso sollten wir es auch im Alltag halten: Konzentrieren wir uns auf das, was jetzt in dem Moment wirklich zählt, und lassen wir uns nicht von dem ablenken, was noch kommen könnte oder später zu tun ist.

### *Warum eine rosarote Brille gut für Ihr Herz ist*

Menschen, die sich auf das Gute konzentrieren, leben nachweislich glücklicher – und ich behaupte, sie leben auch gesünder. Ja, ich gebe es zu: Ich trage gerne eine rosarote Brille! Und wissen Sie, was? Ich kann das nur empfehlen! Denn Menschen, die die Welt aus einem positiven Blickwinkel betrachten, sind in der Regel zufriedener, belastbarer und haben mehr Lebensfreude. Und das wirkt sich direkt auf das Herz aus. Ich habe in über 45 000 Patientengesprächen gelernt, dass diejenigen, die sich auf das Gute konzentrieren, besser mit Stress umgehen, schneller genesen und insgesamt eine stabilere Herzgesundheit haben.

Natürlich bedeutet das nicht, dass wir Probleme ignorieren sollten. Aber es heißt, dass wir uns auf die Dinge konzentrieren sollten, die wir ändern können – und den Rest einfach loslassen. Das spart Energie und stärkt den Geist.

### *Dankbarkeit – das schnellste Anti-Stressmittel*

Was können wir konkret tun, um unseren Geist zu stärken? Einer meiner liebsten Ansätze ist Dankbarkeit. Denn Fakt ist: Sie können nicht gleichzeitig dankbar und traurig sein. Es geht einfach nicht! Dankbarkeit ist eines der wirkungsvollsten Werkzeuge, um innerlich zur Ruhe zu kommen und eine lebensbejahende Haltung zu entwickeln. Sie hat sogar messbare Auswirkungen auf unseren Körper. Wenn wir Dankbarkeit empfinden, schüttet unser Gehirn Wohlfühlhormone aus – Oxytocin, Serotonin und Dopamin. Diese Hormone senken den Stresspegel, stärken das Immunsystem und fördern die Regeneration des gesamten Körpers.

Und das Beste daran? Sie können Dankbarkeit jederzeit aktiv spüren. Schließen Sie jetzt einmal kurz die Augen und denken Sie an drei Dinge, für die Sie dankbar sind. Vielleicht ist es die Fähigkeit, sehen zu können. Vielleicht ist es ein lieber Mensch in Ihrem Leben. Vielleicht ist es einfach die Tatsache, dass Ihr Herz gerade für Sie schlägt. Das sind die kleinen Momente, die unser Leben bereichern. Dankbarkeit muss nicht immer etwas Großes sein – sie kann sich auf Allerkleinstes beziehen. Und wenn Sie möchten, schreiben Sie es auf. Studien zeigen, dass Menschen, die täglich Dinge notieren, für die sie dankbar sind, eine positivere Grundstimmung entwickeln und langfristig glücklicher leben.

### *Innere Ruhe ist die Basis*

Und zum Schluss noch ein entscheidender Punkt: innere Ruhe. Denn was bringt uns all das Wissen, all die positiven Gedanken und Techniken, wenn wir nicht zu unserem Frieden finden? Innere Ruhe ist die Basis für einen gesunden Geist. Und ja, es ist gar nicht so einfach! Probieren Sie mal, sich hinzusetzen, die Augen zu schließen und wirklich an nichts zu denken. Das ist knifflig, oder? Unser Geist ist ständig in Bewegung. Doch genau hier liegt die Herausforderung – und die Lösung zugleich. Wenn Sie lernen, ihn für ein paar Minuten achtsam zu beruhigen, werden Sie merken, wie sich Ihr ganzer Körper entspannt. Und das wiederum ist der Schlüssel zur Regeneration.

Was mir immer hilft: Ob nach einem stressigen Dienst oder einfach zu Hause, wenn es mal viel wird – ich lege bewusst alles ab, was ich körperlich und geistig mit mir herumtrage: Handy, Stethoskop, EKG-Streifen, Dokumentationen – alles kommt weg. Und ja, natürlich habe ich zu Hause normalerweise kein Stethoskop um den Hals. Aber manchmal fühlt es sich fast so an: Verantwortung tragen. Entscheidungen treffen. Ein ernstes, aber ehrliches Gespräch führen. Doch in dem Moment bestimmt gewählter Ruhe bin ich nur für mich da, für mein Herz: Ich lege dann alles um mich herum ab, ganz symbolisch – und merke sofort: Ich werde leichter. Im wahrsten Sinne des Wortes.

Dann gehe ich für ein paar Minuten raus, in die Natur, wenn möglich. Oder öffne einfach nur das Fenster für etwas frische Luft. Ich schließe die Augen, atme tief ein und aus – und spreche ein kurzes Gebet. Ganz persönlich. Etwas wie: »Danke, dass du bei mir bist, jetzt, in diesem Moment. Danke, dass alles gut ist und zu meinem Besten zusammenwirkt. Du weißt: Ich möchte Gutes geben. Danke, dass ich nicht allein bin.« Oder – wenn mir etwas auf der Seele liegt, spreche ich aus, was mich beschäftigt. Hörbar, für mich. Ich formuliere, was mich bedrückt. Dadurch lasse ich es raus. Und gebe es innerlich ab – in meinem Fall an Gott. Vielleicht sagen Sie einfach: Es ist gut. Es wird gut.

Zuletzt folgt ein Moment der Stille. Kein Reden. Nur Atmen. Ich lausche der Umgebung – dem Zwitschern der Vögel, dem Rauschen der Blätter. Und lege eine Hand auf meine Brust, spüre mein Herz. Ganz ruhig, ganz stetig. Und plötzlich ist da dieser Gedanke: Es geht weiter. Mein Herz schlägt. Ich bin noch da. Das ist für mich der Moment spürbarer Erleichterung. Ich habe etwas abgegeben. Und plötzlich ist wieder Platz. Für Ruhe. Für Hoffnung. Für einen neuen Schritt.

Ganz gleich, ob Sie gläubig sind oder nicht – vielleicht nehmen Sie einfach nur diesen Gedanken mit: Entlastung befreit. Entlastung hilft. Denn, ja: Sie können sich in diesen Momenten auch selbst ein Stück neuen Raum geben, ganz aktiv. Wie? Innehalten. Spüren, dass es weitergeht. Manchmal braucht es dafür gar nicht viel – nur einen Moment der Stille und einen Hauch Dankbarkeit.

### *Praktische Methoden seelischer Regeneration*

Ohne eine gesunde, ausgeglichene Seele fehlt uns die emotionale Kraft, die wir für ein starkes, erfülltes Leben brauchen. Die Seele ist das Zentrum unserer Emotionen. Während der Geist oft nüchtern analysiert, abwägt und rationale Entscheidungen trifft, ist die Seele der Ort, an dem wir tief berührt werden. Wo Freude, Liebe, Trauer, Hoffnung und all die anderen Gefühle zu Hause sind. Genau deshalb sehe ich das Herz auch näher an der Seele als am Geist. Der Geist steht oft über den Dingen, betrachtet sie aus der Distanz – doch das Herz? Das fühlt. Das lebt. Das brennt für das, was uns wirklich bewegt. Stellen Sie sich das so vor: Der Geist ist wie der Steuermann eines Bootes, der überlegt, welchen Kurs er nehmen soll. Aber die Seele? Die ist das Wasser, auf dem das Boot fährt. Wenn das Wasser ruhig ist, gleitet das Boot sanft dahin. Ist das Wasser aufgewühlt, kämpft der Steuermann, um das Gleichgewicht zu halten. Genau aus diesem Grund ist es so entscheidend, sich aktiv um sie zu kümmern.

### *Die Kraft der Emotionen – und warum wir sie nicht unterdrücken sollten*

Sie wissen es bereits: Eines der größten Missverständnisse im Umgang mit Emotionen ist der Versuch, sie zu unterdrücken. Negative Gefühle? Weg damit! Nicht darüber nachdenken, einfach weitermachen! Doch genau das ist ein Fehler. Emotionen sind wertvolle Botschafter. Sie zeigen uns, wenn etwas nicht stimmt, wenn wir verletzt sind oder wenn wir innehalten sollten. Sie sind wie ein inneres Alarmsystem, das uns schützt. Die wahre Kunst besteht nicht darin, Emotionen zu unterdrücken, sondern sie zu akzeptieren. Selbst die unangenehmen. Nur wenn wir sie annehmen, können wir lernen, mit ihnen umzugehen – und dadurch zu innerer Harmonie finden.

Tägliche Selbstreflexion ist eine Praxis, die Sie genau an diesen Punkt führen kann. Und bevor Sie jetzt denken: »Oh nein, das klingt nach stundenlanger Selbstanalyse!«, lassen Sie mich gleich zur Beruhigung sagen: Nein, es reicht völlig, sich nur wenige Minuten Zeit zu nehmen. Fünf Minuten am Abend, kurz bevor Sie schlafen gehen, können Wunder bewirken. Fragen Sie sich: Wie geht es mir gerade? Was habe ich heute gefühlt? War ich glücklich? War ich gestresst? Ja, ich weiß, das klingt fast zu einfach. Doch genau das ist das Bestechende an dieser Methode! Die einfachsten Dinge sind oft die kraftvollsten. Tun Sie das regelmäßig, werden Sie feststellen, wie Sie Ihre Emotionen bewusster wahrnehmen – und dadurch besser mit ihnen umgehen können.

### *Schreiben als Therapie*

Eine der effektivsten Methoden, um die Seele zu entlasten, ist das Schreiben. Denn wenn wir unsere Gedanken und Gefühle zu Papier bringen, passiert etwas Faszinierendes:

- Wir müssen unsere Gedanken in Worte fassen – und das hilft uns, Klarheit zu gewinnen.
- Unsere Emotionen werden greifbar. Wenn etwas aufgeschrieben ist, erscheint es realer – und damit lösbarer.
- Wir schaffen eine Verbindung zwischen unserem inneren Erleben und der äußeren Welt.

Probieren Sie es aus: Schreiben Sie jeden Tag drei Dinge auf, für die Sie dankbar sind. Oder drei Dinge, die Sie loslassen möchten. Oder einfach einen Satz, der Sie motiviert. Sie werden sehen: Es verändert etwas in Ihnen.

### *Beziehungen als Schlüssel zu emotionaler Gesundheit*

Wissenschaftliche Studien belegen, was wir eigentlich tief im Herzen wissen: Das Wertvollste in unserem Leben sind nicht materielle Dinge, sondern Beziehungen. Die *Harvard-Studie zur Erwachsenenentwicklung*[49], die seit 1938 läuft, hat eindrucksvoll gezeigt, wie entscheidend enge soziale Bindungen für unser Wohlbefinden und unsere Gesundheit sind. In dieser Langzeitstudie wurden zunächst 724 Männer über Jahrzehnte hinweg begleitet, später auch ihre Familien. Zu Beginn standen zwei Gruppen im Fokus: einerseits Harvard-Studenten aus privilegierten Verhältnissen und andererseits junge Männer aus Bostoner Arbeiterfamilien. Später bezog man auch Ehepartner, Kinder und gar Enkelkinder mit ein, insgesamt über 2000 Personen. Methodisch fanden regelmäßige medizinische Untersuchungen statt, dazu Tiefeninterviews, Auswertungen von Fragebogen, Gehirnscans sowie zusammenfassende Beobachtungen zum Beispiel über Lebensverläufe, berufliche Wege, Krisen und Beziehungen. Die Ergebnisse sind bemerkenswert: Menschen mit stabilen, liebevollen Beziehungen waren nicht nur glücklicher, sondern lebten auch länger und gesünder. Es zeigte sich, dass die Qualität unserer zwischenmenschlichen Verbindungen einen größeren Einfluss auf unsere Lebensdauer hat als Faktoren wie Cholesterinwerte oder genetische Veranlagung. Diese Erkenntnisse unterstreichen, wie wichtig es ist, in unsere Beziehungen zu investieren – sie sind der Schlüssel zu einem erfüllten und langen Leben. Umgeben Sie sich mit Menschen, die Ihnen guttun. Pflegen Sie Freundschaften. Sagen Sie den Menschen, die Ihnen wichtig sind, wie sehr Sie sie schätzen. Denn Liebe – ob zu sich selbst oder zu anderen – ist eine der stärksten Heilkräfte, die es gibt.

### *Selbstheilung darf sich entfalten*

Selbstheilung ist kein einmaliges Ziel, das Sie irgendwann erreichen. Es ist ein fortlaufender Prozess, ein bewusster Weg, den Sie gehen. Das Schöne daran: Sie haben diese Entwicklung selbst in der Hand. Sie können Ihren Körper stärken, Ihren Geist klären und

Ihre Seele nähren. Sie können Ihre Emotionen bewusst wahrnehmen, sich mit positiven Gedanken umgeben und das Leben in all seinen Facetten genießen.

Selbstheilung ist kein Zufall. Selbstheilung ist eine Entscheidung. Eine Entscheidung, auf sich selbst zu achten. Eine Entscheidung, sich selbst die Liebe zu schenken, die man auch anderen gibt. Hören Sie auf sich, auf Ihre innere Stimme. Und gehen Sie Ihren Weg – voller Energie, voller Freude und voller Liebe. Ihr Herz wird es Ihnen danken.

## Kapitel 14

# Stressmanagement ganz praktisch

*Mentaltools für ein freies Herz*

Stellen Sie sich vor: Sie stehen kurz vor einer Entscheidung, die Ihr Leben verändern könnte. Ihr Herz beginnt zu rasen, als würde es ahnen, dass sich hier etwas Großes anbahnt. Ihre Atmung wird flacher, Ihre Hände schwitzen, Sie spüren den Puls in Ihrer Kehle. Adrenalin rauscht durch Ihre Adern. Ihr Körper ist in höchster Alarmbereitschaft – bereit, auf das Unbekannte zu reagieren: Das ist Stress! In diesem Buch haben Sie bereits gelernt: Dieser uralte Mechanismus ist eine Kraft, die wir für uns nutzen können. Würden Ihr Körper, Ihr Geist und Ihre Seele auf äußere Umstände nicht so reagieren wie eben beschrieben, wären Sie nicht in der Lage, im nächsten Moment Spitzenleistung abzurufen! Die Frage ist also nicht, wie Sie Stress vermeiden können, sondern wie Sie ihn zu Ihrem besten Verbündeten machen. Und genau darum geht es in diesem Kapitel.

Die Natur ist gnadenlos effizient. Alles, was keinen Zweck erfüllt, verschwindet im Laufe der Evolution. Doch Stress? Den gibt es noch immer. Warum? Weil er uns einen Vorteil bringt! Er schützt uns, spornt uns an, macht uns leistungsfähiger. Ohne Stress gäbe es keine Flucht, keinen Schutz, keine Leistung. Ohne Stress gäbe es keine Motivation, keinen Antrieb, keine Energie. Und wenn wir noch weiterdenken: Ohne Stress gäbe es kein Leben – und erst recht kein Überleben! Und welches Organ spielt dabei die wichtigste Rolle? Natürlich! Ihr Herz. Es ist der zentrale Motor Ihres Körpers, Ihres Geistes und Ihrer Seele. Es sorgt dafür, dass Sie in

Alarmbereitschaft versetzt werden – genau dann, wenn es darauf ankommt. Im entscheidenden Moment ist Ihr Herz die Zentrale, die alles steuert. Dramatisch? Ja. Aber wahr.

### *Ist Stress wirklich schlecht für unser Herz?*

Jetzt kommt die Frage, die ich ständig höre: »Dr. Bimpong-Buta, ist Stress schlecht für das Herz?« Und meine Antwort? »Es kommt darauf an.« (Und ja, ich weiß – Ärzte lieben diesen Satz!) Denn nicht jeder Stress ist gleich. Sie wissen es bereits: Es gibt positiven und negativen.

Der gute Stress, Eustress, lässt uns wachsen, fordert und motiviert uns. Die Nervosität vor einer spannenden neuen Aufgabe. Das Kribbeln vor einer Reise. Genau das ist positiver Stress! Ich erinnere mich noch genau an die Geburt meiner Töchter. Mein Herz raste, meine Gedanken überschlugen sich – ich war aufgeregt, voller Energie … und ja, gestresst! Aber es war ein positiver Stress, ein wunderschöner, bedeutungsvoller Moment, der mich bis heute erfüllt. Und dann gibt es den anderen, den fiesen Stress. Den, der uns krank macht. Disstress, der uns auf Dauer zermürbt, der uns auslaugt, wenn wir ständig unter Druck stehen, ohne Erholung, ohne Pausen. Und genau hier liegt das Problem: Unser Körper ist nicht auf Dauerdruck ausgelegt! Stress ist keine Krankheit – er ist Leben. Doch chronischer Stress erschöpft uns, zerstört unser Herz und schadet unserer Gesundheit. Die Lösung? Lernen, den Stress zu kontrollieren. Lernen, ihn zu nutzen, wenn er uns antreibt, und ihn loszulassen, wenn er uns überlastet.

## *Was Dauerstress mit unserem Körper macht*

Wird Stress chronisch, gerät der Körper durch die permanente Alarmbereitschaft aus dem Gleichgewicht. Eine der fatalsten Folgen: eine erhöhte **Gerinnungsneigung** des Blutes. Der Körper bereitet sich in Stresssituationen darauf vor, möglicherweise verletzt zu werden – eine kluge Strategie der Evolution, da eine schnelle Blutgerinnung übermäßigen Blutverlust verhindert. Langfristig führt diese Dynamik allerdings dazu, dass das Blut dauerhaft »klebriger« wird, was wiederum die Gefahr von Gefäßverschlüssen erhöht. Die Folge? Ein gesteigertes Risiko für Herzinfarkte und Schlaganfälle, weil der Blutfluss nicht mehr optimal reguliert werden kann.

Auch das **Immunsystem** leidet enorm. Eine kurzfristige Aktivierung des Stresssystems hilft normalerweise dabei, die Abwehrkräfte zu stärken. Wird Anspannung chronisch, passiert genau das Gegenteil: Die Immunabwehr wird geschwächt, Infekte treten häufiger auf, und Entzündungsprozesse im Körper nehmen zu. Besonders heikel ist dies für das Herz, denn eine geschwächte Immunabwehr erhöht das Risiko für Herzmuskelentzündungen, die langfristig zu einer verringerten Herzleistung führen können.

Neben diesen weitreichenden Effekten leiden viele Menschen unter **Muskelverspannungen**, insbesondere im Nacken, den Schultern und dem Rücken. Der Körper hält die Muskulatur in einem konstanten Spannungszustand, weil er glaubt, jederzeit für Kampf oder Flucht bereit sein zu müssen. Das kann zu anhaltenden Schmerzen, Spannungskopfschmerzen und sogar zu chronischen Rückenbeschwerden führen.

Auch die **Verdauung** bleibt nicht verschont. Dauerstress beeinflusst die Darmflora, kann zu Magen-Darm-Problemen wie Sodbrennen, Durchfall oder Verstopfung führen und begünstigt langfristig entzündliche Darmerkrankungen. Unser Verdauungssystem ist eng mit dem Nervensystem verknüpft – kein Wunder also, dass uns Stress direkt auf den Magen schlägt.

Das größte Problem bei all diesen körperlichen Auswirkungen ist jedoch die fehlende Regeneration. Unser Körper benötigt Phasen der Erholung, in denen er sich revitalisieren und erneuern kann. Befinden wir uns allerdings dauerhaft im Stressmodus, leidet auch der so wichtige **Schlaf**. Stresshormone verhindern, dass wir in tiefe, erholsame Schlafphasen eintreten. Die Folgen sind Erschöpfung und eine chronische Müdigkeit, die uns noch anfälliger für weitere gesundheitliche Probleme macht.

### *Konstanter Druck formt und fordert unser Herz*

Mittlerweile sind Sie Profi auf dem Gebiet: Kurzfristiger Stress aktiviert das sympathische Nervensystem, das unseren Körper in Alarmbereitschaft versetzt. Es ist sozusagen der »Gaspedal-Modus« unseres Organismus. Das Herz wird angefeuert, seine Frequenz und auch der Blutdruck steigen – alles, um den Körper optimal auf eine schnelle Reaktion vorzubereiten. Im chronischen Spannungszustand stellt eine dauerhafte Erhöhung der Herzfrequenz und des Blutdrucks allerdings eine doppelte Belastung dar. Einerseits muss das Herz selbst mehr leisten, andererseits kämpft es gegen den Widerstand der Blutgefäße an, die sich unter Stress verengen. Ein Teufelskreis beginnt: Das Herz muss härter pumpen, weil die Gefäße enger sind – aber je mehr es pumpt, desto mehr steigt der Blutdruck, was wiederum die Gefäße weiter unter Druck setzt.

Tatsächlich zeigen Studien, dass Menschen, die dauerhaft unter hohem Stress stehen, ein um bis zu 30 Prozent höheres Risiko für Herz-Kreislauf-Erkrankungen haben. Das ist enorm. Es bedeutet, dass Stressmanagement nicht einfach eine »Wellnessidee« ist, sondern eine ernsthafte, wissenschaftlich belegte Notwendigkeit im Dienste unserer Herzgesundheit. Hat das Herz erst einmal einen Schaden erlitten – sei es durch einen Herzinfarkt oder eine Herzschwäche –, dann verliert es seine Anpassungsfähigkeit, seine Herzfrequenz-Variabilität nimmt ab. Ein gesundes Herz ist widerstandsfähig, es kann reagieren, sich auf Situationen immer wieder neu einstellen. Es gibt Berichte von Menschen, deren Herzfrequenz unter Extrembedingungen auf über 300 Schläge pro Minute angestiegen ist. Denken Sie einen Moment darüber nach: 300 Schläge. In einer Minute. Das ist mehr als das Dreifache der normalen Quote! Und dennoch kann das Herz, wenn es gesund ist, solche Belastungen überstehen. Doch genau hier liegt die Gefahr: Diese Reserven sind nicht unendlich. Wenn ein Herz zu oft an seine Grenzen geht, beginnt es zu ermüden. Ein geschädigtes Herz verliert diese Fähigkeit – und damit auch einen Teil seiner Schutzmechanismen.

## *Was Dauerstress mit unserer Seele macht*

Permanenter Druck ist Gift für unser Herz und unseren Körper. Doch es gibt noch eine dritte Ebene, die dabei genauso bedenklich in Mitleidenschaft gezogen wird: unsere Seele.

Zunächst einmal gilt, dass ihr akute, situativ begrenzte Anspannung nicht zwangsläufig schadet. Ganz im Gegenteil – sie ist durchaus dafür geschaffen, kurzfristige Herausforderungen zu meistern und sich an neue Situationen anzupassen. Wird die Stressreaktion jedoch chronisch, beginnt eine Abwärtsspirale, die unsere psychische Gesundheit massiv beeinträchtigen kann.

### *Emotionale Erschöpfung killt unsere Freude*

Dauerhafter Stress kann in einem Gefühl grundsätzlicher Überforderung münden, das nicht einfach durch eine kurze Pause oder Entspannungseinheit ausgeglichen werden kann. Viele Betroffene haben den Eindruck, als würden sie von einer unsichtbaren Welle überrannt – ohne Möglichkeit, sich dagegen wehren zu können. Das ständige Gefühl, kämpfen oder fliehen zu müssen, ohne es jemals faktisch zu tun, setzt sich fest, staut sich auf. Und genau dieser Stau an Emotionen kann langfristig zu Angststörungen und Panikattacken führen.

Gleichzeitig nimmt die Fähigkeit, Freude zu empfinden, mit der Zeit mehr und mehr ab. Hier liegt wohl eine der größten Gefahren: Wer sich nur noch ausgelaugt und hilflos fühlt, entwickelt nicht selten eine Depression. Natürlich bedeutet das nicht, dass jeder, der gerade gestresst ist, sofort mit einer psychischen Erkrankung aus dieser Belastungsphase herausgeht. Trotzdem: Anhaltender Stress kann das seelische Gleichgewicht empfindlich stören.

### *Beziehungen in Disbalance*

Stress betrifft jedoch nicht nur uns selbst. Er verändert auch die Art und Weise, wie wir mit anderen Menschen interagieren. Vielleicht reagieren wir gereizter, überempfindlich, haben Schwierigkeiten, unsere Emotionen zu regulieren. Plötzlich werden aus harmlosen Gesprächen Konflikte, Missverständnisse häufen sich, und das eigene Verhalten verändert sich unbewusst. Das Tragische daran ist, dass es oft gerade die Menschen trifft, die uns am nächsten stehen – unsere Partner, unsere Familie, unsere Freunde. Unter Stress schwindet oft die Fähigkeit zur Empathie. Verständnis und Mitgefühl werden durch Gereiztheit und Überforderung ersetzt. Ehrliche Gespräche werden seltener, während stattdessen Vorwürfe und Reizüberflutung die Kommunikation bestimmen. Das kann zu einem Teufelskreis führen: Je gestresster wir sind, desto weniger Unterstützung erfahren wir, weil sich unser Umfeld ebenfalls belastet fühlt. Außerdem: Wer unter chronischem Stress steht, neigt dazu, sich emotional zurückzuziehen. Das wiederum verstärkt das Gefühl von Isolation, weil das soziale Umfeld sich in der Folge ebenso zurückzieht. Stress kann zwischenmenschliche Beziehungen grundlegend verändern.

Dabei sind sie essenziell wichtig für unser Leben! Wir Menschen sind soziale Wesen – wir brauchen den Austausch, die Unterstützung und das Gefühl, verstanden zu werden. Die Konsequenz: Der allgemeine und individuelle Stresspegel steigen weiter.

### *Was die Seele empfindet, spiegelt der Körper*

Kopfschmerzen, Magenschmerzen oder Schlafstörungen – unter Stress reagiert Ihr Körper auf physischer Ebene, selbst wenn er organisch völlig gesund ist. Die Psychosomatik beschreibt genau diesen Zusammenhang zwischen Seele und Körper (»Psyche« für

»Geist« und »Soma« für »Körper«). Jetzt entsteht eine Abwärtsspirale, in der sich psychische und physische Probleme wechselseitig verstärken. Chronischer Stress kann Schlafmangel verursachen, Schlafmangel wiederum erhöht den Stress, was sich dann negativ auf das Herz und die gesamte Gesundheit auswirkt. Es ist, als würde das gesamte System aus dem Gleichgewicht geraten – und genau das macht emotionalen Stress so gefährlich.

Ich erinnere mich noch gut an einen Patienten, den ich per Ultraschall untersuchte. Er war vor Kurzem am Herzen operiert worden, doch während der Untersuchung bemerkte ich, dass nicht nur sein Herz geschwächt war – sondern auch seine Seele. Er war niedergeschlagen, wollte einfach nur nach Hause. Sein Körper hatte die Operation überstanden, doch sein Geist und seine Seele kämpften noch immer mit den Folgen. Ich holte Schwester Sylvie dazu, mit der ich seit über sieben Jahren zusammenarbeite. Ich schätze sie sehr für ihre einfühlsame und aufmerksame Haltung. In diesem Moment war sie einfach da, wie so oft – leise, präsent, mit offenem Herzen. Der Patient erzählte uns von seinen Sorgen, von der Angst, sich nicht mehr vollständig zu erholen. Und Sylvie hörte zu. Auf eine Weise, die oft mehr bewegt als viele Worte. Allein dieses Gespräch, allein das Hinhören half ihm. Nach unserem Gespräch wirkte er ruhiger, gefasster. Und wir konnten gemeinsam eine Perspektive entwickeln, mit der er sich besser fühlte.

Ein Herz kann operiert werden, es kann repariert werden – aber wenn die Seele leidet, dann leidet auch der Körper weiter. Genau deshalb ist emotionale Achtsamkeit nicht nur für Menschen mit Herzerkrankungen wichtig, sondern für uns alle.

## *Stressmanagement ganz praktisch*

Mir geht es vor allem darum, Ihnen nicht nur theoretisches Knowhow an die Hand zu geben, sondern Sie wirklich in die Umsetzung zu bringen. Mit bewährten Strategien, die nicht nur funktionieren, sondern auch Spaß machen. Denn Stressbewältigung darf sich nicht wie eine zusätzliche Aufgabe anfühlen – sie sollte Ihr Leben leichter, freier und entspannter machen. Um genau an diesen Punkt zu kommen, braucht es zwei Dinge: das richtige Verständnis von Stress und die passende Strategie, um damit umzugehen.

Rufen Sie sich also bitte noch einmal eine Sache in Erinnerung: Stress ist nicht Ihr Feind. Zumindest nicht immer. Manchmal ist er sogar ein nützlicher Begleiter, der Sie wachrüttelt, Ihnen Energie gibt und Sie dazu bringt, Dinge anzupacken. Aber wenn er sich in Ihr Leben schleicht und sich dort häuslich einrichtet wie ein ungebetener Gast, dann wird es Zeit zu handeln. Viele Menschen wissen gar nicht genau, warum sie eigentlich gestresst sind. Sie spüren nur diese diffuse innere Unruhe, das Gefühl, dass alles zu viel wird. Doch damit ist jetzt Schluss! Denn der erste Schritt zur Veränderung ist immer Klarheit.

### *Die Helikopter-Perspektive – sehen, was wirklich los ist*

Stellen Sie sich vor, Sie stehen mitten in einem dichten Wald. Die Bäume um Sie herum sind riesig, die Wege verworren, und Sie wissen nicht genau, wo Sie entlanggehen sollen. Genau so fühlt sich Stress oft an – man steckt mitten in der Situation und sieht nur das Chaos um sich herum. Aber jetzt passiert etwas Entscheidendes: Sie steigen in einen Helikopter. Und plötzlich haben Sie den Überblick. Sie erkennen, wo der Wald aufhört, wo ein klarer Weg verläuft und in welche Richtung es sich lohnt zu gehen. Von oben betrachtet, sieht das Ganze gar nicht mehr so beängstigend aus – genau das ist der Effekt dieser Methode. Die Helikopter-Perspektive hilft Ihnen, Ihre Stressfaktoren aus einem anderen Blickwinkel zu betrachten. Statt mitten im Gefühlschaos festzustecken, treten Sie einen Schritt zurück. Beobachten Sie Ihre Situation, als wären Sie ein neutraler Zuschauer. Plötzlich wird vieles klarer. Und, ganz wichtig: Schreiben Sie auf, was Sie jetzt sehen!

Solange etwas nur in unserem Kopf existiert, fühlt es sich oft überwältigend an. Doch sobald wir es zu Papier bringen, verliert es seinen bedrohlichen Charakter. Sie haben es konkret vor Augen und werden damit die Situation im Überblick bewerten, Ihre Gedanken ordnen und Struktur in das Chaos in Ihrem Kopf bringen können. Oft fühlen sich Probleme deshalb so immens an, weil sie ungeordnet auf uns einstürmen. Analyse bedeutet Sortierung – und Sortierung bringt den Durchblick.

### *Erst die Analyse, dann die Umsetzung – warum diese Reihenfolge so wichtig ist*

Warum ist es so wichtig, erst zu analysieren und dann in die Umsetzung zu gehen? Ganz einfach: weil es nur so funktioniert! Woher ich das weiß? Ganz klar: aus über 25 Jahren medizinischer Tätigkeit! Wir Ärzte machen ja den ganzen Tag nichts anderes. Überlegen Sie mal, was in einer Praxis passiert. Wir bekommen ein Problem präsentiert – in Form eines Symptoms. Und was machen wir dann? Genau: Wir analysieren! Wir nehmen Blut ab, erstellen Röntgenbilder, führen vielleicht sogar eine Stressuntersuchung durch oder erstellen ein CT. Erst nach dieser ersten Bestandsaufnahme stellen wir eine Verdachtsdiagnose. Auf dieser Grundlage entscheiden wir dann, ob weitere gezielte Untersuchungen notwendig sind – oder ob wir bereits mit der passenden Therapie beginnen können. Sie sehen: Auch in der Medizin gilt ganz klar das Prinzip »erst verstehen, dann handeln«. Wenn das bei komplexen medizinischen Entscheidungen funktioniert – warum sollte nicht genau das Gleiche auch für Ihr Stressmanagement gelten?

### *Die H. E. R. Z.-Methode – Ihr Schlüssel zur Stressbewältigung*

Jetzt wird es spannend, denn ich möchte Ihnen eine Methode vorstellen, die so einfach wie genial ist. Eine Methode, die funktioniert und die Sie immer und überall anwenden können. Und das Beste: Sie trägt einen Namen, den Sie garantiert nicht vergessen werden: Die Rede ist von der H. E. R. Z.-Methode! Mit dieser Strategie können Sie in jeder Drucksituation einen klaren Kopf bewahren – egal, ob es um akuten Stress geht, der Sie in einem bestimmten Moment überrollt, oder um chronischen Stress, der sich schleichend in Ihrem Leben eingenistet hat.

### *H wie »Halten Sie inne« – warum Pausen die beste Strategie sind*

Der größte Fehler, den wir in stressigen Situationen machen, ist, sofort zu reagieren. Unser Instinkt schreit: »Tu etwas! Jetzt!«, aber genau das ist oft der Moment, in dem wir die falschen Entscheidungen treffen. Wer sofort in die Emotion geht, sagt oder tut Dinge, die er später bereut. Deshalb lautet der erste und vielleicht wichtigste Schritt: Halten Sie inne. Wer das tut, gibt sich selbst die Chance, klüger zu handeln.

An der Stelle erinnere ich mich an eine der wertvollsten Lektionen, die ich in meinem Leben gelernt habe – und zwar von meiner Großmutter. Ich kann Ihnen sagen: Diese Frau war eine Meisterin der Gelassenheit. Nicht ohne Grund, denn sie hatte ein bewährtes Prinzip in der Tasche, das sie mir immer wieder eingebläut hat: Count to ten.

Zählen Sie bis zehn. Klingt simpel? Ist es auch! Aber genau das ist der Dreh. Denn was passiert, wenn Sie bewusst diese zehn Sekunden Pause einlegen, bevor Sie reagieren? Erstens geben Sie sich selbst die Chance, den ersten emotionalen Impuls abzufedern. Zweitens schaffen Sie Raum, um Ihre Gedanken zu sortieren, anstatt sich von Gefühlen überrollen zu lassen. Und drittens – und das ist vielleicht das Wichtigste – verhindern Sie einen Schnellschuss. Denn seien wir ehrlich: Wie oft haben wir in hitzigen Momenten Dinge gesagt, die wir am liebsten zurücknehmen würden? Wenn Sie jetzt denken, »Na ja, Worte sind doch nicht so schlimm« – doch, sie sind es! Worte sind wie Pfeile: Einmal abgeschossen, können sie nicht mehr zurückgeholt werden. Noch schlimmer ist die Sache in der digitalen Welt, wo ein unüberlegter Kommentar oder eine hitzige WhatsApp-Nachricht schwarz auf weiß bestehen bleibt. Eine Sekunde Wut kann Jahre der Harmonie zerstören.

Deshalb: Halten Sie inne. Atmen Sie durch. Und dann entscheiden Sie bewusst, wie Sie reagieren wollen. Denn wer erst einmal durchatmet, erkennt oft, dass die Situation gar nicht so schlimm ist, wie sie im ersten Moment schien. Und genau hier beginnt echte Stressbewältigung.

### *E wie Empfinden – Gedanken und Gefühle bewusst wahrnehmen*

Gleich vorneweg: Mit bewusstem Empfinden meine ich nicht, dass Sie sich in einen Gedanken hineinsteigern oder versuchen sollen, Ihre Emotionen sofort zu verarbeiten. Ganz im Gegenteil! Es geht an dieser Stelle darum, einen Schritt zurückzutreten und die eigenen Reaktionen einfach nur zu spüren, wahrzunehmen – ohne Bewertung, ohne Interpretation, ohne direkt darauf zu reagieren. Vielleicht denken Sie jetzt: »Leichter gesagt als getan!« Ich gebe Ihnen vollkommen recht. Wir sind es gewohnt, alles unmittelbar zu analysieren, denn wir wollen es lösen. Wollen es wieder vom Hals haben. Doch genau das führt oft dazu, dass wir uns in negativen Gedankenspiralen verlieren. Ziel ist stattdessen, sich selbst zu beobachten, als wären Sie ein neutraler Zuschauer Ihres eigenen Films.

Stellen Sie sich vor, Sie sitzen in einem Kinosaal und sehen eine Szene, in der die Hauptfigur gestresst ist. Sie nehmen wahr, dass sie hektisch wird, schneller atmet, vielleicht mit den Händen gestikuliert. Doch würden Sie als Zuschauer sofort aufspringen und eingreifen? Wahrscheinlich nicht. Sie nehmen die Szene einfach wahr. Genau das ist der Trick, der auch bei Ihnen selbst funktionieren kann: Beobachten Sie Ihre eigenen Gedanken und körperlichen Reaktionen mit genau diesem inneren Abstand. Und schreiben Sie auf, was Ihnen durch den Kopf geht. Sobald Ihre Gedanken einmal auf Papier stehen, sind sie festgehalten und lassen sich daraufhin viel leichter loslassen.

Wir alle kennen die Kraft der Emotionen nur zu gut. Wie können Sie sich also in diesen Momenten zusätzlich stabilisieren? Hier kommen zwei Schlüsseltechniken ins Spiel, die Sie bereits kennen:

Atmung und Achtsamkeit. Den eigenen Atem bewusst wahrzunehmen – tief einzuatmen, langsam auszuatmen –, kann bereits innerhalb weniger Sekunden Wunder wirken. Kombinieren Sie das mit einer kleinen Übung achtsamen Erlebens: Richten Sie Ihre Aufmerksamkeit nach außen. Schauen Sie aus dem Fenster, beobachten Sie die Natur, hören Sie dem Zwitschern der Vögel zu oder nehmen Sie bewusst den Wind auf Ihrer Haut wahr. Der Fokus auf das Hier und Jetzt hilft Ihnen, sich aus dem Strudel der Gedanken zu befreien.

Diese Techniken sind Übungssache. Sie dürfen sie immer wieder aufs Neue praktizieren. Entspannung passiert nicht von alleine. Ich kann Ihnen aber versichern: Die Praxis lohnt sich! Denn mit jeder bewussten Wahrnehmung Ihrer Gedanken und Emotionen gewinnen Sie mehr Kontrolle über Ihre Reaktionen. Und genau das führt zu mehr Gelassenheit.

### *R wie Routinen – die Kraft der Gewohnheit*

Sie haben es vielleicht schon gemerkt: Ich bin ein riesiger Fan von Routinen! Warum? Weil sie Ihnen helfen, Stress zu reduzieren, Struktur in Ihr Leben zu bringen und – jetzt kommt das Überraschende – weil sie Sie schneller zum eigentlichen Punkt bringen, um den es geht. Routinen setzen automatisierte Prozesse in Gang, die Ihnen helfen, effizienter zu handeln. Sie sparen wertvolle Energie und lassen Ihnen mehr geistige Kapazität für die Dinge, die wirklich wichtig sind. Für kreative, anspruchsvolle oder emotionale Herausforderungen. Genau das ist ihr geniales Potenzial!

Routinen tun aber noch viel mehr für uns. Sie helfen uns dabei, innere Gelassenheit zu entwickeln, indem sie dem Tag eine klare Struktur geben. Sie minimieren das Chaos und sorgen für einen reibungsloseren Ablauf. Sie nehmen uns die Unsicherheit, weil wir wissen, was als Nächstes kommt, und allein das kann in stressigen Zeiten unglaublich beruhigend sein. Eine gute Routine kann Ihnen helfen, sich auf das Wesentliche zu konzentrieren, ohne sich von den vielen kleinen Dingen des Alltags ständig ablenken zu lassen.

Außerdem unterstützt sie Sie dabei, neue Gewohnheiten leichter zu etablieren. Wenn Sie beispielsweise jeden Morgen zur gleichen Zeit aufstehen, Sport treiben oder sich bewusst Zeit für Entspannung nehmen, wird das irgendwann zu einer automatisierten Handlung. Und genau *das* ist der Punkt: Sobald Sie Routinen einmal etabliert haben, fallen Ihnen Dinge leichter, die Ihnen vorher vielleicht schwergefallen sind.

Noch ein Tipp: Planen Sie Routinen, die Ihrer Entspannung dienen, wie Sport, Bewegung, Meditieren oder Yoga, bewusst in Ihren Alltag ein. Ansonsten werden sie zu einem weiteren Termin, der Sie stresst und den Sie womöglich hin und her schieben mit dem Ergebnis, dass er nie stattfindet. Lassen Sie mich das als Ihr Herzensdoc noch einmal ganz klar formulieren: Pausen sind kein Luxus – sie sind eine Notwendigkeit! Sie geben Ihnen die Möglichkeit, sich zu sammeln, wieder neue Energie zu tanken und langfristig leistungsfähig zu bleiben. Machen Sie auch die Pausen zu einer Routine. Sie werden sehen, dass Sie in stressigen Momenten viel schneller wieder zur Ruhe finden.

### *Z wie Zentrieren – auf Fokus und Klarheit kommt es an*

Damit kommen wir zum letzten Baustein der H. E. R. Z.-Methode: Zentrieren und Be-Z-iehungen (o. k., ich gebe zu, bei diesem Punkt habe ich etwas getrickst, doch aus gutem Grund). Denn wenn es darum geht, Stress zu bewältigen, lautet eine der wichtigsten Fragen: Wo ist mein innerer Mittelpunkt? Und mit wem teile ich mein Leben?

Sich zu zentrieren, bedeutet, sich bewusst auf das Wesentliche zu fokussieren – auf das, was für Sie wirklich zählt. In einer hektischen Welt wie unserer werden wir ständig abgelenkt, von Terminen, Nachrichten, Erwartungen anderer Menschen oder unseren eigenen Perfektionsansprüchen. Doch wer sich in diesem Strudel verliert, fühlt sich irgendwann erschöpft und orientierungslos. Der Schlüssel ist, sich immer wieder bewusst auf die eigenen Werte und das eigene Herz zu besinnen.

Genauso wichtig wie die innere Zentrierung ist die Qualität unserer Beziehungen. Die Wissenschaft zeigt es uns immer wieder: Unsere sozialen Verbindungen sind der größte Glücks- und Gesundheitsfaktor in unserem Leben. Nicht Reichtum, beruflicher Erfolg oder die perfekte Vita zählen am Ende – sondern stabile, liebevolle und verlässliche Beziehungen. Menschen, die solche pflegen, leben nicht nur länger, sondern sind auch seelisch ausgeglichener und körperlich gesünder, wie Studien beweisen. Doch Beziehungen sind kein Selbstläufer. Sie dürfen mit ganzem Herzen gehegt werden. Wenn man sich nicht um sie kümmert, vertrocknen sie. Gießt man sie jedoch regelmäßig, wachsen sie und werden zu einer Quelle der Kraft, der Unterstützung und des Glücks. Das bedeutet: Nehmen Sie sich Zeit für die Menschen, die Ihnen wichtig sind. Denn je besser Ihre Beziehungen sind, desto stabiler sind Sie emotional und desto leichter fällt es Ihnen, mit Stress umzugehen. Und darüber freut sich wiederum Ihr Herz am allermeisten.

Wenn ich mit meiner erprobten Stressmanagement-Methode ein Stück zu Ihrer künftigen Herzgesundheit beitragen kann, bin ich mehr als zufrieden. Nur den Praxistest müssen Sie jetzt noch selbst machen. Ich bin mir sicher, die nächste Situation, anhand der Sie üben können, lässt sicher nicht lange auf sich warten. Doch Sie können ihr ganz entspannt entgegensehen: Sie sind allerbestens gewappnet.

Kapitel 15

# Superpower Resilienz

*Was Sie von Ihrem Herzen über Widerstandskraft lernen können*

Ihr Herz schlägt jeden Tag, jede Nacht – unermüdlich, voller Hingabe. Es ist immer für Sie da und liefert dabei wertvolle Lektionen in puncto Beharrlichkeit und Präsenz. Warum also nicht lernen, diese Lektionen bewusst für sich zu nutzen? Anders gesagt: Das Herz ist das perfekte Vorbild für Resilienz, und in diesem Kapitel möchte ich Ihnen zeigen, wie Sie sich diese unglaubliche Eigenschaft auch zu eigen machen können. Wir leben in einer Welt voller Herausforderungen. Egal ob Stress, emotionale Belastungen oder die ganz normalen Höhen und Tiefen des Lebens – niemand bleibt davon verschont. Aber wissen Sie, was das Faszinierende ist? Ihr Herz lässt sich davon nicht beeindrucken. Es schlägt einfach weiter, passt sich an und hält durch. Und genau das ist auch Ihre Aufgabe: sich selbst und Ihre innere Stärke pflegen, damit Sie trotz aller Herausforderungen voller Energie und Freude weitergehen können. Genau auf diesem Weg möchte ich Sie begleiten.

Was macht Ihr Herz nun zum Meister der Flexibilität? Es reagiert sofort auf körperliche und emotionale Herausforderungen, passt sich in Sekundenbruchteilen an und regelt seine Leistung präzise, je nachdem, was gerade von ihm verlangt wird. Stellen Sie sich vor, Sie laufen einen Marathon. Die Belastung steigt, Ihr Körper braucht mehr Sauerstoff, Ihre Muskeln verlangen nach mehr Energie – und Ihr Herz? Kein Problem. Es erhöht sofort seine Schlagfrequenz, pumpt schneller, versorgt Sie mit allem, was

Sie brauchen. Es stellt keine Fragen, es beschwert sich nicht – es macht einfach seinen Job. Oder: Ihr Körper verliert Flüssigkeit. Sie schwitzen, Sie sind gestresst, der Blutdruck könnte sinken – doch Ihr Herz hat das längst erkannt. Es reagiert passgenau, arbeitet effizienter, verteilt das vorhandene Blut so, dass weiterhin jede Zelle versorgt wird. Es ist ein wahres Wunderwerk der Stabilität. Selbst unter herausfordernden Bedingungen bleibt es ruhig, hält die lebenswichtigen Funktionen aufrecht und sorgt dafür, dass Sie weiterhin volle Energie haben. Und dabei verfügt es noch über eine weitere, fast magische Fähigkeit. Denn das Herz kann nicht nur enorm viel aushalten und sich blitzschnell anpassen. Es kann sich auch regenerieren. Seine vielleicht beeindruckendste Eigenschaft überhaupt.

Nicht immer verläuft alles reibungslos im Leben. Als Notarzt habe ich das hautnah erlebt – in über 4000 Einsätzen in der Landeshauptstadt Nordrhein-Westfalens, Düsseldorf. Manchmal absolvierten wir 16 bis 18 Einsätze innerhalb von 24 Stunden. Oft ging es dabei um Leben und Tod, und wir mussten schnelle Entscheidungen treffen. Dabei erlebten wir Herzinfarkte aus nächster Nähe mit. Und jetzt kommt das Erstaunliche: Nach einem akuten Infarkt ist das Herz zunächst geschwächt, aber es hält dennoch durch. Es verfügt über die bemerkenswerte Fähigkeit, sich stabil zu halten und aktiv zu regenerieren. Zwar verlangsamt ein Infarkt diese Prozesse, doch im Verlauf kann es weiterhin zur Neubildung von Gefäßen, der sogenannten Angiogenese, kommen. Ein phänomenaler Mechanismus der Konsolidierung und Heilung. Was zeigt es uns damit? Dass Widerstandskraft nicht nur darin besteht, in einer Krise durchzuhalten, sondern auch daran zu wachsen, sich sozusagen neu wieder zusammenzusetzen. Ich bin überzeugt davon, dass Herausforderungen zu meistern der einzige Weg ist, um zu wirklich effektivem und nachhaltigem Wachstum zu kommen. Ohne Herausforderungen kein Wachstum, ohne Wachstum droht Stillstand. Unser Herz erinnert uns daran, dass jeder Tiefpunkt eine Chance zur Stärkung und ganzheitlichen Erneuerung ist. Lassen Sie sich von seinem Beispiel inspirieren!

## Hart wie ein Fels? Was Resilienz eigentlich bedeutet

Der Begriff »Resilienz« stammt vom lateinischen »resilire« ab, was so viel bedeutet wie »zurückspringen« oder »abprallen«. In seiner heutigen Bedeutung beschreibt es die Fähigkeit, mit Rückschlägen und Stress umzugehen, sich davon zu erholen und – das ist der entscheidende Punkt – sogar gestärkt daraus hervorzugehen. Es geht eben nicht darum, Konflikte und Tiefpunkte zu umschiffen, sondern eine stabile Haltung zu entwickeln, um sie konstruktiv zu gestalten. Denn seien wir ehrlich: Krisen kommen sowieso. Sie gehören zum Leben dazu, sie sind unvermeidlich, so sicher wie die nächste Welle am Strand aufläuft. Wellen kommen und gehen. Man kann hoffen, dass sie ausbleiben – oder man kann lernen, auf ihnen zu surfen. Das ist Resilienz: nicht gegen das Unabwendbare zu kämpfen, sondern es als Möglichkeit zu nutzen, sich weiterzuentwickeln.

Viele Menschen denken, Resilienz bedeute, hart wie ein Fels zu sein, unberührt von allem, was passiert. Aber genau das ist ein Trugschluss! Es geht nicht darum, emotionslos oder unverwundbar zu werden. Ganz im Gegenteil: Resilienz meint, empathisch zu sein, Mitgefühl zu zeigen – gerade in schwierigen Situationen. Wirklich resiliente Menschen sind nicht diejenigen, die alles mit stoischer Kälte hinnehmen, sondern diejenigen, die in herausfordernden Zeiten einen klaren Kopf bewahren und gemeinsam mit anderen nach Lösungen suchen. Es handelt sich um eine Fähigkeit, die wir nicht nur für uns selbst entwickeln, sie entfaltet ihre volle Kraft erst in der Gemeinschaft. Sie wächst dort, wo Menschen sich gegenseitig unterstützen, sich gemeinsam durch Herausforderungen kämpfen und sich immer wieder aufs Neue ermutigen.

Übrigens: Resilienz schließt Fehler zu machen ganz klar mit ein. Es geht darum, sie als wertvolle Erfahrungen zu begreifen, aus ihnen zu lernen und sich nicht von Rückschlägen entmutigen zu lassen. Fehler sind keine Katastrophe – sie sind der Rohstoff für Wachstum. Und je mehr wir uns erlauben, aus Fehlern zu lernen, desto schneller entwickeln wir uns weiter.

## *Resilienz ist Ihr Gamechanger*

Ich erinnere mich noch gut an meine Zeit als Assistenzarzt. Ich sehe mich noch im Arztzimmer sitzen – übermüdet, mitten in einer stressigen Schicht. Plötzlich klopft eine Krankenschwester an die Tür, kaum habe ich angesetzt zu antworten, stehen Angehörige in der Tür, dann kommt der Oberarzt, der Chefarzt, und während ich versuche, eine Entscheidung zu treffen, klingelt das Telefon. Eine Lawine von Anforderungen, Fragen, Erwartungen – und ich mittendrin, überfordert und erschöpft.

Genau in solchen Momenten merkt man, wie entscheidend Resilienz ist. Ohne sie fühlt man sich überrannt, ausgelaugt. Mit ihr schafft man es, den Kopf oben zu behalten, Ruhe zu bewahren und Schritt für Schritt durch diese Belastungen hindurchzugehen.

Heute coache ich Assistenzärzte in genau diesen Situationen. Denn ich weiß, wie es sich anfühlt, wenn man in der Flut des Klinikalltags unterzugehen droht. Und ich weiß, dass es Wege gibt, sich eine innere Widerstandskraft aufzubauen, die es ermöglicht, diesen Druck nicht nur zu überstehen, sondern ihn sogar als Wachstumschance zu begreifen.

Das ist vielleicht die beste Nachricht von allen: Resilienz ist nichts, womit man geboren wird. Sie ist trainierbar! Niemand kommt mit einer perfekten mentalen Widerstandskraft auf die Welt. Man entwickelt sie durch Erfahrungen und gezielte Strategien, die man sich aneignen kann. Genau deshalb sind Sie hier mit diesem Buch in der Hand.

### *Die Kraft, den Weg zu genießen*

Resilienz ist nicht nur wichtig, um Krisen zu überstehen – sie hilft uns auch, unsere Ziele zu erreichen. Vor allem aber sorgt sie dafür, dass wir den Weg dorthin genießen können. Ich erinnere mich noch gut an den Leitspruch meines Abiturjahrgangs 1999: »Der Weg ist das Ziel!« Damals habe ich das vielleicht noch nicht in seiner ganzen Tiefe verstanden, aber heute weiß ich: Da steckt eine Menge Wahrheit drin. Viele Menschen fokussieren sich ausschließlich auf ihr Ziel. Sie denken: »Wenn ich erst einmal dort angekommen bin, dann werde ich glücklich sein!« Doch der Weg dorthin ist genauso entscheidend – und wenn wir ihn nicht genießen, verpassen wir das Wesentliche. Gerade wenn es um unsere Gesundheit geht, ist es nicht nur das Endziel, das zählt. Ein gesünderes Leben ist kein Ziel, das man irgendwann erreicht und dann abhakt. Es ist eine innere Haltung, eine Art zu denken, zu fühlen und sich jeden Tag neu für ein bewusstes, erfülltes Leben zu entscheiden.

Resilienz ist dabei unser treuer Begleiter. Sie hilft uns, den Weg nicht als Last, sondern als wertvolle Erfahrung zu sehen. Denn, und jetzt kommt etwas, das viele überrascht: Das Erreichen eines großen Ziels kann tatsächlich ernüchternd sein. Es gibt zahlreiche Beispiele von Menschen, die nach einer gewaltigen Errungenschaft plötzlich in eine Sinnkrise fallen. Reinhold Messner, der als erster Mensch alle Achttausender dieser Welt bestiegen hat, beschrieb, hinterher eine tiefe Leere empfunden zu haben. Was kommt danach? Wohin geht man, wenn man schon auf dem höchsten Gipfel der Welt gestanden hat?

Vielleicht haben Sie das selbst schon erlebt: ein lang ersehnter Abschluss, ein Karriereziel, ein großer persönlicher Meilenstein – und dann? Plötzlich fehlt die Orientierung. Das zeigt uns, dass wahre Zufriedenheit nicht aus dem bloßen Umsetzen eines Vorhabens kommt, sondern aus dem, was wir auf dem Weg dorthin lernen, erleben und erfahren.

## *Resilienz hebt Ihre Beziehungen auf ein neues Level*

Resiliente Menschen sind nicht nur mental stabiler – sie sind auch empathischer. Sie haben ein tieferes Verständnis für sich selbst und für andere. Können Konflikte besser bewältigen, gehen gelassener mit emotionalen Herausforderungen um und haben oft stärkere soziale Bindungen. Warum? Sie bleiben in schwierigen Gesprächen ruhig, finden Lösungen statt Probleme und können mit emotionalen Belastungen konstruktiver umgehen. Das wirkt sich auf alle Beziehungen aus – auf Freundschaften, Partnerschaften, Familien und sogar auf berufliche Netzwerke.

## *Die fünf großen Resilienz-Lektionen des Herzens*

In meinen Keynote Speakings weise ich immer wieder auf die fünf großen Resilienz-Lektionen des Herzens hin. Warum? Erstens sind sie für unsere persönliche Entwicklung essenziell, zweitens im Jobkontext unabdingbar. Gerade in der heutigen Arbeitswelt ist Resilienz eine Schlüsselkompetenz – für Führungskräfte, für Mitarbeitende, für den Erfolg eines ganzen Unternehmens. Denn ein Unternehmen ist letztlich nur so widerstandsfähig wie die Menschen, die es ausmachen. Womit wir wieder bei Ihnen ganz persönlich wären. Also, lassen Sie uns starten.

### *Lektion 1: Selbstliebe – das Herz versorgt zuerst sich selbst*

Das Herz ist ein exzellenter Stratege. Warum? Die Anatomie zeigt uns: Es ist das erste Organ, das sauerstoffreiches Blut empfängt, und zwar direkt aus der Aorta, der Hauptschlagader unseres Körpers. Stellen Sie sich die Aorta wie einen mächtigen Fluss vor, der sich aus einer Quelle speist und zahlreiche Nebenarme bildet, um den gesamten Organismus mit Nährstoffen zu versorgen. Unmittelbar an der Quelle dieses Flusses gibt es eine ganz besondere Abzweigung: die Herzkranzgefäße. Diese sind die ersten, die vom sauerstoffreichen Blut profitieren – das Herz versorgt sich also zuerst selbst! Das ist kein Zufall, sondern ein kluger Schachzug der Natur. Warum? Weil es nur so in der Lage ist, wiederum an den ganzen Körper Sauerstoff zu liefern. Ihr Herz denkt zuerst an sich, damit es im zweiten Schritt kraftvoll für den gesamten Organismus schlagen kann. Anders gesagt: Sie können nur dann für andere da sein, wenn Sie sich zuerst liebevoll um sich selbst kümmern.

Nehmen Sie sich jeden Tag einen Moment und fragen Sie sich bewusst: »Was brauche ich gerade? Wie geht es mir wirklich? Und was kann ich für mich tun?« Vielleicht nehmen Sie auch ein Papier zur Hand und notieren es. Vielleicht wird Ihnen beim Aufschreiben auch erst so richtig klar, was Ihnen eigentlich fehlt, was Ihr wahres Bedürfnis ist.

### *Lektion 2: Pausen machen – das Herz durchblutet nur in der Entspannung*

Auch in diesem Punkt sind Sie inzwischen Experte: Ihr Herz arbeitet in einem festen Rhythmus, dem sogenannten Herzzyklus. In der Systole zieht es sich zusammen und pumpt Blut in den Körper. In der Diastole entspannt es aktiv, versorgt sich selbst mit Sauerstoff und Nährstoffen. Ein Rhythmus, in dem tiefe Weisheit liegt, die sich wunderbar auf unser Leben übertragen lässt. Im Dauerstress sind Wachstum und Regeneration nicht möglich – diese Qualitäten entfalten sich in den Pausen. Doch viele Menschen glauben, sie müssten sich nur noch mehr anstrengen, noch schneller werden, noch länger arbeiten, um erfolgreicher zu sein. Ich kenne dieses Denken nur zu gut.

In meiner Zeit als Assistenzarzt dachte ich oft, dass Pausen reine Zeitverschwendung seien. Ich hatte so viele Patienten, so viele Aufgaben, so viele Anforderungen, dass ich mir sagte: »Ich zieh das jetzt einfach durch. Keine Pause, dann bin ich schneller fertig!« Aber die Realität sah anders aus. Je erschöpfter ich war, desto mehr Fehler passierten mir. Je länger ich durcharbeitete, desto langsamer wurde ich. Und umso mehr Überstunden machte ich – ein Teufelskreis, aus dem ich keinen Ausweg sah. Heute weiß ich, dass es Möglichkeiten gibt, aus diesem Hamsterrad auszubrechen. Genau das vermittle ich auch in meinen Coachings für Ärztinnen und Ärzte. Es geht nicht darum, härter zu arbeiten – es geht darum, klüger zu arbeiten. Wer sich Pausen erlaubt, wird nicht schwächer, sondern stärker.

Und jetzt kommt die gute Nachricht: Pausen müssen nicht lange sein, um wirkungsvoll zu sein! Manchmal reicht eine einzige Minute! Ja, eine einzige bewusste Minute kann einen wahren Unterschied machen. Eine Minute, in der Sie tief durchatmen. Eine Minute, in der Sie kurz die Augen schließen. Eine Minute, in der Sie Ihr Herz schlagen spüren und sich bewusst machen: Ich darf mir diese Pause gönnen.

### *Lektion 3: Widerstandsfähigkeit – das Herz gibt niemals auf*

Unser Herz schlägt zwischen 100 000- und 150 000-mal am Tag – völlig egal, was passiert. Es bleibt fokussiert auf seine Aufgabe, Stunde um Stunde, ein Leben lang. Genau darin liegt seine beispielhafte Lektion: Es gibt nicht auf. Nicht als Lebensmotor, nicht als Zentrum unseres Seins. Genau wie unser Herz dürfen auch wir nicht aufgeben, wenn das Leben uns herausfordert. Denn eines ist sicher: Es gibt Höhen, aber eben auch Tiefen. Krisen gehören zur menschlichen Existenz. Doch wenn wir uns bewusst machen, dass Widerstandsfähigkeit bedeutet, trotzdem weiterzumachen, dann verändert das vieles. Rückschläge sind keine Endstation, sie sind Meilensteine auf dem Weg zum Erfolg. Sie sind Teil des Lernprozesses. So wie wir als Babys nicht von heute auf morgen sprechen konnten, sondern durch wiederholte Versuche, durch Fehler und Korrekturen gelernt haben, können wir auch als Erwachsene neue Fähigkeiten entwickeln, schwierige Zeiten überstehen und stärker daraus hervorgehen.

Die Frage ist: Wie trainieren wir unsere Widerstandsfähigkeit? Eine einfache Übung ist, sich an eine vergangene Krise zu erinnern, die Sie bereits gemeistert haben. Was hat Ihnen damals geholfen? Wie haben Sie sich währenddessen gefühlt? Und wie haben Sie sich gefühlt, als Sie die Situation überwunden hatten? Das gibt Ihnen Selbstbewusstsein und – ein neues Wort, das ich hier prägen möchte – nicht Selbstvertrauen, sondern Herzvertrauen. Herzvertrauen bedeutet, tief in sich zu wissen, dass man Herausforderungen bewältigen kann. Dass man nicht allein ist. Dass viele vor uns es geschafft haben – und dass auch wir es schaffen werden.

### *Lektion 4: Anpassungsfähigkeit – das Herz reagiert zielsicher auf Belastung*

Unser Herz schlägt schneller, wenn wir verliebt sind oder unter Stress stehen. Wenn wir schlafen, verlangsamt es seinen Rhythmus und spart Energie. In Sekundenbruchteilen reagiert es auf wechselnde äußere und innere Zustände – und das völlig automatisch, ohne unser Zutun. Hierin liegt die nächste große Lektion. Resilienz bedeutet nicht, stur gegen Veränderungen anzukämpfen – es bedeutet, mit ihnen mitzugehen. Anpassungsfähigkeit ist eine der wertvollsten Fähigkeiten, die wir entwickeln können. Denn Leben ist Veränderung. Wer sich weigert, diese Dynamik zu teilen, kämpft gegen eine Naturgewalt an – und verliert. Doch wer lernt, flexibel zu sein, wer Veränderungen nicht nur hinnimmt, sondern sie als Chance sieht, wird daran wachsen.

Wie können Sie dieses Learning nun für sich im Alltag umsetzen? Vielleicht hilft Ihnen diese einfache Frage, die ich mir selbst immer wieder stelle: »Was kann ich in dieser Situation beeinflussen – und was nicht?« Im nächsten Schritt konzentrieren Sie sich auf das, was in Ihrer Macht liegt, und lassen alles andere los.

Aus eigener Erfahrung kann ich Ihnen nur sagen: Seitdem ich mich bewusst entschieden habe, meine Energie nur auf das zu lenken, was ich tatsächlich beeinflussen kann, ist mein Leben so viel leichter geworden. An die Dinge, die ich nicht ändern kann, die außerhalb meiner Kontrolle liegen, verschwende ich keine Kräfte mehr. Ich rege mich nicht mehr über Situationen auf, die ich nicht ändern kann. Ich lese nicht darüber, ich denke nicht darüber nach. Ein unglaublich befreiender Schritt. Denn das Schöne ist: Es ist Ihre Wahl! Sie entscheiden, womit Sie sich beschäftigen. Sie haben die Macht, sich auf das zu fokussieren, was wirklich zählt.

### *Lektion 5: Energie effizient nutzen – das Herz als Meister kluger Kraftverteilung*

Das Herz ist nicht nur ein leistungsstarkes Organ, das uns am Leben hält – es ist auch ein Genie der Energieeffizienz. Es verschwendet keine unnötigen Kräfte, sondern setzt sie genau dort ein, wo sie gebraucht werden. Kein einziger Herzschlag ist überflüssig, keine Bewegung umsonst. Das Herz arbeitet präzise, intelligent und ökonomisch – eine Fähigkeit, die nicht nur für unseren Körper, sondern auch für unser tägliches Leben von unschätzbarem Wert ist.

Genau dieses kluge Energiemanagement ist es, das langfristigen Erfolg ermöglicht. Denken wir an große Unternehmen: Die erfolgreichsten sind nicht die, die wahllos Ressourcen verschwenden, sondern die, die ihre Kapazitäten gezielt einsetzen – in die richtigen Projekte, die richtigen Menschen, die richtigen Entscheidungen investieren. Genauso funktioniert unser Herz. Es schlägt immer nur so stark, wie es nötig ist – nie mehr, nie weniger. Es ist der beste Energieberater und Stratege, den wir uns vorstellen können.

Übertragen auf unser Leben, bedeutet das: Setzen Sie Ihre Kräfte bewusst ein. Jeder Tag beginnt mit einem vollen Energiekonto – je nach Tätigkeit aber schrumpft diese Energie im weiteren Verlauf. Manche Aufgaben kosten viel Kraft, andere laden uns wieder auf. Ein emotional anspruchsvolles Gespräch, eine herausfordernde Situation oder ein intensives Meeting können viel Energie fordern – genau wie im ärztlichen Alltag, wenn ein schwieriges Angehörigengespräch ansteht oder es plötzlich chaotisch wird, weil der Zustand eines Patienten sich unversehens verschlechtert und wir gemeinsam eine Lösung finden müssen.

Fakt ist: Sie haben jeden Tag nur eine begrenzte Menge an Energie. Und genau deshalb sollten Sie lernen, diese weise zu verteilen – genau wie Ihr Herz es tut.

Was Ihnen dabei hilft? Die Kunst der Priorisierung. Der Begriff stammt aus dem Lateinischen »prior«, was so viel bedeutet wie »der Erste« oder »das Vorrangige«. Und genau darum geht es: zu erkennen, was wirklich wichtig ist und was nicht. Denn nicht jede Aufgabe verdient Ihre volle Aufmerksamkeit. Nicht jedes Problem ist es wert, dass Sie sich völlig verausgaben. Manche Dinge sind dringend, manche sind wichtig – und einige sind schlichtweg irrelevant. Wer dies erkennt, spart Zeit, Energie und vor allem Nerven.

Ich kann aus eigener Erfahrung sagen: Wer als Assistenzarzt nicht lernt zu priorisieren, wird schlichtweg überrollt. Wenn plötzlich mehrere Dinge gleichzeitig passieren – ein Patient braucht dringend eine Medikation, die Schwester hat eine Rückfrage, das Telefon klingelt, der Chefarzt steht in der Tür –, dann entscheidet Ihre Fähigkeit zur Priorisierung darüber, ob Sie effizient handeln oder im Chaos versinken. Und genau das gilt auch für alle anderen Lebensbereiche.

Vielleicht möchten Sie mit mir eine einfache, aber wirkungsvolle Übung machen: Schreiben Sie drei Dinge auf, die Ihnen heute Energie gegeben, und drei Dinge, die Ihnen unnötig Energie geraubt haben. Vielleicht war es ein endloses Gespräch, das Sie eigentlich gar nicht hätten führen müssen. Oder eine Aufgabe, die Sie viel zu perfektionistisch angegangen sind. Vielleicht ein Streit, der Ihnen emotional nachhing, ohne dass er etwas verändert hat.

Und jetzt überlegen Sie: Welche dieser Dinge können Sie in Zukunft bewusst reduzieren oder sogar ganz loslassen? Genau diese kluge Energieverteilung wird Ihnen helfen, sich auf das zu konzentrieren, was wirklich zählt – und gleichzeitig Ihre innere Stärke weiter auszubauen.

Zum Abschluss dieses Kapitels möchte ich Ihnen drei Fragen mit auf den Weg geben – als kleine Reflexion, als Impuls, um das Gelesene wirklich in Ihr Leben zu integrieren:

1. Welche Resilienz-Strategie aus diesem Kapitel werden Sie heute konkret ausprobieren?
2. Spüren Sie Ihr Herz: Was sagt es Ihnen in diesem Moment?
3. In welchen Situationen könnten Sie Ihre Energie noch bewusster einsetzen und gezielt Kräfte sparen?

Denken Sie an Ihr Herz, wenn Sie das nächste Mal vor einer Herausforderung stehen. Es zeigt Ihnen jeden Tag, was wahre Widerstandsfähigkeit und Flexibilität bedeuten. Lernen Sie von diesem wunderbaren Organ – und machen Sie Resilienz zu Ihrer eigenen Superkraft.

Kapitel 16

# Happy Heart – die unendliche Kraft der Glücksgefühle

*Wie Sie bewusst Momente schaffen können, die beflügeln und tief auf Ihr Herz wirken*

In diesem Kapitel steckt meine Herzensmission in Buchform: eine Einladung, ein Wegweiser, ein gemeinsamer Startschuss. Es zeigt Ihnen ganz konkret, wie Sie Ihr Herz zu einem glücklichen machen – Schritt für Schritt, greifbar, alltagstauglich, motivierend und voller Freude. Was jetzt kommt, ist das Herzstück meiner Arbeit. Und vielleicht auch das Herzstück dieses Buches: Was jetzt kommt, ist *Happy Heart* in seiner Essenz!

Bevor wir gleich eintauchen, möchte ich Ihnen noch etwas sagen: Danke. Danke, dass Sie sich auf diese Begegnung eingelassen haben. Danke, dass Sie bis hierher gelesen haben – mit Ihrem Verstand, mit Ihrer Offenheit und vor allem mit Ihrem Herzen. Ich habe dieses Buch für Sie geschrieben, und ich habe Ihnen zu Beginn versprochen, Sie mitzunehmen auf eine Reise, die Sie nicht vergessen werden. Das war meine Absicht: Sie zu berühren. Sie zu inspirieren. Sie ein Stück näher zu Ihrem Herzen zu bringen. Dass Sie jetzt hier an diesem Punkt sind, erfüllt mich mit Freude. Denn dieses Kapitel ist die Seele meines Buches. »Happy Heart« – das ist mehr als ein Name, es ist eine Vision, eine Lebenshaltung.

Das Herz ist – das wage ich mit Überzeugung zu sagen – das faszinierendste Organ, das wir besitzen. Für mich ist es weit mehr als ein medizinisches Objekt. Es ist lebendig. Es fühlt mit. Es spricht. Erst vor wenigen Tagen habe ich ein Video gesehen, das mich tief berührt hat: Ein 103-jähriger Mann sieht nach einem Monat seine Ehefrau wieder, die im Krankenhaus war. Er kann kaum noch laufen, stützt sich auf seinen Rollator – aber in dem Moment, als er ihr begegnet, passiert etwas Wunderschönes. Sein ganzer Ausdruck verändert sich, sein Körper zittert vor Glück. Man sieht es in seinen Augen, in seinen Bewegungen, in seiner Haltung. Man erkennt förmlich, wie sein Herz leuchtet, wie es weint vor Freude, als er die geliebte Frau (doch noch) wiedersieht, womit er vielleicht nicht mehr gerechnet hat. Diese Szene war und ist für mich ein Paradebeispiel dafür, wie sehr das Herz nicht nur in unserem Inneren arbeitet, sondern sich im Außen spiegelt. Es ist das einzige Organ, das wir regelrecht fühlen können – nicht nur in uns selbst, sondern auch in anderen. Das Herz ist Teil unserer Körpersprache, Teil unserer Ausstrahlung. Es ist das, was uns als Menschen verbindet.

Wenn wir ehrlich sind, wissen wir das längst. Herz und Glück – das ist eine uralte Verbindung: »Ich habe mein Herz verloren«, »Sie hat mein Herz berührt«, »Er ist ein Herzensmensch«. Unser Herz spricht die Sprache der Gefühle und tut es jeden Tag aufs Neue. Für mich ist es unsere emotionale Quelle, unser inneres Meer. Dabei reagiert es – spürbar, messbar – auf all das, was wir erleben. Auf Musik. Auf Berührung. Auf Liebe. Auf kleine Momente der Verbindung. Kein anderes Organ ist so unmittelbar mit unseren Emotionen verknüpft wie dieses ganz besondere Organ.

Und das Schöne daran ist: Es braucht keine großen Ereignisse, um es glücklich zu machen. Im Gegenteil – manchmal können extreme Glücksmomente unser Herz sogar überfordern. Was es nährt, sind die kleinen Dinge. Die stillen Glücksmomente. Ein Sonnenstrahl am Morgen. Das Lachen eines Kindes. Ein ehrliches Kompliment. Der Duft von Kaffee. Ein kurzer Blick, der sagt: Ich sehe dich. Diese kleinen Augenblicke lassen es weit werden. Sie sind wie Lichtfunken in unserem Alltag – unscheinbar, aber tief wirksam. Und genau das zeigt uns: Unser Herz pocht nicht nur für Blut. Es pocht für Sinn. Für Liebe. Für das Dasein. Für die kleinen Wunder des Lebens.

Ich habe es über all die Jahre in der Medizin wieder und wieder gesehen: Menschen mit einem erfüllten Leben, mit echten Beziehungen, mit Freude im Alltag – sie haben andere Herzen. Stärkere Herzen. Lebendigere Herzen. Und das spiegelt sich nicht nur im EKG oder im Ultraschall, sondern auch in der Art, wie sie dem Leben begegnen. Es ist ein Kreislauf: Wer mehr Freude lebt, lebt gesünder. Und wer gesünder lebt, hat mehr Raum für Freude. Es geht nicht um die großen Urlaube oder um einzigartige Erfahrungen. Es geht um das, was wir heute spüren können. Jetzt. Hier. In diesem Moment. Wenn wir anfangen, achtsam zu sein, uns zu fragen: Was tut mir gerade gut? Was lässt mein Herz aufatmen? Was gibt mir Wärme? – dann beginnt wahre Herzensgesundheit.

Ich möchte mich an dieser Stelle festlegen: Herzgesundheit ist mehr als die Kontrolle der klassischen Risikofaktoren. Sie ist das bewusste Erleben von Freude. Die Entscheidung, sich mit dem Positiven zu verbinden. Jeden Tag. Unsere Welt ist laut, schnell, oft überfordernd. Aber gerade darin liegt die große Chance. Denn mitten im Trubel liegt die Einladung, den Fokus neu zu setzen. Glück ist keine Laune. Glück ist eine Entscheidung. Es ist wie eine tägliche Tür, die wir öffnen können – oder auch nicht. Aber wenn wir sie öffnen, betreten wir einen Raum, in dem unser Herz aufatmen darf. In dem es zur Ruhe kommt. In dem es sich zeigen darf, so wie es ist.

## *Glück ist ein Herzensheiler*

Sie wissen es bereits: Glück kann wirklich heilen. Positive Emotionen, das haben Studien eindeutig bewiesen, wirken messbar auf den Körper – und das beginnt beim Herzen.

Was dabei in unserem Organismus passiert, lässt sich ziemlich genau beschreiben. Glück, Liebe, Geborgenheit – all diese Emotionen aktivieren den sogenannten Parasympathikus. Das ist der Teil unseres Nervensystems, der für Ruhe, Regeneration und Entspannung zuständig ist. Stellen Sie sich vor: Während der Sympathikus wie ein innerer Feuerwehrmann ständig mit Blaulicht durch den Körper rast, um uns durch Stresssituationen zu lotsen (Stichwort Kampf-oder-Flucht-Modus), ist der Parasympathikus eher der entspannte Gärtner. Er gießt, beruhigt, heilt. Wird er aktiv, senkt sich die Herzfrequenz, der Blutdruck normalisiert sich, die Blutgefäße weiten sich – und das ist sogar messbar, in Form eines ruhigeren Herzens, entspannter Gefäße, einer tiefen inneren Balance. Es ist wie ein innerlicher Regenerationsmodus, der eingeschaltet wird. Dieser Effekt entsteht nicht zufällig, sondern wird durch ganz konkrete Botenstoffe ausgelöst, die dabei freigesetzt werden.

Sie wissen, was jetzt kommt. Mein Lieblingshormon Oxytocin wirkt im Körper wie ein kleines Wundermittel: gefäßerweiternd, blutdrucksenkend, angstlösend. Und das Beste daran: Sie haben es immer dabei. Es liegt in Ihnen – jederzeit abrufbar. Durch Berührung. Durch Wärme. Durch ehrliche Verbindung. Und durch bewusst gelenkte Gedanken. Außerdem spielen noch zwei weitere Glückshormone eine große Rolle: Dopamin und Serotonin. Dopamin sorgt für Motivation, Freude und Tatendrang – es macht Lust aufs Leben. Serotonin stabilisiert unsere Stimmung und hilft uns beim Entspannen, beim Regenerieren, beim Schlafen. Diese drei Hormone zusammen – Oxytocin, Dopamin und Serotonin – bilden ein echtes Dreamteam für Ihr Herz. Sie bringen den Körper in Balance, senken Stress, fördern Heilung und reduzieren Entzündungen. Man könnte sagen: Wenn diese drei gemeinsam aktiv sind, liegt Ihr Körper auf einer inneren Wellnessliege – weich, ruhig, sicher. Oder noch schöner gesagt: auf einem flauschigen Herzwolkenbett.

All das belegen nicht nur Studien, von denen ich in diesem Buch bereits ausführlich berichtet habe, sondern in meinem Fall auch 25 Jahre klinische Erfahrung. Ja, ich weiß – ein Vierteljahrhundert! Klingt fast ein bisschen dramatisch, oder? Aber es stimmt. Seit über 25 Jahren begleite ich Menschen als Arzt – und habe es unzählige Male erlebt: Patienten mit einer positiven Lebenseinstellung, mit echter Lebensfreude und einem stabilen sozialen Umfeld leben nicht nur gesünder – sie leben auch erfüllter. Selbst bei schweren Diagnosen. Es ist beeindruckend zu sehen, wie manche Menschen trotz schwerer Erkrankungen mit Leichtigkeit durchs Leben gehen – während andere mit der gleichen Diagnose durch negative Gedanken und Isolation tief leiden. Was den Unterschied macht? Es ist der innere Umgang. Es ist das Herz.

## *Glück ist Ihre Entscheidung*

Wir können die äußeren Umstände nicht immer beeinflussen – aber wir können entscheiden, wie wir darauf reagieren. Genau das macht den Unterschied. Gerade in Grenzsituationen, in denen es um Leben und Tod geht, wird das besonders deutlich. In Momenten, in denen Angehörige zusammenkommen, in denen sich zeigt, was wirklich zählt. Ich habe das große Privileg, in diesen Situationen dabei sein zu dürfen – hinzuhören, mitzuerleben, was Menschen wirklich bewegt. Und glauben Sie mir: Es sind nie die materiellen Dinge. Es ist immer das Herz. Die Verbindung. Die Liebe.

Diese Erkenntnis können Sie jetzt bereits auf Ihren Weg mitnehmen, ohne erst eine Grenzerfahrung zu machen. Sie können einfach dieses Buch lesen. Und vielleicht spüren Sie dabei schon ein bisschen mehr, was wirklich wichtig ist. Wie lange wir tatsächlich leben, das weiß nur der da oben. Aber wie wir mit unserem Leben umgehen, das entscheiden wir selbst. Ob wir uns vom Negativen mitreißen lassen oder uns entscheiden, liebevoll, freundlich, zuversichtlich zu bleiben – das liegt bei uns.

Und weil das so ist, ist auch Ihr soziales Umfeld so wichtig. Umgeben Sie sich mit Menschen, die Sie lieben – und die Sie lieben können. Ich spüre das täglich in meinem eigenen Leben. In meiner Familie, unter meinen Freunden, in meinem Team. Menschen, die mir guttun, machen mein Herz stark. Nur so kann ich wiederum für andere da sein. Es ist ein gesunder Kreislauf – und es ist Ihre Aufgabe, ihn lebendig zu halten. Denn das Herz hört nur dann auf zu schlagen, wenn wir aufhören, aktiv zu leben.

Wissenschaftlich betrachtet wissen wir heute: Menschen mit Resilienz und einer positiven Grundhaltung schütten weniger Stresshormone aus. Und sie hören besser hin. Ich sage bewusst: hinhören – nicht zurück-hören. Es geht nicht darum, die Ohren zu verschließen, sondern sie zu öffnen. Das Herz zu öffnen. Wirklich präsent zu sein. Und ja – manchmal verschreibe ich auch Medikamente. Ich weiß, das überrascht jetzt vielleicht, weil ich gerade noch von Kuschelhormonen und rosaroter Brille gesprochen habe. Aber glauben Sie mir: Auch ich schreibe Rezepte! Ich bin Arzt, kein Zauberer. Und es gibt Situationen, da brauchen wir Medikamente – gar keine Frage. Aber was ich Ihnen sagen will: Menschen, die wirklich hinhören, verstehen auch besser, warum sie Medikamente nehmen sollen. Sie sind offener, verständnisvoller, motivierter. Und sie setzen die Therapie dann auch besser um – was in der Medizin als »gute Compliance« bezeichnet wird. Das bedeutet nichts anderes als: Jemand hält sich an das, was besprochen wurde. Er nimmt seine Medikamente so, wie sie verordnet wurden. Er versteht die Notwendigkeit – und das verbessert nachweislich die Prognose. Besonders bei Herz-Kreislauf-Erkrankungen wie einer Herzschwäche ist das ein entscheidender Faktor.

## *Was die Forschung zur Kraft der positiven Gefühle sagt*

Eine der beeindruckendsten Erkenntnisse zu diesem Thema stammt aus der renommierten *Women's Health Initiative*[50], die über 70 000 Frauen über einen Zeitraum von acht Jahren begleitete. Diese Untersuchung ist eine der größten und renommiertesten Langzeitstudien zur Frauengesundheit in den USA und wurde von den National Institutes of Health (NIH) finanziert, der bedeutendsten medizinischen Forschungsbehörde der USA. Die Ergebnisse sind bemerkenswert: Frauen mit einer optimistischen Lebenseinstellung hatten ein um bis zu 38 Prozent geringeres Risiko, an Herz-

Kreislauf-Erkrankungen zu sterben – und ein insgesamt um rund 14 bis 30 Prozent verringertes vorzeitiges Sterberisiko im Vergleich zu ihren weniger optimistischen Altersgenossinnen. Diese Untersuchung zeigt, dass Optimismus nicht nur das Wohlbefinden steigert, sondern auch messbar die Gesundheit fördert. Er wirkt wie ein Schutzschild für das Herz – messbar, belegbar und vor allem: trainierbar. Das bedeutet, dass wir alle etwas dafür tun können, optimistischer zu werden – und damit aktiv unsere Gesundheit stärken. Ist das nicht wunderbar?

Eine weitere meiner Lieblingsstudien ist die sogenannte *Nun Study*[51] – sie kommt ebenfalls aus den USA und hat mich tief beeindruckt. Wissenschaftler untersuchten das Leben von über 180 Nonnen, die alle ein sehr ähnliches Umfeld hatten: gleiche Lebensbedingungen, gleiche Ernährung, gleiche Tagesstruktur. Der entscheidende Unterschied lag in ihren Tagebucheinträgen aus jungen Jahren. Einige von ihnen hatten voller Freude und Dankbarkeit über ihr Leben geschrieben – andere eher neutral oder sachlich. Das Ergebnis war verblüffend: Die Nonnen, die im Alter von 20 bis 25 Jahren positiv über ihr Leben dachten, lebten im Schnitt sieben Jahre länger als die anderen. Sie haben richtig gelesen: sieben Jahre! Nur weil sie in jungen Jahren eine bejahende Grundeinstellung hatten. Das zeigt uns einmal mehr, dass unsere Gedanken und unsere Einstellung eine enorme Kraft haben – und dass das Herz ganz offenbar eben auch selbst genau hinhört, was wir ihm innerlich erzählen.

Und dann gibt es da noch einen wichtigen Forschungszweig, den ich besonders spannend finde: die sogenannte Positive Psychologie. Lange galt Glück in der Medizin als »weiches Thema« – heute wissen wir: Glück ist eine nachweisbare Gesundheitsressource – das zeigen die Ergebnisse einer beeindruckenden Metaanalyse unter der Leitung von Prof. Dr. Andrew Steptoe vom University College London[52]. In dieser Auswertung wurden über 300 Einzelstudien zusammengefasst, mit Daten von mehreren Hunderttausend Menschen weltweit. Das Ergebnis: Menschen mit einer positiven

Grundstimmung leben nicht nur länger, sondern erkranken seltener, genesen schneller und haben ein deutlich stabileres Herz-Kreislauf-System. Glück ist also keine Esoterik – Glück ist Medizin. Und das Beste daran: Diese Medizin steckt bereits in uns. Wir müssen sie nur aktivieren.

## *Glücksimpulse to go*

Jetzt möchte ich mit Ihnen gemeinsam herausfinden, wie wir genau das in unserem Alltag leben können. Denn es gibt sie, diese kleinen Glücksmomente, die das Herz heilen – sie warten nur darauf, von Ihnen entdeckt zu werden. Aus meiner Sicht liegt der Schatz in den kleinen Dingen. Im Alltag. In dem, was wir heute erleben. Jetzt gerade, in diesem Moment, in dem Sie dieses Buch lesen. Oder vielleicht heute Morgen, als Ihnen jemand ein Lächeln geschenkt hat. Oder als Sie den ersten Schluck Kaffee getrunken haben. Ich liebe die Vorfreude auf große, umwerfende Ereignisse – keine Frage. Aber warum sollten wir sie nicht mit dem Jetzt kombinieren? Warum nicht die außergewöhnlichen Dinge feiern und gleichzeitig lernen, die kleinen ganz bewusst zu genießen? Vielleicht – und das ist kein Zufall – haben die kleinen Dinge sogar die größere Wirkung auf unser Herz. Klingt erst mal ungewöhnlich, oder? Aber je länger ich mich mit Herzensmedizin beschäftige, desto mehr spüre ich: Es sind die leisen Alltagsmomente, die unser Herz nähren – wenn wir es zulassen.

Beginnen wir mit der **Natur**. Schon 15 Minuten im Grünen senken den Blutdruck und die Stresshormone messbar – das nennt sich übrigens tatsächlich »Waldmedizin«. Studien zeigen: Wer regelmäßig durch Wälder spaziert, aktiviert seinen Parasympathikus. Falls Sie sich erinnern – das ist der Teil unseres Nervensystems, der für Ruhe und Regeneration zuständig ist. Wenn wir im Grünen sind, verlangsamt sich unser Herzschlag, die Atmung wird tiefer, wir fühlen uns geerdeter, im wahrsten Sinne des Wortes. Und das

Schönste daran: Die Natur ist immer da. Sie ist kostenfrei »all inclusive«, unerschöpflich und wirkt zuverlässig – wie ein liebevoller Hausarzt ohne Wartezimmer. Natürlich ist eben natürlich – und das tut dem Herzen gut. Immer.

Ein weiterer Schatz ist **Musik**. Was ist eigentlich Ihr Lieblingssong? Und wann haben Sie den das letzte Mal bewusst gehört? Ich meine so richtig – mit geschlossenen Augen oder tanzend in der Küche, dance like nobody's watching. Studien zeigen, was wir alle fühlen: Musiktherapie verbessert nachweislich kardiovaskuläre Parameter – also messbare Herzgesundheit. In einer bemerkenswerten italienischen Studie mit dem Titel *Beneficial Effects of Listening to Classical Music in Patients With Heart Failure*[53] untersuchten Forscher, wie sich das tägliche Hören klassischer Musik auf Patienten mit Herzinsuffizienz auswirkt. Eine Gruppe hörte täglich mindestens 30 Minuten lang klassische Musik, während die andere Gruppe die Standardversorgung erhielt. Nach drei Monaten zeigte die Musikgruppe signifikante Verbesserungen in mehreren Bereichen: höhere Lebensqualität, besserer Schlaf, reduzierte Angst- und Depressionswerte sowie eine gesteigerte kognitive Leistungsfähigkeit. Diese Ergebnisse deuten darauf hin, dass Musik nicht nur das emotionale Wohlbefinden fördert, sondern messbare positive Effekte auf unsere Herzgesundheit hat. Wenn der Beat stimmt, tanzt das Herz im Takt. Besonders wirkungsvoll ist übrigens Musik, die Erinnerungen weckt: an die Kindheit, an einen geliebten Menschen, an einen besonderen Ort. Denn das Herz – ja, Sie lesen richtig – ist ein Erinnerungsorgan. Nicht nur das Gehirn speichert Gefühle. Ich weiß, jetzt wird's gefährlich für meinen Vater, der Neurologe ist – aber als Kardiologe sage ich mit einem Augenzwinkern: Das Herz erinnert manchmal besser als das Gehirn!

Und weil wir schon bei Erinnerungen sind – lassen Sie uns über **Fotos** sprechen. Ja, genau: diese winzigen Zeitkapseln auf unserem Handy. Jeder von uns hat Tausende davon. Aber Hand aufs Herz: Wie oft schauen Sie sich die wirklich noch mal an? Keine Angst, es geht nicht darum, das ganze Repertoire wieder durchzusehen.

Ein einziges Bild reicht oft schon aus, um das Herz wieder daran zu erinnern, wie schön das Leben sein kann. Ein Sonnenuntergang, ein lachendes Kind, ein besonderer Blick. Fotos sind emotionale Türöffner – kleine Herzerinnerungen, die uns im richtigen Moment berühren können. Und das Schönste: Sie sind jederzeit abrufbar. Wie kleine Glückskapseln für zwischendurch. Besonders in Momenten, in denen das Herz schwer wird oder der Tag grau erscheint, bringen sie wie innere Lichtschalter mit einem Klick die Energie zurück.

Ein weiterer Glücksbooster, der oft viel zu kurz kommt, ist das **Lachen**. Lachen reduziert nachweislich Stresshormone wie Cortisol und schüttet gleichzeitig Endorphine aus – Sie erinnern sich, körpereigene Glücksstoffe, die für gute Laune sorgen. In einer bemerkenswerten Studie der University of Maryland mit dem Titel *Impact of cinematic viewing on endothelial function*[54] untersuchten Forscher, wie sich Lachen auf die Gefäße auswirkt. Die Teilnehmer sahen entweder eine humorvolle Komödie oder ein neutrales Dokumentarvideo. Das Ergebnis war verblüffend: Bei denjenigen, die gelacht hatten, erweiterten sich die Blutgefäße messbar – um durchschnittlich 22 Prozent. Das entspricht in etwa dem Effekt eines leichten Ausdauertrainings. Lachen, so zeigt diese Studie, ist also nicht nur Seelennahrung – sondern auch ein Training fürs Herz. Und das Schönste daran: Es ist sofort verfügbar. Kostenlos. Und wirkt innerhalb von Minuten. Lachen aktiviert die Zwerchfellatmung – das ist die tiefe, rhythmische Atmung, bei der das Zwerchfell sich hebt und senkt wie ein sanfter Massagetherapeut für unser Herz. Ich nenne es gern: innerliches Joggen. Fürs Herz. Für die Seele. Und ganz ohne Muskelkater.

**Berührung** ist ein weiterer Glücksgarant. Ob Umarmungen, Streicheln oder Massagen – jede liebevolle Berührung setzt das Kuschelhormon Oxytocin frei. Es senkt die Herzfrequenz, entspannt die Gefäße und macht uns empfänglicher für das wertvollste Gefühl unserer Zeit und aller Zeiten: die Liebe. Mal ehrlich: Wann haben Sie sich das letzte Mal einfach jemandem hingegeben – einem

Menschen, der Sie hält, ohne etwas von Ihnen zu wollen? Manchmal braucht das Herz keine Pille, sondern einfach nur eine warme Umarmung. Berührung ist wie eine Hand aufs Herz – im wahrsten Sinne des Wortes. Und wenn Sie das nächste Mal jemanden umarmen, dürfen Sie sich gerne denken: Das ist meine kleine Minitherapie für zwei Herzen auf einmal. Und vor allem: Schließen Sie dabei die Augen. Und: Genießen Sie den Moment!

### *Kleine Routinen mit großer Wirkung*

Ich erinnere mich noch gut an meine Zeit als junger Assistenzarzt. Voller Energie, Leidenschaft und idealistischer Hoffnung. Endlich hieß es loslegen, nach über sieben Jahren Studium, unzähligen Prüfungen und einem Diplom in der Tasche. Der Einstieg in den Klinikalltag war für mich wie der erste Sprung ins Meer: voller Vorfreude – aber dann kam die Welle. Und zwar kräftig. Denn die Realität war eine andere: Stress, unvorhergesehene Herausforderungen, viel Verantwortung, wenig Anleitung. Ich war – und das sage ich ganz ehrlich – komplett überfordert. Das Ergebnis? Rund 5000 Überstunden in meiner »Assistenzarzt-Karriere«. Karriere klingt dabei fast ein bisschen zu edel – es war eher ein Dauerlauf mit Bleiweste. Genau deshalb helfe ich heute jungen Ärztinnen und Ärzten dabei, diesen Weg nicht allein gehen zu müssen. Ich zeige ihnen, wie man besser durch diese Phase kommt, mit mehr Klarheit, weniger Stress – und vor allem: mit einem geschützteren Herzen. Denn das ist der Punkt, den viele übersehen: Wer anderen helfen will, muss zuerst selbst gut versorgt sein.

Aber wie kann das funktionieren? Ganz einfach: Mithilfe kleiner Herzensrituale. Kurzen, kraftvollen Momenten, die uns wieder mit uns selbst verbinden. Es sind nur ein paar bewusste Sekunden nötig. Ja, wirklich – eine einzige Minute kann ausreichen, um sich neu zu zentrieren. Lassen Sie sich also nicht einreden, Sie bräuchten erst ein Wochenende im Spa mit Gurkenscheiben auf den Augen und entspannender Panflötenmusik, um sich zu regenerieren. Ich meine: Klar, klingt auch schön, und auch *das* tut dem Herzen gut – aber es geht auch anders! Seien wir ehrlich: Reicht die Erholung aus dem letzten Urlaub oder dem Wochenendtrip wirklich aus, um Sie im Alltag dauerhaft frisch und belastbar zu halten? Aus meiner Sicht eher nicht. Denn oft sind die wertvoll aufgeladenen Energiespeicher schon nach ein paar stressigen Tagen wieder aufgebraucht – und dann? Genau deshalb halte ich es für viel wirkungsvoller, die eigenen Kraftreserven regelmäßig und bewusst selbst aufzufüllen. Und wie oft? Am besten täglich! Diese Mini-Urlaube sind kostenlos, überall machbar und sofort wirksam. Sie schenken sich damit selbst Herzgesundheit mitten im Alltag.

### *Das Leben ein- und ausatmen*

Und wie beginnt so ein kleiner Herzensurlaub? Zum Beispiel gleich morgens. Bevor Sie aus dem Bett springen, bleiben Sie noch einen kurzen Moment sitzen. Atmen Sie bewusst tief durch: durch die Nase ein – durch den Mund aus. Danken Sie. Dafür, dass Sie aufgewacht sind. Dass Sie atmen, sehen, hören, fühlen können. Das ist keine Selbstverständlichkeit – sondern ein Geschenk. Eine Minute Dankbarkeit verändert Ihre Perspektive auf den gesamten Tag. Und sie schützt Ihr Herz, macht es widerstandsfähiger und resilienter.

Ich empfehle Ihnen außerdem diese kleine Übung, egal wann, egal wo: Legen Sie Ihre Hand auf Ihr Herz. Spüren Sie es schlagen? Vielleicht zum ersten Mal seit Langem? Es pocht für Sie – Tag für Tag, ununterbrochen. Dieses Organ arbeitet rund um die Uhr, ohne zu murren. Das Einzige, was es manchmal braucht, ist Ihre bewusste Zuwendung. Fühlen Sie den Rhythmus? Atmen Sie noch einmal tief ein … und durch den Mund wieder aus. Ein zweites, ein drittes Mal. Schließen Sie beim Atmen die Augen und denken Sie beim Ausatmen ein schönes Wort: Ruhe. Vertrauen. Liebe. Das reicht schon. Drei Atemzüge.

Eine beeindruckende Studie der Stanford University hat gezeigt, wie kraftvoll Atemübungen auf unser Herz wirken können. In der Untersuchung mit dem Titel *Brief structured respiration practices enhance mood and reduce physiological arousal*[55] testeten die Forschenden verschiedene Atemtechniken bei gesunden Erwachsenen über einen Zeitraum von vier Wochen. Besonders das sogenannte cyclic sighing – eine Technik mit betonter Ausatmung – zeigte dabei erstaunliche Effekte: Schon wenige Minuten täglich reichten aus, um den Ruhepuls zu senken, die Herzfrequenzvariabilität zu verbessern und Stresshormone wie Cortisol deutlich zu reduzieren. Was heißt das für uns? Ganz einfach: Bereits in wenigen Atemzügen liegen heilsame Kräfte – kostenlos, allzeit verfügbar und wirksam. Wir müssen nur lernen, sie bewusst zu nutzen. Kurz gesagt: Diese Übung wirkt. Und das sofort. Und sie hilft Ihnen vor allem bei einem: die richtige Perspektive einzunehmen.

### *Ab in den Mini-Urlaub – für drei Minuten*

Wissen Sie, was? Für kleine Pausen haben Sie immer Zeit. Wirklich – immer. Ich meine: Wann haben Sie das letzte Mal aus Stress aufs Wasserlassen verzichtet? Wann haben Sie das letzte Mal gedacht: »Nee, heute halte ich einfach mal alles in der Blase zurück – ich hab gerade keine Zeit fürs Klo.« Eben. Das macht niemand. Weil wir alle wissen: Eine volle Blase lässt sich nicht lange ignorieren. Der Druck wird größer, das Unwohlsein wächst, und am Ende bleibt uns nichts anderes übrig, als der Natur ihren Lauf zu lassen – ob es gerade passt oder nicht. Ihre Blase ist da ziemlich ungeduldig. Sie nimmt sich die Auszeit, die sie braucht. Kompromisslos. Unabhängig davon, ob Sie gerade im Meeting sind, im Supermarkt an der Kasse stehen oder im Stau auf der Autobahn. Und das ist gut so. Denn der Sinn Ihrer Blase ist ganz simpel: Aufstau vermeiden.

Aber Ihr Herz? Das ist anders. Es ist geduldig. Es wartet auf Sie. Still, leise – und doch unermüdlich. Während Sie durch den Tag hetzen, Termine abarbeiten, Listen abhaken, schlägt es treu in Ihrem Brustkorb. Und wenn es stressig wird, legt es sogar noch einen Gang zu – für Sie. Es hilft Ihnen, durchzuhalten, schneller zu reagieren, sich zu konzentrieren. Manchmal den ganzen Tag lang. Ohne Pause. Ohne zu klagen. Dabei bekommt es selten die

Aufmerksamkeit, die es verdient. Keine Pause. Kein liebevolles Innehalten. Kein »Danke, dass du da bist«. Aber hört es deshalb auf zu schlagen? Gibt es einfach auf? Nein. Es macht weiter. Für Sie. Solange es kann. Bis seine Reserven irgendwann erschöpft sind – und es sich plötzlich meldet. Vielleicht leise, mit einem Ziehen. Vielleicht laut, mit einem Infarkt. Oder mit einem gebrochenen Herzen. Und dann ist es auf einmal nicht mehr zu überhören. Wollen Sie es wirklich so weit kommen lassen?

Warum also nicht auch Ihrem Herzen die Pause schenken, die Sie Ihrer Blase ganz selbstverständlich zugestehen (müssen)? Warum also nicht auch Ihrem Herzen einen regelmäßigen Mini-Urlaub gönnen – drei Minuten am Tag, zum Durchatmen, Spüren, Auftanken? Drei Minuten! Wussten Sie eigentlich, wie viele Minuten ein einziger Tag hat? Genau: 1440. Und davon schenken wir viele Stunden dem Handy, dem Job, den Sorgen, dem Gedankenkarussell. Aber unser Herz? Das bekommt meist nichts davon ab. Drei von 1440. Können Sie die Ihrem Herzen geben? Drei Minuten für das Organ, das unermüdlich für Sie schlägt – Tag und Nacht, ohne Pause, ohne Wochenende, ohne Feiertage. Drei Minuten für Ihr Herzenszentrum, das Sie durch jeden Höhenflug und jeden Tiefpunkt getragen hat und tragen wird! Das ist doch kein Opfer – das ist ein Geschenk. An Sie selbst.

### *Glücksanker setzen*

Setzen Sie sich tägliche Glücksanker! Das können ganz unterschiedliche Dinge sein. Ihrer Fantasie und Ihren persönlichen Vorlieben sind keine Grenzen gesetzt. Kleine herzfreundliche Auszeiten. Mikromomente mit Makrowirkung. Der Geruch von frisch aufgebrühtem Kaffee mit geschlossenen Augen. Der Blick aus dem Fenster. Das Foto am Spiegel, das Sie an einen besonderen Moment erinnert, während Sie die Zähne putzen. Und wenn Sie dort schon vor dem Spiegel stehen: Lächeln Sie sich an. Ja, wirklich. Schauen Sie sich selbst tief in die Augen und sagen Sie innerlich: »Danke, dass du da bist.« Klingt kitschig? Egal. Klingt zu einfach? Vielleicht. Aber wirkt.

Was ich damit sagen will: Das Leben ist schön – auch mitten im Stress. Gerade mitten im Stress. Der Unterschied liegt nicht in den Umständen, sondern im Fokus. Richten Sie Ihre Aufmerksamkeit auf das, was Sie haben – nicht auf das, was fehlt. Auf das, was möglich ist – nicht auf das, was gerade nicht perfekt läuft. Auf die kleinen Wunder des Alltags: die kleinen Erfolge, das, was gut geklappt hat!

Selbst wenn Sie unterwegs sind – im Auto, im Zug oder zu Fuß –, können Sie sich bewusste Glücksmomente schaffen. Hören Sie Ihren Lieblingssong, lassen Sie sich von der Musik tragen. Und statt über den Stau oder Ihren Vordermann zu schimpfen: Singen Sie! Ja, wirklich – singen Sie einfach drauflos. Das hebt die Laune und bringt Ihr Herz zum Schwingen. Und wenn dann doch mal etwas passiert, das Sie überrascht oder Sie eigentlich ärgern möchte: Staunen Sie. Wundern Sie sich – wie ein Kind, das etwas völlig Neues entdeckt. Diesen Gedanken habe ich von einem meiner Mentoren und besten Freunde übernommen: Pascal Feyh. Er ist Unternehmer – und einer dieser Menschen, die genau dann einen klaren Satz sagen, wenn man ihn am meisten braucht. In brenzligen Momenten, in denen man sich fast schon ärgern möchte, sagt er immer zu mir: »Nana – nicht ärgern, wundern!« Und genau das möchte ich heute an Sie weitergeben. Wenn das Leben mal wieder einen seiner kleinen Stachel zeigt: nicht ärgern – wundern! Und dann? Lassen Sie den kleinen oder größeren Groll los. Schütteln Sie ihn ab wie Regentropfen auf Ihrer Allwetterjacke. Vor allem dann, wenn Sie es ohnehin nicht ändern können. Lenken Sie Ihren Fokus stattdessen dorthin zurück, wo echte Ruhe wohnt. Konzentrieren Sie sich auf Ihr Lieblingsorgan. Das Sie beruhigt, wenn alles tobt. Das Ihnen Frieden schenkt, wenn es im Außen stürmt: Ihr Herz.

Und abends? Legen Sie das Handy mal zur Seite. Ja, wirklich.

Ausmachen! Oder zumindest den Flugmodus aktivieren, wenn Sie vom Ausmachen Herzrasen bekämen. Und wenn Sie irgendwann vielleicht doch ganz mutig werden – schalten Sie es einfach aus, zumindest mal für ein paar Minuten. Keine Sorge, die Welt wird sich weiterdrehen. Wenn etwas wirklich Dringendes passiert, gibt es Notärzte. Oder Ehepartner, deren Handy dann noch an ist – so wie bei mir. Ganz verschwinde also auch ich nicht. Aber ich gönne mir bewusst kleine Inseln der Stille. Und wissen Sie, was? Auch Ihr Anrufbeantworter freut sich über einen Einsatz. Der heißt schließlich nicht umsonst so. Lassen Sie ihn mal ran – dafür ist er da!

Und dann: Berühren Sie jemanden. Oder nehmen Sie sich selbst in den Arm. Oder gehen Sie im Sommer raus, barfuß auf die Wiese. Augen zu. Spüren. Leben.

### *Den Dankbarkeitsblick aufsetzen*

Bevor wir weitergehen, möchte ich Ihnen noch eine kleine Geschichte erzählen. Ein Freund von mir aus Ghana hat sie mir erzählt: Einer seiner engsten Bekannten lebte eine Zeit lang in Lettland. Eines Tages bekam er eine Augenentzündung. Nichts Dramatisches – dachte er. Doch in dem abgelegenen Ort, in dem er wohnte, gab es keinen spezialisierten Arzt, keine Behandlung. Er wartete ab, zögerte. Und als er sich schließlich Hilfe suchte, war es zu spät. Die Entzündung hatte sich ausgebreitet. Heute ist er mit 38 Jahren deswegen nun vollständig blind. Eine tragische Geschichte, die mich tief bewegt hat. Sein Augenlicht ist verloren, und er kann es nie wieder zurückbekommen.

Genau deshalb lade ich Sie jetzt zu folgender Übung ein: Legen Sie dieses Buch kurz beiseite. Schließen Sie die Augen – für zehn Sekunden. Stellen Sie sich vor, Sie könnten nie wieder sehen. Keine Farben. Keine Gesichter. Keine Zeilen in einem Buch. Nur Dunkelheit. Und dann – öffnen Sie die Augen. Sehen Sie. Nehmen Sie diesen Moment ganz bewusst wahr. Spüren Sie, was geschieht. Dieses Gefühl, das jetzt vielleicht in Ihnen aufsteigt? Diese Mischung aus Staunen, Erleichterung und innerem »Wow«? Das ist Dankbarkeit – in ihrer reinsten Form. Ich nenne diese kleine Übung den Dankbarkeitsblick – ein Augenblick, der das Herz berührt. Denn er schenkt uns eine neue Perspektive aufs Leben. Und erinnert uns daran, wie viel wir schon haben – genau jetzt. Diese Form der Dankbarkeit ist kein flüchtiges Gefühl. Sie ist eine Ressource. Eine Kraftquelle. Eine echte Herzensmedizin. Und sie wirkt – heute, morgen, für immer. Denn genau darum geht es: sich auf das zu fokussieren, was wir haben. Und das Leben mit offenem Herzen zu feiern – jeden einzelnen Tag.

## *Happy Heart – das Lifelong-Coaching*

»Doc Nana, do ONE thing in your life: Follow your heart. And take massive action!« – Folge deinem Herzen und komme in die Umsetzung! Zack. Kein langes Nachdenken, keine komplizierte Theorie. Nur diese zwei Sätze – direkt ins Herz. Und ich spüre, als ich Tony Robbins damals im Juli 2023 gegenüberstehe: Genau darum geht es. Nicht nur um Wissen. Nicht nur um Pläne. Sondern um das, was wir tatsächlich TUN! Nach den kurzen Glücksimpulsen to go möchte ich Ihnen jetzt zeigen, wie Sie Glück langfristig und nachhaltig in Ihrem Leben zur Entfaltung bringen können. Denn Glück ist kein Zufall. Glück ist eine Haltung, eine grundsätzliche Einstellung. Die Ihrem Herzen guttut, Ihnen und allen anderen Menschen, denen Sie in Ihrem Leben begegnen. Dafür gibt es jetzt ein ganz konkretes, alltagspraktisches Coaching. Happy Heart for real – lassen Sie uns starten!

Zum Warmwerden: Vielleicht nehmen Sie sich in einem allerersten Schritt einen kurzen Moment und schreiben spontan drei Dinge auf, die Ihnen Freude bereiten. Wann haben Sie sie zum letzten Mal gemacht? Und wann möchten Sie sie wieder tun? Denn Ihr Herz ist einzigartig. Es liebt individuell. Es sehnt sich nach Dingen, die *Sie* glücklich machen – nicht den Nachbarn, nicht die Kollegin, nicht die Welt. Nur Sie. Genau deshalb dürfen Sie auch auf sich hören. Die Quelle für ein Happy Heart ist bereits da: in Ihnen selbst!

### *Zuerst Sie. Dann die Welt*

Ein Ehepartner wird in die Klinik eingeliefert – und ist mit den Gedanken sofort zu Hause. »Jetzt ist der andre ganz allein … wer kümmert sich denn jetzt um ihn oder sie?«, höre ich dann oft. So verständlich diese Sorge auch ist, sosehr sie auch einem liebevollen Herzen entspringt, in Momenten wie diesen darf genau dieses Herz auch einmal selbst Hilfe annehmen. Denn eines habe ich gelernt in den 25 Jahren Medizin: Heilung – echte, tiefgreifende Heilung – braucht Zeit. Das Herz ist kein Hochleistungsroboter, den man kurz ausschaltet, repariert und dann sofort wieder zurück ins Leben schickt. Nein. Das Herz braucht Entlastung. Zeit. Zuwendung. Genau das darf ein Krankenhausaufenthalt schenken – auch wenn es nur wenige Tage sind. Wir können in dieser kurzen Zeit vielleicht nicht *alles* heilen. Aber wir können den Gesundungsprozess anstoßen. Wir können dem Herzen helfen, sich wieder selbst zu helfen. Und wissen Sie, wie ich Medikamente sehe? Nicht als kalte, technische Maßnahmen. Sondern als kleine, helfende Hände. Wie eine Stütze, die dem Herzen für eine Weile die Last abnimmt – damit es einmal durchatmen kann. Gerade in meinen über 4000 Einsätzen als Notarzt in der Hauptwache der Landeshauptstadt Düsseldorf erlebte und erlebe ich es oft: Eine medikamentöse Akuttherapie ist für mich nichts Unmenschliches. Ganz im Gegenteil, sie kann – wenn sie mit Bedacht eingesetzt wird – auch im Notfall sanft sein. Sie schenkt dem Herzen ein Stück Leichtigkeit zurück, die es benötigt, um weiterzuschlagen, gerade in diesen lebensentscheidenden Momenten. Und genau darum geht es: nicht um Maschinen. Sondern um Menschen. Um Liebe. Und um die Kraft, wieder gesund zu werden.

Ich sage dann immer: »Sie können Ihrem Partner besser helfen, wenn es Ihnen gut geht. Deshalb: erst Sie. Dann die anderen.« Und nein – das ist kein Egoismus. Das ist gesunde, liebevolle Verantwortung, für sich selbst, und damit für die Menschen um einen herum.

### *Glück bewusst wahrnehmen*

Glück ist da. Jeden Tag. Die Frage ist nur: Nehmen Sie es auch wahr? Ich lade Sie ein: Üben Sie Dankbarkeit. Täglich. Gern auch vor dem Einschlafen. Fragen Sie sich: Was hat heute mein Herz berührt? Was ist mir heute besonders gut gelungen? Wann und warum habe ich heute Wärme gespürt – mitten im Brustkorb, mitten im Leben? Wenn Sie eine dieser Fragen beantworten, schließen Sie ruhig kurz die Augen – und erleben Sie diesen Moment noch einmal. Ihr Herz kann das. Es ist – wie gesagt – das beste Erinnerungsorgan überhaupt. Sogar besser als das Gehirn. (Wobei … das Gehirn jetzt bitte nicht beleidigt sein soll – aber ganz ehrlich: Es hat einfach nicht diesen Charme!)

Wenn Sie möchten, schreiben Sie diese Momente auf. Auch wenn Sie den Zettel später wegwerfen – allein das Notieren wirkt wie ein innerer Glücksbooster. Denn das, was Sie bewusst wahrnehmen, kann Ihr Herz beruhigen. Ihre Herzfrequenz senken. Und Sie tief mit sich selbst verbinden.

### *Sinn finden. Jeden Tag*

Geben Sie Ihrem Tag Bedeutung. Tun Sie etwas Gutes. Eine kleine Geste genügt. Lernen Sie von Kindern – sie sind unsere größten Lehrer für Liebe, Sinn und echte Präsenz. Immer wenn ich im Krankenhaus oder in der Stadt unterwegs bin und ein kleines Kind sehe, lächle ich es einfach an. Oder ich winke. Wenn die Eltern offen wirken, frage ich sogar: »Wie heißt du denn?« Und wissen Sie, was? Auch wenn das Kind nicht antworten kann – die Eltern tun es oft. Mit Stolz. Mit einem Lächeln. Und für einen kurzen Moment spüren wir es alle – das Kind, die Eltern, ich –: unser Herz. So klein. So einfach. So groß! Probieren Sie es aus. Beim nächsten Spaziergang. In der Bahn. Im Supermarkt. Ein Lächeln. Ein Winken. Ein echtes *Ich sehe dich.* Glück entsteht dort, wo Herz auf Herz trifft.

### *Herzpausen einlegen – digital und mental*

Wir sind umgeben von Bildschirmen, Nachrichten, Dauerpings. Da darf das Herz auch mal sagen: Handy aus. Herz an. Gönnen Sie sich eine digitale Pause. Legen Sie das Smartphone beiseite. Oder – wenn das zu viel ist – schalten Sie wenigstens den PC-Bildschirm aus. (Nur nicht komplett runterfahren … Sie wissen schon: Dann dauert es gefühlt eine halbe Stunde, bis alles wieder hochgefahren ist – mit Geräuschen, als würde der Laptop gleich ins Weltall starten.) Aber im Ernst: Ihr Herz braucht diese Pausen. Momente, in denen Sie einfach mal nichts tun. Einmal tief ein- und ausatmen. Spüren. Sein.

### *In Bewegung kommen*

Ja, sie ist, Sie wissen es bereits – ein echtes Herzenselixier. Nur 30 Minuten moderate Bewegung am Tag stärken Ihr Herz messbar. Dazu müssen Sie nicht einmal ins Fitnessstudio. Es kann auch ein Spaziergang sein. Die echte Treppe statt der Rolltreppe. Oder – mein persönlicher Favorit – Tanzen beim Zähneputzen. Hauptsache: Bewegung, die das Herz bewegt – im wörtlichen und im übertragenen Sinne!

### *Glücksbooster zünden*

Booster sind kleine Liebesbomben für Ihr Herz: Eine liebe Nachricht an einen Herzensmenschen. Eine kurze Sprachnachricht mit einer persönlichen Botschaft. Einmal tief Ihren Lieblingsduft einatmen. Ein Lächeln, das Sie verschenken – und doppelt zurückbekommen. Ich verschicke zum Beispiel gerne kleine Sprachnachrichten an meine Kinder. Zehn Sekunden Liebe – mehr braucht es manchmal gar nicht. Und wenn dann eine Antwort kommt, mit diesen kleinen, zarten Stimmen: voller Leben, Liebe und Herz … dann explodiert mein eigenes fast vor Freude. Und zack – ist die Energie wieder da. Die Kraft, um weiterzumachen. Um anderen zu dienen. Oxytocin-Explosion pur! Ja, auf diesem Weg können Sie tatsächlich mal einen ausgeben: den Oxytocin-Shake to go – zum

Mitnehmen für alle. Und das Beste daran? Er kostet keinen Cent. Noch schöner: Sie können diese Nachrichten speichern. Und an grauen Tagen einfach wieder anhören. Wie kleine Notfallbooster fürs Herz.

### *Schmerz mit Herz begegnen*

Ich gebe es offen zu: Selbst meine berühmte rosarote Brille hat Tage, an denen sie mir ganz schön drückend auf der Nase sitzt. Denn ja, auch ich erlebe dunkle Momente. Auch mein Herz kennt Schwere. Und genau deshalb sage ich Ihnen heute ganz bewusst: Es ist okay. Es ist menschlich. Es ist erlaubt.

Manchmal fühlen wir uns leer, traurig, mutlos. Aber wissen Sie, was? Das ist kein Fehler im System – das ist ein Zeichen von Leben. Trauer ist nichts, was wegmuss. Trauer ist der Beweis: Sie haben geliebt. Sie fühlen. Ihr Herz lebt. Bitte verurteilen Sie sich nicht für diese Momente. Lassen Sie sie zu. Bleiben Sie einen Moment dort – aber eben nicht für immer. Denn die wahre Kunst ist nicht, nie zu fallen. Die wahre Kunst ist, wieder aufzustehen. Schritt für Schritt. Mit Liebe. Mit Geduld (auch mit sich selbst). Und vor allem: mit anderen.

### *Sie sind nicht allein*

Gerade in dunklen Zeiten braucht es kein Alleinkämpfertum. Wir Menschen sind Herdentiere – wir sind für Gemeinschaft gemacht. Und Ihr Herz weiß das. Es braucht Nähe. Verbindung. Und manchmal nur einen kleinen Lichtblick, damit es wieder hoffnungsvoller schlagen kann. Ich erinnere mich an eine bewegende Situation auf der Intensivstation der Uniklinik Düsseldorf. Ein junger Mann – 35 Jahre alt – wird eingeliefert. Zuvor gesund, sportlich, lebensfroh. Aber dann: zusehender Leistungsabfall. Müdigkeit. Kraftlosigkeit im Alltag. Zuletzt: eine gefühlt ganz »plötzlich« entdeckte Herzschwäche. Schwere Form, vermutlich als Folge einer verschleppten Herzmuskelentzündung. Er liegt nun da – intubiert, beatmet, aufgedunsen vom Wasser im Körper. Keine Therapie scheint mehr anzuschlagen. Es ist ein Moment des Stillstands. Und doch – mitten in dieser medizinisch aussichtslosen Situation – steht die wichtigste Frage im Raum: Was hätte *er* jetzt gewollt?

Seine Angehörigen kommen. Tränen in den Augen. Halt suchend. Und wir sprechen miteinander. Leise, vorsichtig, mit zitternder Stimme. »Wie war er? Was hat ihn gefreut? Was hätte er sich für euch gewünscht?« Und genau hier geschieht etwas. Wir suchen gemeinsam nach dem Licht – nach dem, was war. Nach dem, was bleibt. Nach dem, was trägt. Und während wir sprechen, während liebevolle Worte den Raum füllen, während das Herz der Familie spricht, passiert etwas Wunderbares: Ich blicke auf den Monitor. Und ich sehe, wie der Herzschlag des Patienten sich verändert. Wie er schneller geht – bei bestimmten Worten. Bei Erinnerungen. Bei Liebe. Ja, auch wenn er im Koma liegt – sein Herz reagiert. Ist das wissenschaftlich bewiesen? Vielleicht nicht. Aber in diesem Moment ist das auch egal. Denn was zählt, ist, dass es wirkt. Dass es Kraft gibt. Dass es Hoffnung schenkt. Dass es Mut macht.

Was ich Ihnen sagen möchte: Manchmal reicht ein einziger kleiner Schritt. Ein liebevoller Gedanke. Eine Hand auf der eigenen Schulter. Und wenn Sie gerade durch eine schwere Zeit gehen – dann umarmen Sie sich selbst. Seien Sie stolz auf sich. Seien Sie stolz auf Ihr Herz. Auf alles, was Sie schon geschafft haben. Und: Sprechen Sie mit anderen. Erzählen Sie von sich. Denn wenn Sie Liebe geben, kommt sie zu Ihnen zurück. Das Herz ist ein Kreislauforgan – und Liebe ist ein Kreislaufprinzip. Geben. Empfangen. Wieder geben. Und das Beste daran? Es funktioniert. Immer.

### *Stellen Sie sich heilsame Fragen*

Wenn Sie sich in einer schmerzvollen, schwierigen, Sie ängstigenden Situation befinden, ist es ganz entscheidend, Ihre Gedanken positiv zu lenken. Denn oft grübeln wir, machen uns Sorgen, spielen Worst-Case-Szenarien durch – ohne dass uns das beruhigt oder weiterbringt. Wir blockieren damit »freiwillig« unsere Lebensenergie. Legen Sie einen Break ein und fragen Sie sich in so einer Lage:

Hilft mir dieser Gedanke gerade weiter? Führt er mich zu einer Lösung – oder drehe ich mich nur im Kreis? Mit dieser Taktik können Sie bewusst aus Ihrer Abwärtsspirale aussteigen. Sobald Sie merken, dass Sie mental in eine negative Richtung abdriften, stoppen Sie sich also selbst und reflektieren, ob es eine andere Perspektive gibt, diese Situation zu betrachten. Anstatt zu denken: »Alles entgleitet mir, ich weiß nicht, wie es weitergehen soll«, könnten Sie sich fragen: »Was will mir meine Angst sagen?« Anstatt »Ich bin nicht stark genug« zu denken, könnten Sie sich sagen: »Ich lerne gerade und wachse daran.« Ihr innerer Dialog entscheidet darüber, wie Sie sich fühlen – und damit auch, wie Ihr Herz darauf reagiert. Er entscheidet, ob Sie zu neuer Kraft finden, die Herausforderung bewusst durchleben und hinterher gestärkt daraus hervorgehen. Vielleicht irgendwann auch darauf zurückblicken und Glück dabei empfinden, dass Sie wieder ein Stück gereift sind.

### *One more thing: Bereiten Sie sich vor*

Und hier kommt noch ein kleiner Bonustipp: Bereiten Sie sich vor. Auf die dunklen Tage. Auf die Momente, in denen es schwer ist, sich selbst zu motivieren. Speichern Sie auf Ihrem Handy eine Playlist mit Ihrer Lieblingsmusik. Eine Sprachnachricht mit liebevollen Worten. Ein Video, das Ihr Herz berührt. Nutzen Sie Ihr Smartphone nicht nur zum Scrollen – nutzen Sie es als Herz-Notfallkoffer! Der Ihr ganz persönliches Medikament für Sie bereithält: Oxytocin – das Herzhormon. Es wirkt wie ein innerer Defibrillator – nur ohne Stromschlag. Es beruhigt, verbindet, heilt. Ob Sie traurig sind, erschöpft, mutlos, überfordert oder einfach leer – Oxytocin ist Ihre Herzenshilfe in genau diesen Momenten.

Ich möchte noch ein wenig tiefer gehen – für diejenigen unter Ihnen, die bereit sind für einen dieser besonderen Gänsehautmomente. Stellen Sie sich bitte Folgendes vor:

Sie sitzen ganz in Ruhe. Um Sie herum ist es still. Und dann spielen Sie eine Sprachnachricht ab. Eine Nachricht, die Sie einst erhalten haben – von einem Menschen, der Ihnen sehr am Herzen lag. Vielleicht ist dieser Mensch nicht mehr Teil Ihres Alltags. Vielleicht ist er weit weg. Oder vielleicht ist er schon gegangen. Und plötzlich ist da seine Stimme. Ganz nah.

Die Worte, die Sie längst vergessen glaubten. Der Klang, das Lachen, die Wärme.

Es ist, als würde dieser Mensch genau in diesem Moment wieder bei Ihnen sein – als würde Ihr Herz sagen: *Ich erinnere mich. Ich fühle. Ich lebe.*

Solche Momente sind unbezahlbar. Und sie zeigen, wie tief Liebe reicht. Wie sehr ein Herz weiterwirken kann – über Raum und Zeit hinaus. Und wissen Sie, was? Das gilt auch für Ihre eigenen Spuren. Ihre Nachrichten. Ihre Stimme. Ihre Worte. Vielleicht hören eines Tages andere Menschen Ihre Nachricht. Vielleicht Ihre Kinder. Oder Menschen, denen Sie einmal etwas mitgeben wollten. Und sie werden dann genau dasselbe spüren: Nähe. Liebe. Herz. Denn manchmal sind diese kleinen Botschaften mehr als nur Aufnahmen. Sie sind Erinnerung. Verbindung. Und vor allem: echtes Leben.

### *Vorspulen erlaubt – das gute Ende kommt*

Und noch ein Tipp. Wenn alles schwer ist und dunkel – dann erinnern Sie sich an das Ende des Films. Sie wissen schon, wie es in den guten Streifen ist: Der Held taumelt, liegt am Boden, alles scheint verloren. Aber wenn Sie vorspulen würden – sehen Sie ihn plötzlich wieder, wie er in den Sonnenuntergang reitet. Lebendig. Stark. Und mit einem Lächeln auf dem Gesicht. Aus meiner Sicht funktioniert (Über-)Leben genauso. Auch Ihre Geschichte hat dieses gute Ende. Auch Sie reiten Ihrem ganz persönlichen Sonnenuntergang entgegen. Sie müssen nur weitergehen. Ich hatte in meiner Assistenzarztzeit ein Mantra. Es war simpel, aber kraftvoll. Ich sagte mir: »Je härter es ist und wird – desto besser!« Denn ich wusste: Wenn ich das hier schaffe, dann kann ich später anderen helfen. Dann habe ich etwas erlebt, das ich weitergeben kann. Genau das ist wahre Belohnung: Anderen zu dienen mit dem, was Sie selbst durchlebt und überlebt haben, im wahrsten Sinne der Worte.

Ich teile all das, was ich weiß, von Herzen. Ob als Arzt, als Speaker oder Coach – ich brenne dafür, Menschen durch schwere Zeiten zu begleiten. In meinen Keynotes spreche ich genau darüber. Über Resilienz. Über Herzensmut. Über Lebensfreude trotz Schwere. Und ich erlebe es jedes Mal wieder: Menschen sind dankbar, berührt, ermutigt. Genau das ist mein Warum.

Wenn Sie ein Unternehmen führen – oder Teil eines Teams sind –, dann kennen Sie dieses Gefühl vielleicht: Manchmal scheint die Luft raus zu sein. Die Motivation im Keller, die Stimmung gedrückt. Die Akkus leer. Genau dann wirkt ein einziger, ehrlicher Impuls oft Wunder: einer, der nicht nur informiert, sondern berührt. Der nicht nur erklärt, sondern inspiriert. Der Ihr Team lachen lässt, nachdenken, spüren – und dann mit offenem Herzen wieder hinausgehen lässt in den Arbeitsalltag. Mit mehr Freude, mehr Klarheit – und vor allem: mit neuer Kraft. In diesem Moment passiert genau das, was Sie sich als Führungskraft oder Unternehmerin, als Chef oder Teamleitung am meisten wünschen: Performance mit Herz. Von welchem Organ könnten wir das besser lernen als vom größten Performer aller Zeiten – dem Herzen selbst?

Ich kenne diese Momente nur zu gut – nicht nur aus Keynotes für Unternehmen, sondern auch aus dem Klinikalltag. Gerade bei jungen Ärztinnen und Ärzten erlebe ich es immer wieder: Irgendwann kommt dieser Tag – und inzwischen würde ich behaupten: *ohne* Ausnahme, bei allen in der Facharztausbildung –, der Moment, in dem alles zu viel scheint. In dem man sich fragt: Wofür das alles? All die Jahre Studium, Schichtdienst, Druck, Zweifel, Erschöpfung. Und dann steht man da – mit leerem Akku und voller Fragezeichen. Genau hier beginnt die entscheidende Wendung. Denn jetzt geht es darum, wieder aufzustehen. Den Sinn (neu) zu entdecken. Mut zu fassen. Weiterzumachen – nicht als Schatten seiner selbst, sondern als Mensch mit Herz. Wie das funktionieren kann? Das zeige ich im Ärztecoaching – mit Geschichten, echten Impulsen, einem Lächeln … und jeder Menge Herzblut. Immer nah dran, mitten aus dem Leben, aus einer Quelle von 25 Jahren Klinikerfahrung: für alle, die sich erinnern wollen, warum sie diesen Weg gewählt haben. Und wie schön es ist, ihn weiterzugehen – nicht trotz, sondern gerade wegen der Herausforderungen. Denn eines kann ich Ihnen versprechen: Es lohnt sich. Für Ihr Herz. Für Ihr Leben. Und für all die Menschen, denen Sie begegnen, um ihnen genau diese Botschaft weiterzugeben.

### *Was macht ein echtes Happy Heart aus?*

Wie können wir das, was wir in diesem Kapitel gemeinsam entdeckt haben, in einem Gedanken bündeln? Was macht dieses Happy Heart wirklich aus – und wie können Sie es zum Erblühen bringen? Die Antwort ist überraschend einfach: Kümmern Sie sich um Ihr Herz – denn Ihr Herz kümmert sich um Sie. Und wie genau können Sie für es sorgen? Indem Sie Ihre Risikofaktoren kennen – und nicht ignorieren. Indem Sie Ihre Emotionen ernst nehmen – und nicht wegdrücken. Indem Sie Ihre Glücksmomente pflegen – wie kleine Herzpflanzen, die jeden Tag ein bisschen Licht und Wärme brauchen.

Denn: Glück ist Medizin. Keine esoterische, sondern ganz reale. Jeder echte, herzerfüllte Moment stärkt Ihr Herz – messbar, fühlbar, spürbar. Und nein, dafür braucht es keine Perfektion. Kein ständig strahlendes Instagram-Lächeln (obwohl ich das auch manchmal mag, wie Sie auf meinem Account sehen können). Aber viel mehr braucht es doch einfach nur eins: Präsenz. Echtheit. Ein kleines Ja zum Leben – auch an stressigen Tagen. Denn aus meiner Sicht ist es mehr als eindeutig: Herzgesundheit beginnt innen. Ihr Herz hört mit. Es fühlt mit. Es weiß: Da ist jemand, der gerade beginnt, auf es zu achten. Und es dankt es Ihnen … mit jedem einzelnen Schlag.

Ich wünsche Ihnen von ganzem Herzen, dass Sie in diesem Kapitel Antworten gefunden haben. Vielleicht aber auch neue Fragen oder Anregungen, die Sie sogar noch neugieriger machen. Und vor allem: Lust, Ihr eigenes Happy Heart zu leben – in Ihrem Tempo, auf Ihre Art … aber mit echtem, spürbarem und warmem Herzklopfen.

Wenn Sie mögen, dann begleite ich Sie gern noch ein Stück weiter – hinein ins letzte Kapitel dieses Buches. Dorthin, wo es nicht nur ums Herz geht, sondern um das, was bleibt. Denn jetzt wird es noch einmal besonders schön: Wir sprechen darüber, wie wir all das, was unser Herz bewegt, auch weitergeben können – an andere, an die Welt, an die Zukunft. Wie wir nicht nur Herzgesundheit leben, sondern Herzverbindung schenken, die wahrhaft Bestand hat.

Kapitel 17

# Das Herz als Botschafter

*Was wir weitergeben*

Das Herz als Botschafter. Was für ein Bild. Und was für eine Aufgabe. In diesem Kapitel geht es nicht nur um ein paar letzte Gedanken – es geht darum, was wir weitergeben. Was bleibt. Was berührt. Ich schreibe bewusst »wir«, denn wir waren und sind gemeinsam auf dieser Reise. Ich habe Sie mitgenommen, wie ich es versprochen hatte – und es war mir eine Ehre und eine Freude, Sie zu begleiten. Dabei ging es nicht nur um medizinisches Wissen, sondern um etwas viel Tieferes: um *Ihre* Begegnung mit *Ihrem* Herzen. Mit dem, was *Sie* bewegt. Dieses Gefühl der Dankbarkeit, das ich gerade selbst empfinde, möchte ich mit Ihnen teilen.

Dass wir gemeinsam bis hierher gekommen sind, bedeutet etwas. Es bedeutet vor allem eines: Sie haben sich Zeit genommen. Und was könnte kostbarer sein als das? Dafür danke ich Ihnen. Auch für Ihr Vertrauen. Vielleicht erfüllt Sie beim Lesen dieser Zeilen gerade ein leises, warmes Gefühl. Dann wissen Sie: Ihr Herz ist da. Es hat zugehört. Es hat mitempfunden. Es fühlt sich angesprochen. Und vielleicht ist da auch ein leises Staunen, dass ein Buch das kann.

Ich wünsche mir von Herzen, dass mit ihm etwas Neues für Sie beginnt. Dass es in Ihnen eine Veränderung angestoßen hat – eine Bewegung, eine neue Sichtweise, ein neues Bewusstsein für Sie selbst, für Ihr Leben. Denn dieses Kapitel ist nicht das Ende. Es ist der Anfang. Der Anfang einer neuen Reise – mit einem Herzen, das bewusster wahrnimmt, liebevoller fühlt und offener mit allem und allen verbunden ist. Denn wenn wir unser Herz kennen, wenn wir ihm zuhören, dann können wir auch für andere zum Botschafter werden. Genau darum geht es hier: Was können wir weitergeben? Was möchten Sie weitergeben – als Mensch, als Herzträger, als jemand, der wieder mit sich selbst in Berührung gekommen ist?

Vielleicht möchten Sie dieses Buch weitergeben. An jemanden, der Ihnen wichtig ist. An jemanden, den Sie lieben. Oder an jemanden, von dem Sie wissen: Dieses Buch könnte genau das sein, was er oder sie gerade braucht. Dann tun Sie das. Schenken Sie es weiter. Vielleicht geben Sie auch eine Widmung dazu. Es müssen keine großen Worte sein. Eine kleine Botschaft, wie nur Sie sie formulieren können. Erst sie wird dieses Buch einzigartig machen. Und vielleicht – irgendwann – liest sie jemand, wenn Sie schon nicht mehr da sind. Ihre Zeilen aber bleiben. Ihr Herzschlag hallt weiter. Leise. Liebevoll. Für immer.

Vielleicht spüren Sie jetzt gerade dieses leise Klopfen in Ihrer Brust. Das ist Ihr Herz. Es sagt: Ich bin da. Ich war immer da. Ich begleite dich. Und ich danke dir – dass du dir Zeit für mich genommen hast. Dass du über mich nachgedacht hast. Dass du mich gefühlt hast. Seien Sie sich sicher: Ihr Herz ist Ihnen dankbar. Und es wird bei Ihnen bleiben. Kraftvoll. Lebendig. Treu. Denn manchmal liegt die größte Kraft in der Stille eines Moments. Und vielleicht war dieses Buch für Sie genau das: ein Moment der Stille. Des Nachdenkens. Des Spürens. Und der Entscheidung, was im Leben wirklich zählt. Was *für Sie* zählt. Und worauf es ankommt. Dies ist nicht das letzte Wort. Es ist nicht der letzte Gedanke. Nicht der letzte Herzschlag. Sondern der fortwährende Klang einer Geschichte, die Sie selbst weiterschreiben dürfen. Für sich. Für andere. Für das, was wirklich zählt. Mit Ihrem Herzen – als Botschafter für das Leben.

Jetzt, wo wir gemeinsam am Ende dieser Reise angekommen sind, interessiert mich natürlich eines ganz besonders: Was ist Ihnen vor allem in Erinnerung geblieben? Was hat Sie zum Lachen gebracht, was zum Staunen? Welche Zeilen haben Sie vielleicht sogar zweimal gelesen, weil sie Sie mitten ins Herz getroffen haben? Teilen Sie das gerne mit mir, zum Beispiel in den sozialen Medien oder in meinem Podcast.

Vielleicht haben Sie durch dieses Buch eine neue Sichtweise gewonnen – auf Ihr Herz, Ihr Leben und vor allem darauf, was Ihnen wirklich guttut. Und vielleicht haben Sie auch erkannt: So vieles liegt in Ihrer Hand. Sie selbst können einiges tun – nicht nur, um Ihr Herz gesund zu halten, sondern um es glücklich zu machen. Denn ja, Prävention darf sich auch gut anfühlen. Wie ein Geschenk. Kein Verzicht, sondern Fürsorge. Kein Druck, sondern Liebe. Und wenn ich Ihnen das auf irgendeine Weise vermitteln konnte, dann war dieses Buch genau das, was es sein sollte: eine Einladung, sich selbst etwas Gutes zu tun.

Ich wollte Ihnen nicht nur Wissen mitgeben – sondern konkrete Impulse, kleine Ideen, die Sie in Ihr Leben mitnehmen können, nicht erst für den großen Sommerurlaub, sondern für den täglichen »Herzensurlaub« – Sie erinnern sich?! Vielleicht haben Sie ja sogar schon etwas ausprobiert? Ein neues Ritual, ein Lächeln, einen bewussten Moment der Ruhe? Falls nicht – keine Sorge, Ihr Herz wartet geduldig. Es ist jederzeit bereit für den nächsten liebevollen Impuls: zum Beispiel genau JETZT!

Wenn Sie mit Ihrem Herzen verbunden sind – und das nicht nur im Urlaub oder wenn die Sonne scheint, sondern auch an grauen Montagen und an regnerischen Donnerstagen –, dann strahlen Sie etwas aus, das größer ist als Worte. Sie strahlen Liebe aus. Zuversicht. Freude. Und diese besondere Art von Lebensenergie, die andere spüren, ohne dass Sie ein Wort sagen müssen. Menschen fühlen, wenn da jemand ist, der von innen leuchtet. Und genau darum geht es hier: um diese innere Verbindung, die beginnt, wenn man bei sich selbst wieder wirklich hinhört. Ein Mensch, der mit Herz lebt, inspiriert. Nicht durch große Worte oder emotionale Reden – obwohl ich das natürlich auch liebe, das gebe ich gerne zu. Keynote Speaking ist meine Leidenschaft! Doch manchmal reicht ein Blick. Ein echtes Lächeln. Ein Dasein, das einfach ist. Echt. Leben mit Herz ist Wirken mit Sinn. Ob in der Familie, im Job oder im Supermarkt an der Kasse. Wer mit Herz handelt, hinterlässt Spuren. Keine, die im digitalen Nirwana verschwinden – sondern Spuren im echten Leben. Im Hier. Im Jetzt. Im Herzen der Menschen, denen man begegnet.

Und genau *das* ist der Punkt: Liebe darf sich ausbreiten. Liebe ist keine Schwäche. Liebe ist eine Kraft. Und Mitgefühl heißt nicht, schwach zu sein. Mitfühlen heißt: sich verbinden. Stark sein. Klar bleiben. Und vor allem: menschlich sein. Das Herz hilft uns, in Konflikten fair zu bleiben. In Stressmomenten menschlich zu handeln. Und in Beziehungen wahrhaftig zu sein. Es hilft uns, unser innerstes Ich nicht zu verlieren. Auch dann nicht, wenn's mal ungemütlich wird. Das Herz ist das, was bleibt – solange es schlägt. Leise, aber kraftvoll. Klein, aber unerschütterlich. Es braucht kein Mikrofon, keine Bühne, keine Scheinwerfer. Wenn Sie mit Ihrem Herzen sprechen, werden Sie gehört – von denen, die es hören sollen. Von denen, deren Herz gerade offen ist. Und vielleicht – ja vielleicht – erreichen Sie damit jemanden genau im richtigen Moment.

Warum habe ich dieses Buch geschrieben? Jetzt, wo wir uns im Lauf dieser Seiten ein wenig kennengelernt haben, darf ich Ihnen dieses kleine Geheimnis verraten – auch wenn es eigentlich gar keines ist. Denn es kommt aus tiefstem Herzen. Ich wollte ein Buch schreiben, das bleibt. Nicht nur im Regal, sondern im Leben. Eines, das man nicht nur liest, sondern fühlt. Das wie ein Herzschlag weiterklingt, auch wenn die letzte Seite schon längst gelesen ist. Meine Motivation war, ist und bleibt klar: Ich möchte dazu beitragen, dass sich das Verständnis für Herzgesundheit verändert – wirklich verändert. Denn nach über 25 Jahren in der Medizin weiß ich: Ich kann im Alltag eine bestimmte Anzahl von Patientinnen und Patienten begleiten, behandeln, beraten. Aber ich habe durch die sozialen Medien, durch Veranstaltungen, auch im Keynote Speaking in Unternehmen und in so vielen Coachinggesprächen erfahren: Es ist möglich, noch viel mehr Menschen zu erreichen. Genau deshalb habe ich mich für dieses Medium entschieden. Denn ein Buch ist etwas Besonderes. Es liegt in Ihrer Hand. Sie können es sich ans Herz legen – im wahrsten Sinne des Wortes. Es begleitet Sie, wann immer Sie es brauchen. In *Ihrem* Tempo, an *Ihrem* Ort, zu *Ihrer* Zeit. Und es wartet auf Sie, geduldig, offen, liebevoll. Dieses Buch war von Anfang gedacht als an ein Herzensimpuls: eine Botschaft für mehr Liebe, mehr Fürsorge und für eine tiefere Art der Herzgesundheit. Es geht hier nicht nur um medizinische Risikofaktoren – sondern um eine liebevolle Haltung dem eigenen Leben und dem eigenen Herzen gegenüber. Aus meiner Sicht beginnt genau dort echte Gesundheit.

Wenn ich Ihnen einen letzten, stillen Impuls mitgeben darf, dann diesen: Leben Sie: mit Herz. Leben Sie: mit Mut. Vertrauen Sie auf sich. Vertrauen Sie auf Ihr Herz. Denn es kennt den besten Weg. Es hört nie auf zu sprechen. Es braucht nur jemanden, der hinhört. Ich wünsche Ihnen von ganzem Herzen ein leichtes Herz, das Ihnen Kraft schenkt. Ein offenes Herz, das verbindet. Und ein mutiges Herz, das Sie durch Ihr Leben trägt – immer. Von ganzem Herzen:

Ihr Herzensdoc Nana

# Danksagung

Es gibt Momente im Leben, da weiß man ganz genau: Das habe ich nicht allein geschafft.

Dieses Buch ist einer dieser Momente.

Als Erstes danke ich meinem HERRN. Ich bin gläubiger Christ – und ich weiß mit ganzem Herzen, dass ich dieses Buch ohne seine Führung, Liebe, Geduld und Gnade nie geschrieben hätte. Viele der Gedanken, Geschichten und Erkenntnisse, die auf diesen Seiten stehen, hat er mir über Jahre ins Herz gelegt. Ich habe sie gesammelt, aufgeschrieben, eingesprochen – oft mitten in der Nacht, im Dienst, auf Reisen, nach berührenden Patientengesprächen. Und irgendwann kam der Moment, an dem klar war: Jetzt ist die Zeit, all das zu teilen.

Eine, die diesen Moment möglich gemacht hat, war **Bettina Breitling**.

Liebe Bettina, danke dir von Herzen für deine Weitsicht, deine Initiative und dein Vertrauen. Du hast an mich geglaubt – und du hast den Stein ins Rollen gebracht, indem du mich dem Verlag vorgestellt hast. Ohne dich würde dieses Buch vielleicht noch immer als Notiz auf meinem Handy schlummern. Danke, dass du mich mit deiner Professionalität und deinem Herzen auf diesem Weg begleitet hast.

Als mich der Verlag ansprach, war ich überwältigt. Und ja – ich fühlte mich geschätzt, gesehen. Aber noch mehr fühlte ich mich erinnert: an meinen Auftrag, an das, was mir wirklich wichtig ist. Und die darauffolgende Zusammenarbeit hat es bestätigt: Was für ein herz-licher Weg! Danke dafür – allen Beteiligten.

Dieses Buch ist mein Versuch, die Medizin ein Stück menschlicher zu machen – und die Liebe unseres HERRN, die in allem steckt, durch Worte spürbar zu machen. Für Menschen jeden Glaubens. Für alle, die ein Herz haben – so wie Sie.

Und dann – ganz persönlich – gilt mein tiefster Dank **meiner Frau**. Mein Herz. Seit bald 15 Jahren gehen wir gemeinsam durch dieses Leben – und ich weiß, dass du der größte Segen bist, den Gott mir geschickt hat. Du kennst nicht nur den Herzensdoc auf der Bühne, im Fernsehen oder im Podcast – du kennst auch den Mann, der manchmal müde ist, zweifelt, kämpft, träumt. Du hast jede Phase miterlebt: die ersten Reels, den ersten TV-Auftritt, die ersten Keynotes vor Hunderten von Menschen. Du hast mich aufgebaut, gefeiert, aufgefangen – und mir gleichzeitig das größte Geschenk gemacht, das es gibt: unsere Familie.

An **meine beiden Töchter** – ihr seid mein ganz persönlicher (täglicher) Oxytocin-Boost. ♥

Eure Umarmungen, eure Freude, euer Staunen – das ist echte Medizin. Ihr erinnert mich jeden Tag daran, was zählt. Danke für eure Liebe, euer Lachen, euren Glauben an Papa – auch wenn er manchmal mitten im Spiel sagt: »Wartet kurz, ich muss noch was aufschreiben fürs Buch!«

Ich danke auch meinen Eltern: **Mama und Daddy**, meinen beiden Brüdern und ihren Familien, meinen Schwiegereltern und meinem Schwager und Partnerin – ihr seid mein Rückhalt. Meine Wurzeln. Mein Zuhause hinter dem Zuhause.

Tja – ganz ehrlich: Ohne Mama und Daddy wäre ich ja erst mal gar nicht hier. Danke, dass ihr mich in diese Welt gebracht habt. Danke, dass ihr mir von Anfang an Mut gemacht habt – und nie aufgehört habt, an mich zu glauben.

Als Kind war ich der »Chicken Chopper« (fragt nicht) – später wurde ich liebevoll »Professor Bimbidus« genannt. Aber ganz egal, welchen Namen ich gerade trug – ihr habt mir immer gesagt: **»You can do it.«** Und genau das trage ich bis heute in mir.

Ihr habt jede Phase miterlebt – vom Kindergarten über die Grundschule, durchs Gymnasium, durchs Medizinstudium bis hin zu meinem ersten Tag als Arzt. Und auch heute noch seid ihr da – mit offenen Ohren, offenen Herzen und offenem Haus. Danke euch von ganzem Herzen.

Und meine **Brüder**? Einer ist Orthopäde – also der mit dem Werkzeugkasten fürs Bewegungssystem. Der andere mein kleiner großer Kompass fürs Leben. Wir drei haben alles zusammen gemacht: getanzt, gelacht, geweint, Basketball gespielt, uns Ziele gesetzt – und erreicht. Wir waren und sind bis heute die **»Powerfaust«**. Ein Team. Ein Herz. Eine Vision.

Ohne euch alle – ohne eure Liebe, Geduld, eure Gebete und euer offenes Ohr – hätte ich dieses Buch nicht schreiben können. Es ist genauso euer Werk wie meins.

Danke, dass ihr mich erinnert habt, was Herz wirklich heißt.

Doch all das wäre nicht möglich gewesen ohne jene, die mich ausgebildet, geprägt und begleitet haben. Denn niemand wird Arzt allein. Ich bin heute der Mensch und Mediziner, der ich bin, weil viele großartige Lehrer, Mentoren und Vorbilder mir auf meinem Weg zur Seite standen. Diese Danksagung ist auch für sie – und sie werden sie lesen, denn ich werde ihnen dieses Buch mit Freude und Dankbarkeit weitergeben.

Ganz am Anfang meiner ärztlichen Laufbahn – im Jahr 2008 – war ich ein junger Assistenzarzt, frisch von der Universität, voller Wissensdurst, aber auch Unsicherheit. Meine erste Station: Solothurn, eine kleine Stadt in der Schweiz, nahe Bern.

Dort begegnete ich **Dr. Beat Örtli**, meinem allerersten Oberarzt.

Beat, du warst mein ruhiger Fels in dieser aufregenden Anfangszeit. Immer freundlich, immer gut gelaunt – nie gestresst, selbst wenn's mal brannte. Ich sehe dich noch heute neben mir sitzen, mit deinem Lächeln und deiner Gelassenheit. Danke dir, dass du mir gezeigt hast, dass Medizin auch leicht und menschlich sein kann – und wie viel Kraft in positiver Stimmung steckt.

Ebenso danke ich **Prof. Dr. Ronald Schönenberger**, damals Chefarzt in Solothurn.

Sie haben mir beigebracht, dass medizinische Exzellenz und Freude an der Arbeit sich nicht ausschließen – im Gegenteil: Sie gehören zusammen. Ihre Haltung, stets mit Herz und Humor zu führen, begleitet mich bis heute.

Aber mein medizinischer Weg begann noch früher – in der Forschung.

Während meines Studiums an der Universität Bonn durfte ich bei **Prof. Dr. Christian Elger** und **Prof. Dr. Wolfram Kunz** arbeiten – zwei brillante Köpfe der Neuroforschung an der Klinik für Epileptologie.

Professor Elger, Sie haben mich immer »Nana aus Ghana« genannt – das war mein Spitzname in Ihrer Klinik, und er zaubert mir bis heute ein Lächeln ins Gesicht. Ich danke Ihnen von Herzen für Ihre Klarheit, Ihren Humor und Ihre Art, Forschung zu leben.

Wolfram, wir haben gemeinsam meine Doktorarbeit geschrieben – an Rattengehirnen geforscht über die Mitochondrien, die kleinen Kraftwerke der Zelle. Ich habe bei dir gelernt, was Wissenschaft wirklich bedeutet: Gründlichkeit, Geduld – und Begeisterung. Danke dir, dass du meine Neugier genährt hast. Auch wenn es damals noch gar nichts mit Kardiologie zu tun hatte – heute weiß ich: Vom Hirn zum Herzen ist es manchmal nur ein Forschungsschritt.

Zurück in Deutschland, führte mich mein Weg an die Uniklinik Düsseldorf.

Dort durfte ich unter der Leitung von **Prof. Dr. Malte Kelm** und vor allem **Prof. Dr. Dr. Christian Jung** fast ein Jahrzehnt in der Kardiologie arbeiten und lernen.

Professor Kelm, Sie haben mir die Welt der kardiovaskulären Medizin geöffnet – und ich bin dankbar, dass ich unter Ihrer Führung lernen durfte.

Christian, danke dir von Herzen für deine ruhige Art, deine wissenschaftliche Klarheit und deine positive Energie. Du hast meine Begeisterung für Forschung neu entfacht – und mich sogar ins Flugzeug gesetzt: Zu den Parabelflügen in Frankreich, bei denen wir die Mikrozirkulation in der Schwerelosigkeit untersuchten. Das war das verrückteste, aufregendste Forschungsprojekt meines bisherigen Lebens. Du hast mir gezeigt, dass Wissenschaft auch Abenteuer ist – und dafür danke ich dir sehr.

Heute bin ich nach wie vor in der klinischen Kardiologie tätig – und darf mit Menschen zusammenarbeiten, die mich fachlich und menschlich inspirieren.

**Prof. Dr. Harilaos Bogossian** – Haris – ist einer davon.

Haris, du bist nicht nur Chefarzt, sondern auch wissenschaftlicher Leiter, leidenschaftlicher Lehrer – und Basketballspieler. Jede Woche stehen wir gemeinsam mit den Studierenden auf dem Basketballplatz. Ich bewundere deine Fähigkeit, ein Team mit Herz, Klarheit und Leidenschaft zu führen. Du zeigst, täglich, wie Chefsein und Menschsein Hand in Hand gehen können. Danke, dass ich von dir lernen darf.

Ebenso danke ich **Sebastian Robl**, leitender Oberarzt, ehrlicher Freund und fachlicher Sparringspartner. Sebastian, ich schätze deine Offenheit, deinen Humor, deine Klarheit – und ja, auch deine charmante Strenge, wenn's mal nötig ist. Die Arbeit mit dir ist wie Medizin, die wirkt – direkt, ehrlich und immer im besten Sinne für die Patientinnen und Patienten.

Und schließlich danke ich **Prof. Dr. Seyfarth**, Lehrstuhlinhaber für Kardiologie an der Universität Witten/Herdecke, an der ich bis heute lehre. Sie ermöglichen es mir, das weiterzugeben, was mir selbst geschenkt wurde. Ich liebe es, junge Medizinerinnen und Mediziner auf ihrem Weg zu begleiten – sie zu ermutigen, ihr Potenzial zu entfalten und ihre eigene Stimme in der Medizin zu finden. Das Unterrichten ist für mich keine Pflicht, sondern eine Freude – ein gelebter Generationenvertrag aus Dankbarkeit und Vertrauen.

Ein ganz besonderer Dank gilt auch **Pastor Richard Aidoo**.

Lieber Pastor Richard, seit über zwei Jahrzehnten begleitest du mich – und uns als Familie.

Du hast meine Frau und mich getraut, hast für uns gebetet, uns gesegnet – und bist bis heute ein fester Anker in unserem Leben. Deine Worte haben mich oft gestärkt, dein Glaube hat mich inspiriert, dein Vorbild hat mich geleitet – besonders in Fragen des Herzens, der Ehe und der Familie. Du zeigst mir, was es heißt, auch in schwierigen Zeiten voller Zuversicht zu bleiben. Danke für deine Liebe, deine Weisheit und deine leise, kraftvolle Art, Menschen Mut zu machen. Du bist für mich ein Mentor im besten Sinne – im Glauben, im Leben und im Herzen.

Und dann gibt es da noch jemanden, den vielleicht nicht jeder hier erwartet – der aber einen festen Platz in meinem Herzen hat: die **Feuerwehr Düsseldorf.**

Genauer gesagt: insbesondere die **Feuerwache 1** – meine alte Einsatzbasis als Notarzt.

Was für eine Zeit! Brenzlige Situationen, echte Lebensrettung, nächtliche Fahrten mit Blaulicht – und ein ganz besonderer Teamspirit, den man nur versteht, wenn man dabei war.

Ihr wart nicht nur meine Crew – ihr wart oft meine Familie auf vier Rädern.

Ich denke gern zurück an die vielen gemeinsamen Einsätze – und auch an die ruhigeren Momente: die Gespräche zwischen zwei Alarmen, das kollegiale Schulterklopfen … und natürlich: die Nutella-Brötchen am frühen Morgen (fragt nicht).

Ja, ich gestehe: Ich war bekannt dafür, mehr als meinen Anteil zu verputzen. Damals war ich eben noch jung, wild – und offenbar ziemlich schokoladig unterwegs. Meine Herzensmission war da schon geboren, aber sagen wir's mal so: Mein Ernährungskompass war es noch nicht.

Ich danke euch für eure Begeisterung, eure Treue, euren Humor – und vor allem: für eure Bereitschaft, gemeinsam mit mir Leben zu retten. Ich werde euch dieses Buch mit Freude schicken – in der Gewissheit, dass ihr es nicht nur lesen, sondern vielleicht sogar in alle Himmelsrichtungen weitertragen werdet. Schließlich seid ihr Profis im Ausrücken.

Ein ganz besonderer Dank gilt auch einem Menschen, der meinen Blick geweitet hat – über die Medizin hinaus: **Hermann Scherer.**

Hermann, du hast mir geholfen, größer zu denken – weiter zu sehen – mutiger zu handeln.

Du hast mich ermutigt, mit meiner Botschaft rauszugehen, auf Bühnen zu stehen, die klassischen Wege zu verlassen und neue Medien zu nutzen: ob Fernsehen, Social Media oder die Bühne vor Tausenden Menschen. Du hast mir gezeigt, dass »anders sein« kein Makel ist – sondern eine Stärke. Dass es okay ist, wenn man Menschen berührt, statt sie nur zu informieren. Und dass man auch als Arzt mit einer klaren Herzensbotschaft sichtbar sein darf – ja, sogar muss. Danke dir von Herzen für dein Vertrauen, deine Klarheit und deine inspirierende Art.

Am Ende bleibt vor allem eins: **Dankbarkeit.**

Ich spüre sie tief in meinem Herzen – für all die Menschen, die mich auf meinem Weg begleitet haben, die an mich geglaubt, mich getragen, herausgefordert und ermutigt haben.

Dieses Buch ist kein Schlussstein – es ist ein Zwischenhalt. Ein Innehalten.

Ein Moment, um all jenen »Danke« zu sagen, die mein Herz berührt haben – und die mir geholfen haben, auch andere Herzen zu berühren.

Ich freue mich auf alles, was noch kommt. Auf neue Begegnungen, neue Geschichten, neue Chancen, diese Herzensmission weiterzutragen.

Denn am Ende geht es immer um dasselbe: **unser Herz.**

Danke, dass Sie dieses Buch gelesen haben.

Danke, dass Sie ein Teil davon sind – von dieser Reise, dieser Vision, diesem Herzen. ❤

# Literaturverzeichnis


1 Harvard Study of Adult Development. Siehe z. B.: Waldinger, R. J., & Schulz, M. S. (2010). *What's Love Got to Do With It? Social Functioning, Perceived Health, and Daily Happiness in Married Octogenarians. Psychology and Aging*, 25(2), 422–431. doi:10.1037/a0019087
Weitere Informationen zur laufenden Studie: https://adultdevelopmentstudy.org

2 Holt-Lunstad J., Smith T. B., Layton J. B. (2010). *Social relationships and mortality risk: a meta-analytic review.* PLoS Med. 7(7): e1000316. DOI: 10.1371/journal.pmed.1000316

3 Fox KAA, Dabbous O. H., Goldberg R. J., Pieper K. S., Eagle K. A., Van de Werf F., et al. (2006). *Prediction of risk of death and myocardial infarction in the six months after presentation with acute coronary syndrome: prospective multinational observational study (GRACE).* BMJ. 333(7578):1091.
DOI:10.1136/bmj.38985.646481.55

4 Yusuf, S., Hawken, S., Ôunpuu, S., Dans, T., Avezum, A., Lanas, F., INTERHEART Study Investigators. (2004). *Effect of potentially modifiable risk factors associated with myocardial infarction in 52 countries (the INTERHEART study): Case-control study. The Lancet*, 364(9438), 937–952. https://doi.org/10.1016/S0140-6736(04)17018-9

5 Huang, Y. M., Shiyanbola, O. O., & Smith, P. D. (2018). *Association of health literacy and medication self-efficacy with medication adherence and diabetes control.* Patient Preference and Adherence, 12, 793–802. https://doi.org/10.2147/PPA.S153312

6 Ornish D., Brown S. E., Scherwitz LW, et al. (1990). *Can lifestyle changes reverse coronary heart disease? The Lifestyle Heart Trial. The Lancet.* 336(8708):129–133. DOI:10.1016/0140–6736(90)91656-U

7 Doll, R., Peto, R., Boreham, J., & Sutherland, I. (2004). *Mortality in relation to smoking: 50 years' observations on male British doctors.* BMJ, 328, 1519. https://doi.org/10.1136/bmj.38142.554479.AE

8 Hamoud J., Lim R. H., Meshe O. F., et al. (2024). *Dual use of vapes and cigarettes hinders smoking cessation: a systematic review and meta-analysis.* ERJ Open Res.10(4):00902–2024. DOI:10.1183/23120541.00902-2024

9 Hoebel, J., & Müters, S. (2024). Sozioökonomischer Status und Gesundheit: Datenlage, Befunde und Entwicklungen in Deutschland. *Bundesgesundheitsblatt – Gesundheitsforschung – Gesundheitsschutz,* DOI 10.5771/0342–300 X-2024–3–172. Verfügbar unter: https://edoc.rki.de/bitstream/handle/176904/11674/0342-300 X-2024-3-172.pdf

10 Guthold, R., Strain, T., Cowan, M. J., et al. (2024). *National, regional, and global trends in insufficient physical activity among adults from 2000 to 2022: A pooled analysis of 507 population-based surveys with 5.7 million participants. The Lancet Global Health.* https://pubmed.ncbi.nlm.nih.gov/38942042/

11 Yusuf, S., Hawken, S., Ôunpuu, S., et al. (2004). *Effect of potentially modifiable risk factors associated with myocardial infarction in 52 countries (the INTERHEART study): case-control study. The Lancet,* 364(9438), 937–952. https://doi.org/10.1016/S0140-6736(04)17018-9

12 D'Onofrio, G., Safdar, B., Lichtman, J. H., et al. (2015). *Sex Differences in Reperfusion in Young Patients With ST-Segment–Elevation Myocardial Infarction: Results From the VIRGO Study. Circulation,* 131(15), 1324–1332. https://doi.org/10.1161/CIRCULATIONAHA.114.012293

13 Ammirati E., Cipriani M., Moro C., et al. (2018). *Clinical Presentation and Outcome in a Contemporary Cohort of Patients With Acute Myocarditis: The Multicenter Lombardy Registry.* Circulation. 138(11):1088–1099. DOI:10.1161/CIRCULATIONAHA.118.035319

14 DKV Deutsche Krankenversicherung AG & Deutsche Sporthochschule Köln. *DKV-Report 2023 – Wie gesund lebt Deutschland?* Hrsg. Prof. Dr. Ingo Froböse. www.ergo.com/de/Studien/DKV-Report

15 Ahmad S., Moorthy M. V., Lee I-M., et al. (2024). *Mediterranean Diet Adherence and Risk of All-Cause Mortality in Women.* JAMA Network Open. 7(5):e2414322. Verfügbar unter: https://doi.org/10.1001/jamanetworkopen.2024.14322

16 Estruch, R., Ros, E., Salas-Salvadó, J., et al. (2013). *Primary Prevention*

*of Cardiovascular Disease with a Mediterranean Diet.* New England Journal of Medicine, 368(14), 1279–1290. https://doi.org/10.1056/NEJMoa1200303

17 Appel, L. J., Champagne, C. M., Harsha, D. W., et al. (2003). *Effects of comprehensive lifestyle modification on blood pressure control: main results of the PREMIER clinical trial.* JAMA, 289(16), 2083–2093. https://doi.org/10.1001/jama.289.16.2083

18 Blumenthal, J. A., Hinderliter, A. L., Smith, P. J., et al. (2021). *Effects of Lifestyle Modification on Patients With Resistant Hypertension: Results of the TRIUMPH Randomized Clinical Trial.* Circulation, 144(15), 1212–1226. https://doi.org/10.1161/CIRCULATIONAHA.121.055329

19 Techniker Krankenkasse (2021). *Stressstudie »Entspann dich, Deutschland!«* www.tk.de/firmenkunden/service/gesund-arbeiten/gesundheitsberichterstattung/studie-entspann-dich-deutschland-2033562

20 Swiss Life Deutschland. (2023). *Stress-Studie: Zwei von drei Studierenden und Auszubildenden fühlen sich gestresst, bei den Berufstätigen jede bzw. jeder Zweite.* www.swisslife.de/ueber-swiss-life/medienportal/news/2023/23-09-14-stress-studie-2023.html

21 BARMER. (2023). *Herzinfarkt: Frauen zeigen andere Symptome.* www.barmer.de/gesundheit-verstehen/mensch/ungleichbehandlung/herzinfarkt-frauen-1071294

22 Keller A., Litzelman K., Wisk L. E., Maddox T., Cheng E. R., Creswell P. D., Witt W. P. (2012). *Does the perception that stress affects health matter? The association with health and mortality. Health Psychol.* 31(5):677–684. DOI:10.1037/a0026743

23 Quan S. F., Howard B. V., Iber C., et al. (1997). *The Sleep Heart Health Study: Design, Rationale, and Methods. Sleep.* 20(12):1077–1085. DOI:10.1093/sleep/20.12.1077

24 Chaput, J.-P., Biswas, R. K., Ahmadi, M., Cistulli, P. A., Rajaratnam, S. M. W., Bian, W., St-Onge, M.-P., & Stamatakis, E. (2024). *Sleep regularity and major adverse cardiovascular events: a device-based prospective study in 72,269 UK adults. Journal of Epidemiology & Community Health.* Advance online publication. https://doi.org/10.1136/jech-2024-222795

25 Deutsche Herzstiftung e. V., Deutsche Gesellschaft für Kardiologie – Herz- und Kreislaufforschung e. V. (DGK), Deutsche Gesellschaft für Thorax-, Herz- und Gefäßchirurgie e. V. (DGTHG), Deutsche Gesell-

schaft für Pädiatrische Kardiologie und Angeborene Herzfehler e. V. (DGPK) (Hrsg.). Deutscher Herzbericht 2023. Frankfurt am Main: Deutsche Herzstiftung e. V. www.herzstiftung.de/herzbericht

26 Morgentaler, A., Miner, M. M., Caliber, M., Guay, A. T., Khera, M., & Traish, A. M. (2015). *Testosterone therapy and cardiovascular risk: advances and controversies. Mayo Clinic Proceedings*, 90(2), 224–251. https://doi.org/10.1016/j.mayocp.2014.10.011

27 Wasserman, A. H., Huang, A. R., Lewis-Israeli, Y. R., Dooley, M. D., Mitchell, A. L., Venkatesan, M., & Aguirre, A. (2022). *Oxytocin promotes epicardial cell activation and heart regeneration after cardiac injury.* Frontiers in Cell and Developmental Biology, 10, 985 298. https://doi.org/10.3389/fcell.2022.985298

28 Chabin, T., Sokolov, A. N., Reinoso Carvalho, F., Mertes, C., Mende, W., Wolf, A., et al. (2023). *Cardiorespiratory synchrony is influenced by music and individual musical empathy during live classical concerts. Scientific Reports*, 13, Article 15456. www.nature.com/articles/s41598-023-41960-2

29 Fredrickson, B. L., Mancuso, R. A., Branigan, C., & Tugade, M. M. (2000). *The Undoing Effect of Positive Emotions.* Cognition & Emotion, 14(3), 361–384. https://doi.org/10.1023/A:1010796329158

30 Tawakol, A., Ishai, A., Takx, R. A. P., Figueroa, A. L., Ali, A., Kaiser, Y., Truong, Q. A., Solomon, C. J. E., Calcagno, C., Mani, V., Tang, C. Y., Mulder, W. J. M., Murrough, J. W., Hoffmann, U., Nahrendorf, M., Shin, L. M., Fayad, Z. A., & Pitman, R. K. (2017). *Relation between resting amygdalar activity and cardiovascular events: a longitudinal and cohort study. The Lancet*, 389(10071), 834–845. https://doi.org/10.1016/S0140-6736(16)31714-7

31 Kim, E. S., Hagan, K. A., Grodstein, F., DeMeo, D. L., De Vivo, I., & Kubzansky, L. D. (2017). *Optimism and Cause-Specific Mortality: A Prospective Cohort Study. American Journal of Epidemiology*, 185(1), 21–29. https://pubmed.ncbi.nlm.nih.gov/27927621/

32 Svebak, S., Romundstad, S., & Holmen, J. (2015). *A 15-Year Follow-Up Study of Sense of Humor and Causes of Mortality: The Nord-Trøndelag Health Study. International Journal of Psychiatry in Medicine*, 49(3), 261–275. https://pubmed.ncbi.nlm.nih.gov/26569539/

33 Mostofsky, E., Penner, E. A., & Mittleman, M. A. (2014). *Outbursts of anger as a trigger of acute cardiovascular events: a systematic review and*

*meta-analysis*. European Heart Journal, 35(21), 1404–1410. https://doi.org/10.1093/eurheartj/ehu033

34 Mostofsky, E., Maclure, M., Sherwood, J. B., Tofler, G. H., Muller, J. E., & Mittleman, M. A. (2012). *Risk of Acute Myocardial Infarction After the Death of a Significant Person in One's Life: The Determinants of Myocardial Infarction Onset Study. Circulation*, 125(3), 491–496. https://doi.org/10.1161/CIRCULATIONAHA.111.061770

35 *Emmons, R. A., & McCullough, M. E. (2003). Counting blessings versus burdens: An experimental investigation of gratitude and subjective well-being in daily life. Journal of Personality and Social Psychology, 84(2), 377–389.* https://doi.org/10.1037/0022-3514.84.2.377

36 Chen, Y., Okereke, O. I., Kim, E. S., Tiemeier, H., Kubzansky, L. D., & VanderWeele, T. J. (2024). *Gratitude and Mortality Among Older US Female Nurses. JAMA Psychiatry*, 81(10), 987–995. https://doi.org/10.1001/jamapsychiatry.2024.1687

37 Romundstad, S., Svebak, S., Holen, A., & Holmen, J. (2016). *A 15-Year Follow-Up Study of Sense of Humor and Causes of Mortality: The Nord-Trøndelag Health Study. Psychosomatic Medicine, 78*(3), 345–353. https://doi.org/10.1097/PSY.0000000000000275

38 Whang W., Kubzansky L. D., Kawachi I., Rexrode K. M., Kroenke C. H., Glynn R. J., Garan H., Albert C. M. (2009). *Depression and Risk of Sudden Cardiac Death and Coronary Heart Disease in Women: Results From the Nurses' Health Study*. J Am Coll Cardiol. 53(11):950–958. DOI:10.1016/j.jacc.2008.10.060

39 Ospina, L. H., Beck-Felts, K., Ifrah, C., et al. (2022). *Inflammation and emotion regulation: Findings from the MIDUS II study*. Brain, Behavior, & Immunity – Health, 26, 100 536. https://doi.org/10.1016/j.bbih.2022.100536

40 McCraty R., Bradley R. T., Tomasino D. (2009). *The Coherent Heart: Heart–Brain Interactions, Psychophysiological Coherence, and the Emergence of System-Wide Order*. Integral Review. 5(2):10–115. www.integral-review.org/issues/vol_5_no_2_mccraty_et_al_the_coherent_heart.pdf

41 Moon, J. R., Glymour, M. M., Vable, A. M., Liu, S. Y., Subramanian, S. V., & Kawachi, I. (2014). *Increased Risk of Acute Cardiovascular Events After Partner Bereavement: A Matched Cohort Study. JAMA Internal Medicine*, 174(4), 598–605. DOI:10.1001/jamainternmed.2013.14558

42 Templin, C., Ghadri, J. R., Diekmann, J., et al. (2015). *Clinical Features and Outcomes of Takotsubo (Stress) Cardiomyopathy.* New England Journal of Medicine, 373(10), 929–938. DOI:10.1056/NEJMoa1406761

43 El-Battrawy, I., Gietzen, T., Ansari, U., Behnes, M., Lang, S., Zhou, X., Borggrefe, M., & Akin, I. (2018). *Short-term and long-term incidence of stroke in Takotsubo syndrome. ESC Heart Failure,* 5(6), 1191–1194. https://pubmed.ncbi.nlm.nih.gov/30299590/

44 Cammann, V. L., Sarcon, A., Ding, K. J., et al. (2019). *Clinical Features and Outcomes of Patients With Malignancy and Takotsubo Syndrome: Observations From the International Takotsubo Registry. Journal of the American Heart Association,* 8(15), e010881. https://pubmed.ncbi.nlm.nih.gov/31311438/

45 Berkman, L. F., & Syme, S. L. (1979). *Social networks, host resistance, and mortality: a nine-year follow-up study of Alameda County residents. American Journal of Epidemiology,* 109(2), 186–204. https://pubmed.ncbi.nlm.nih.gov/425958/

46 Fredrickson, B. L., Grewen, K. M., Coffey, K. A., Algoe, S. B., Firestine, A. M., Arevalo, J. M. G., Ma, J., & Cole, S. W. (2013). *A functional genomic perspective on human well-being.* Proceedings of the National Academy of Sciences, 110(33), 13684–13689. DOI:10.1073/pnas.1305419110

47 McCraty, R., Atkinson, M., Tiller, W. A., Rein, G., & Watkins, A. D. (1995). *The effects of emotions on short-term power spectrum analysis of heart rate variability.* American Journal of Cardiology, 76(14), 1089–1093. DOI:10.1016/S0002-9149(99)80309-9

48 Levine, J. D., Gordon, N. C., & Fields, H. L. (1978). The mechanism of placebo analgesia. *The Lancet,* 312(8091), 654–657. https://pubmed.ncbi.nlm.nih.gov/80579/

49 Waldinger, R. J., & Schulz, M. S. (2023). *The Good Life: Lessons from the World's Longest Scientific Study of Happiness.* New York: Simon & Schuster.

Harvard Gazette (2017). *Over nearly 80 years, Harvard study has been showing how to live a healthy and happy life.* Abgerufen von: https://news.harvard.edu/gazette/story/2017/04/over-nearly-80-years-harvard-study-has-been-showing-how-to-live-a-healthy-and-happy-life

50 Tindle, H. A., Chang, Y.-F., Kuller, L. H., Manson, J. E., Robinson, J. G., Rosal, M. C., Siegle, G. J., & Matthews, K. A. (2009). *Optimism, Cynical Hostility, and Incident Coronary Heart Disease and Mortality in the*

*Women's Health Initiative*. Circulation, 120(8), 656–662. https://doi.org/10.1161/CIRCULATIONAHA.108.827642

51 Danner, D. D., Snowdon, D. A., & Friesen, W. V. (2001). *Positive emotions in early life and longevity: Findings from the Nun Study. Journal of Personality and Social Psychology, 80*(5), 804–813. https://doi.org/10.1037/0022-3514.80.5.804

52 Chida, Y., & Steptoe, A. (2008). *Positive psychological well-being and mortality: a quantitative review of prospective observational studies. Psychosomatic Medicine, 70*(7), 741–756. https://doi.org/10.1097/PSY.0b013e31818105ba

53 Burrai, F., Sanna, G. D., Moccia, E., Morlando, F., Cosentino, E. R., Bui, V., Micheluzzi, V., Borghi, C., & Parodi, G. (2019). *Beneficial Effects of Listening to Classical Music in Patients With Heart Failure: A Randomized Controlled Trial. Journal of Cardiac Failure*, 26(7), 593–600. https://pubmed.ncbi.nlm.nih.gov/31877362/

54 Miller, M., Mangano, C., Park, Y., Goel, R., Plotnick, G. D., & Vogel, R. A. (2006). Impact of cinematic viewing on endothelial function. *Heart*, 92(3), 261–262. www.ncbi.nlm.nih.gov/pmc/articles/PMC1860773/

55 Yilmaz Balban, M., Neri, E., Kogon, M. M., Weed, L., Nouriani, B., Zeitzer, J. M., Spiegel, D., & Huberman, A. D. (2023). *Brief structured respiration practices enhance mood and reduce physiological arousal. Cell Reports Medicine*, 4(1), 100 895. https://pubmed.ncbi.nlm.nih.gov/36630953/